U0239119

青岛市智慧健康应用理论与实践

王国安　赵振平　张建军　辛海燕　高勇　主编

山东大学出版社
SHANDONG UNIVERSITY PRESS
·济南·

图书在版编目(CIP)数据

青岛市智慧健康应用理论与实践/王国安等主编
.—济南:山东大学出版社,2023.11
ISBN 978-7-5607-8043-6

Ⅰ.①青… Ⅱ.①王… Ⅲ.①医疗卫生服务－信息化
－研究－青岛 Ⅳ.①R197.324

中国国家版本馆 CIP 数据核字(2023)第 223426 号

策划编辑 李 港
责任编辑 李昭辉
封面设计 王秋忆

青岛市智慧健康应用理论与实践
QINGDAO SHI ZHIHUI JIANKANG YINGYONG LILUN YU SHIJIAN

出版发行	山东大学出版社
社 址	山东省济南市山大南路 20 号
邮政编码	250100
发行热线	(0531)88363008
经 销	新华书店
印 刷	山东和平商务有限公司
规 格	720 毫米×1000 毫米 1/16
	23.75 印张 411 千字
版 次	2023 年 11 月第 1 版
印 次	2023 年 11 月第 1 次印刷
定 价	75.00 元

《青岛市智慧健康应用理论与实践》
编委会

前　言

今天,医疗信息化的发展日新月异,在国家层面已经将医疗信息化程度作为医院各方面评价的重要标准。没有现代化的医疗信息化,就没有现代化公共卫生建设的发展。目前,我国各级医疗主管部门及各类医疗和公共卫生单位对信息化的依赖程度越来越高,对信息化、智慧化建设也越来越重视。从互联互通到物联网,再到智慧应用,信息系统和医疗业务的连接越来越紧密,医疗信息化从业人员也有了比以往更好的工作环境和氛围。

本书的编写人员中,既有从事过多年信息化建设工作的专家,也有刚从事信息化工作不久的年轻同事,大家根据自己的工作经验写成文章。全书从门诊自助系统、数字证书、虚拟桌面、智慧医院建设、血糖监测、智慧化实验室等多个医院信息系统建设方面进行了深入分析,对系统评级下的机房建设、服务器病毒处理、网络建设、存储双活、防火墙应用、网络安全等多个方面进行了详细描述。希望通过本书的出版,能进一步提高医疗信息化从业人员的理论与实践水平。

本书的最终面世得到了青岛市多位医疗卫生健康信息化专家的关心、支持和积极参与,谨在此对他们表示衷心的感谢!

由于时间及作者能力水平有限,书中难免有不当之处,在此恳请广大读者予以批评指正。

王国安

2023 年 7 月

目　录

安全及硬件运维篇

软件及智慧医疗篇

门诊自助报到和扫码报到系统项目建设与应用

青岛大学附属医院   申宝明   王舒阳

进一步打造有序的就诊流程,创造良好的就医环境,就是要让患者可凭身份证、医保卡等自助报到、等待就诊,缓解分诊护士的工作压力,减少拥堵,方便患者有序就医。这样,在缩短患者就医时间的同时,也提高了医院的服务效率和服务品质。

一、可行性

自助服务和智能手机业务已经在各行各业普及开来,在医疗行业也已得到成熟应用。特别是门诊流程中的挂号、交费、取各类报告等业务,培养了患者的自助服务和智能手机业务使用习惯。将自助服务引入更为复杂的住院流程,已成为青岛大学附属医院用于提高服务满意度的重要举措和研究方向。

二、系统前景

系统前景主要有以下方面:

(1)患者可凭身份证、医保卡、微信扫码等方式自助报到,等待就诊。

(2)解放分诊护士,节省工作人员,让工作人员把更多的精力放在服务患者的工作上。

(3)报到完毕后,通过凭条或手机提示排队号与诊室,方便患者等候就诊,优化就医环境,缓解诊区报到高峰期出现患者拥堵聚集的情况。

三、项目实施进程

1月部署系统基础环境,2月医院信息系统(HIS)报到程序开发,3月自助设备接口开发和HIS与自助报到设备联调联测,4月自助报到设备现场部署测试,5月门诊患者自助报到系统正式上线,11月扫码报到功能正式上线(见图1)。

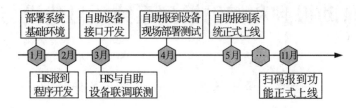

图 1 扫码报到项目实施进展

四、报到流程

为门诊各个诊区配置自助报到机,患者可根据屏幕提示的报到流程进行自助报到,如图2和图3所示。

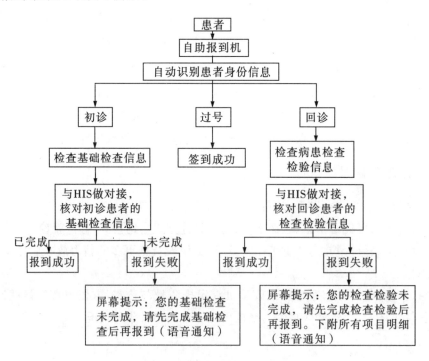

图 2 报到流程

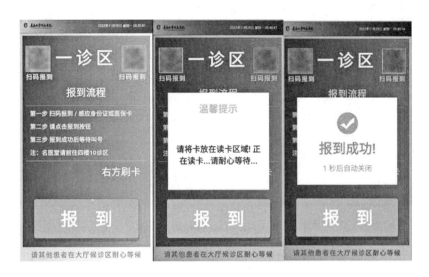

图 3 门诊报到系统界面

使用身份证或医保卡的患者,让设备中插入医保卡或感应身份证(见图 4),系统查询到患者的挂号记录后自动进行报到;如在同一诊区有多条挂号记录,则可以选择挂号记录进行报到,如图 5 所示。报到成功后,机器打印凭条。

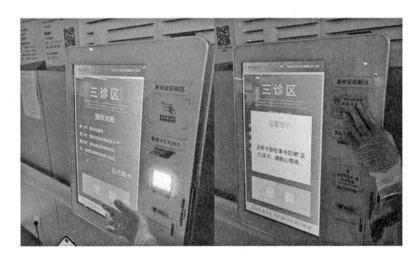

图 4 使用身份证或医保卡报到

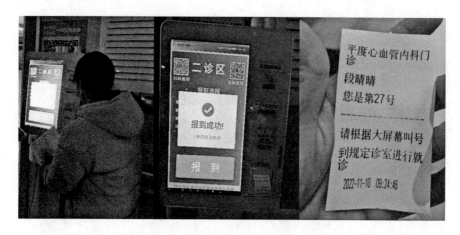

图 5　选择挂号记录报到

打开微信或支付宝"扫一扫"功能,或者进入院区公众号点开"扫码报到",扫描诊区的二维码,即可完成报到,如图 6 所示。

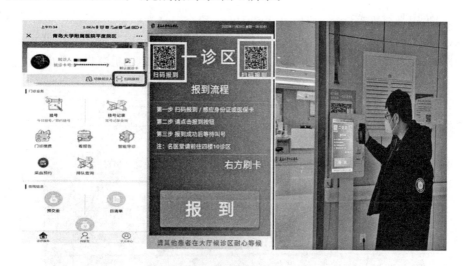

图 6　使用扫码报到

完成报到后,患者可以查看排队序列,方法是打开公众号,选择"排队查询"查看排队信息,系统会显示排队人数和患者的排队号,如图 7 所示。

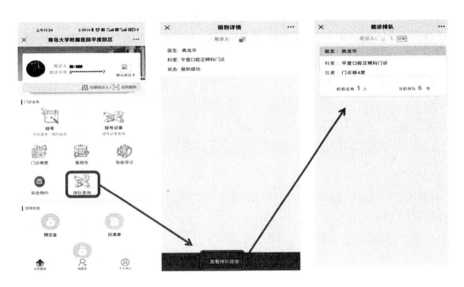

图 7　查看排队序列

患者使用医保卡、身份证或扫码的方式报到完毕后，前往大厅根据排队号等待叫号，如图 8 所示。

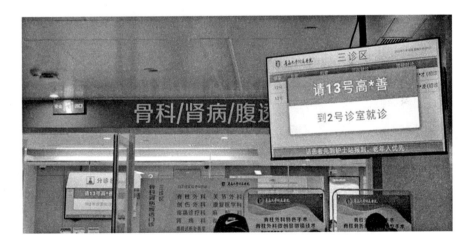

图 8　查看排队序号

五、取得成效

项目部署完毕后，对比先前上午和下午人流量高峰时患者扎堆向分诊护士报到的情况,新的报到流程可以极大地缓解分诊护士的压力,大大加快患者报到的速度,诊区大门附近患者不再聚集,患者可在短时间内完成自助报到后,经护士引导在大厅内等候叫号。在人流量较少时,一个诊区的报到工作基本上可以交给自助报到机来完成,分诊护士可以将更多的精力放在服务患者上。

数字证书在电子病历中的应用

康复大学青岛医院(青岛市市立医院)　丁士富

所谓"电子病历",就是以数字化的方式记录患者病历中的内容,用以取代原先的纸质病历记录。相比于传统的纸质病历,电子病历有以下优点:

(1)促进院际交换:病历电子化以后,病历资料在患者同意的情况下,可以直接传输至转诊的医院,方便民众就医,同时也减少了对医疗资源的浪费。

(2)高效率:纸质病历在书写完成后,仅能存放在一个地方,取用相当不便;而电子病历在生成之后,符合规定的医疗人员皆可立即取用,对于立即获得患者的病况有很大帮助。

(3)正确性:对于手写的纸质病历,医护人员往往难以辨识书写者的笔迹;而电子病历不但清晰,也易于理解。

(4)法律文件:电子病历有严格的监控规范,在签字盖章后,仅原作者可以修改,且不论是增、删、修改、复制或检阅文件,系统都会留有记录,在很大程度上避免了篡改病历事件的发生。

下面详细介绍康复大学青岛医院(青岛市市立医院)数据验签的建设方案。

一、业务流程

具体的业务流程如下:

(1)医生在医生工作站完成手术同意书的录入和生成,并向患者讲述。

(2)患者对知情文书内容认可且无问题后,直接在签名屏上签名,并采集指纹信息。

(3)PC客户端签名控件发送知情同意书数据摘要、患者签名图片、指纹信息到服务器,申请患者事件签名证书(认证本次签署事件的专用证书)。

(4)信手书服务器签发患者事件签名证书。

(5)使用签发的患者事件签名证书对知情同意书进行数字签名。

(6)将签名信息(患者签名值、签名图片、指纹信息)发送给计算机化病案系统(EMR系统)。

(7)完成医生USBkey签名及其他后续业务。

二、业务场景实现方案

(1)证书注册绑定。在系统用户表中增加"用户唯一标识"字段,用于建立业务系统用户与用户密钥(Key)的对应关系,证书用户唯一标识为"SF+18位的身份证号"。在应用系统"用户维护"功能中增加"用户唯一标识"界面元素,对于该内容信息需提供两种方式进行维护:手工录入和通过读取 USBKey获取。

(2)证书登录。证书登录常见的有"进入系统时登录"和"签名时登录"两种方式。证书登录需要增加显示用户列表的代码,以修改登录界面,用户名采用下拉列表,从 USBkey 中读取。

(3)服务端验证客户端证书的有效性。

(4)业务系统获取证书唯一标识,并与数据库比对,比对成功时登录成功。

(5)签名加盖时间戳。签名加盖时间戳包括对原文数据数字签名和验证数字签名。对原文数据数字签名是客户端签名,用户利用私钥对签名原文签名,签名时必须插上密钥而且必须已经登录;验证数字签名是业务系统从数据库中获取签名证书、签名原文、签名值,调用验证接口进行验证。根据签名证书验证签名时,0表示验证成功。

三、电子病历系统中的医嘱电子签名显示规则

电子病历系统中的医嘱电子签名显示规则包括临时医嘱电子签名显示规则和长期医嘱签名显示规则。

(一)临时医嘱电子签名显示规则

临时医嘱电子签名显示规则如下:

(1)处理医嘱护士校对医嘱后,即在签名处显示校对护士的宋体姓名,责任或值班护士在医疗手持终端(PDA)执行医嘱后,该条医嘱的"执行/确认时间"栏由实际执行医嘱时间替换原来的校对医嘱时间,"执行/确认签名"栏由执行

护士手写体签名替换校对护士的宋体签名。

（2）实行电子签名后，检查、病理、内镜等非本科室护士执行的医嘱，暂时默认校对医嘱护士宋体签名，责任护士不需要将该医嘱在PDA中手动执行。

（3）需要跨科室执行的医嘱，如术中用药、术前应用抗生素等，属于手术室护士、血管造影（DSA）护士、血液透析室护士操作的医嘱，病房护士不需要操作PDA（即不需要点"执行"或者"取消"）。稍后，待前述科室的护士执行完医嘱后，会显示跨科室护士的电子签名。

（二）长期医嘱签名显示规则

长期医嘱签名显示规则是所有医嘱校对都显示校对人手写体签名。护士务必停嘱审核并待患者办理出院后，其电子签名才能显示，否则为空白。

四、结论

（1）可行性与适用性方面，医院数字证书应用体系建设切合医院的实际业务需求，以不影响医院现有应用系统的正常运行为前提，优化医务人员的工作流程，提高了病历的书写质量和规范性，促进了医院管理的规范化，对卫生健康行业高质量发展具有借鉴意义。密码应用覆盖了医院的全业务、全场景、全流程，全业务包括病历书写、电子报告生成、患者签名、临床科研、移动医疗、数据存储等，全业务节点可广泛应用于卫生健康行业。

（2）管理效益方面，通过在各个医疗业务环节中加入医护人员可靠的电子签名，能够在保障电子病历合法可信的同时，通过查看电子签名相关系统服务器中的审计日志中各位医护人员的电子签名执行情况，推断医护人员的工作效率等绩效指标，为医护人员的绩效考核提供有力依据。

（3）社会效益方面，近年来，国家有序开展了电子病历应用成熟度测评、互联互通评审、互联网医院建设、医院智慧服务评估等工作。在各种评审中，均提到了数据互通、可靠的电子签名、移动端应用等内容。医院建设的电子认证应用可在电子病历评级、互联网医院移动应用、"互联网＋"医疗健康等方面带来帮助。

随着《数据安全法》《个人隐私保护法》的相继发布，对数据的保护也被提升到了法律层面，这意味着应严肃对待数据安全事件。国卫办发布的相关文件也提到了数据安全、隐私保护、可靠电子签名等。建设数字证书应用属于密码应用范畴，搭建相关的基础设施可实现电子数据操作可追溯，满足对数据完成性及真实性的要求，为未来进一步强化数据安全应用打下基础。

虚拟桌面技术在三甲医院的应用

青岛大学附属医院　董晓睿　于宗一

虚拟桌面技术可以提高医院的工作效率、安全性和可靠性,增强医院员工工作的移动性和灵活性。

一、优点和缺点

虚拟桌面技术在医院中有多种用途,其中优点主要包括以下方面:

(1)保护患者隐私。在医院中,医护人员需要查看和记录患者的个人信息和医疗记录,使用虚拟桌面可以保护患者的隐私,防止医护人员在工作时间以外查看患者的私人信息。

(2)提高医疗保健效率。虚拟桌面可以帮助医护人员更快地访问医院内网中患者的医疗记录和其他关键信息,这可以帮助医生更快地作出诊断和制订治疗计划,从而提高医疗保健效率。

(3)增强工作的移动性和灵活性。医院员工可在医院不同的院区和区域工作,包括病房、手术室和急诊室。使用虚拟桌面可以让他们在不同区域访问同一个办公环境,避免重复安装软件和配置多台终端,便于检索所需信息和使用常用的应用软件,从而增强工作的移动性和灵活性。

(4)简化运维管理。医院拥有大量设备和应用程序,这些设备和应用程序都需要管理和维护。由于所有应用程序和数据都存储在中央服务器上,而不是分散存储在不同的设备上,因此使用虚拟桌面架构(见图1)可以简化终端的运维管理。

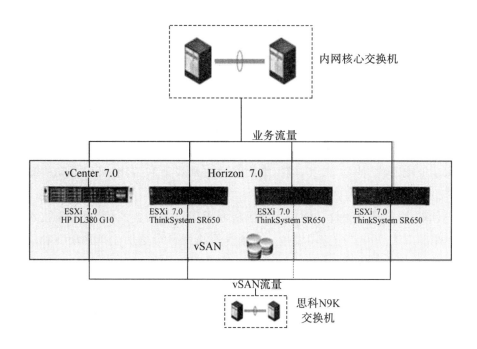

图 1　虚拟桌面架构

当然,虚拟桌面技术也有一些缺点,包括以下方面:

(1)对网络连接要求高。虚拟桌面需要快速的网络连接才能提供流畅的体验。如果网络连接不好,可能会导致延迟或卡顿。

(2)需要高性能服务器。虚拟桌面需要运行在高性能服务器上,以确保用户能够快速访问应用程序和数据。这可能会导致服务器成本较高。

(3)需要高带宽。虚拟桌面技术需要高带宽的网络连接,这意味着如果许多用户同时使用虚拟桌面,可能会对网络带宽造成压力。

(4)受限于终端设备性能。使用虚拟桌面的用户需要终端设备,如笔记本电脑、智能手机或平板电脑。如果终端设备性能不好,可能会影响虚拟桌面的使用体验。

(5)安全问题。虚拟桌面可能会受到网络攻击,需要采取一些安全措施,如强密码、多层认证和数据加密,以确保虚拟桌面的安全性。

(6)应用程序兼容性问题。有些应用程序可能无法在虚拟桌面上运行,或者需要额外的配置才能正常运行。这可能会导致用户在虚拟桌面上无法访问某些应用程序。

(7)增加服务器运维人员工作强度。虚拟桌面简化了运维的方式,减轻了终端计算机运维人员的压力,但增加了服务器后端运维人员的工作量,其日常工作包括重置密码、虚拟桌面由于死机等需要重启、安装软件等。

二、应用领域

在过去几年里,虚拟桌面技术得到了广泛应用,主要有以下方面:

(1)增加云端应用支持。随着云计算技术的不断发展,虚拟桌面技术将会越来越依赖云端应用。未来,虚拟桌面将会更加灵活和智能,可以自动检测和选择最佳云服务,提供更好的用户体验。

(2)加强移动端支持。随着智能手机和平板电脑的普及,虚拟桌面技术将会越来越多地应用于移动端设备。未来虚拟桌面将会更加注重移动性和跨平台支持,使用户可以在任何设备上使用虚拟桌面。

(3)增强安全性。随着网络攻击和数据泄露事件的频繁发生,虚拟桌面将会更加注重安全性。未来虚拟桌面将会采用更加先进的安全技术,如多层加密和认证,以保护用户的数据安全。

(4)个性化和定制化。随着用户需求的不断变化,虚拟桌面将会更加注重个性化和定制化。未来虚拟桌面将会支持更多的用户自定义选项,包括桌面背景、主题和快捷方式等,以提供更好的用户体验。

三、使用时常遇到的问题

青岛大学附属医院在使用虚拟桌面时常遇到以下问题:

(1)内存不足是一个常见的问题。虚拟桌面允许服务器集群上运行几百个独立的桌面环境,每个环境都可以运行不同的应用程序。这虽然提高了用户的工作效率和便捷性,但也需要更多的内存来支持这些桌面环境。当内存不足时,虚拟桌面的性能会受到影响。用户可能会遇到应用程序运行缓慢或崩溃的问题,这会极大地影响用户的工作。为了解决这个问题,可以尝试关闭不必要的桌面,释放内存资源,还可以通过添加更多的内存条来增加服务器的物理内存。另外,虚拟桌面软件的性能也是一个关键因素,一些虚拟桌面软件比其他软件能更有效地使用内存资源。在选择虚拟桌面软件时,应该考虑其内存占用情况,以确保其能够在计算机上运行流畅,而不会消耗过多的内存资源。通过合理利用资源和选择适当的软件,可以最大限度地提高虚拟桌面的性能,并确保用户的工作效率。

(2)用户忘记密码或密码被锁定也是运维中经常遇到的问题,用户需要请求管理员对密码进行重置,管理员通常会在 AD 域控中执行密码重置操作,并要求用户提供一些必要的信息来验证其身份,确保重置密码的操作是合法和安全的,这无疑增加了管理员的工作量。为了减少用户频繁要求管理员重置密码的情况,建议用户定期更改密码并妥善保管自己的账号和密码信息,注意不要在公共网络中输入账号和密码等敏感信息,以免被黑客攻击和泄露信息。

四、未来展望

未来,虚拟桌面在医院的应用前景非常广阔,主要有以下方面:

首先是可以提高医疗保健的效率和质量。虚拟桌面可以为医院提供更高效的医疗服务。医生可以通过虚拟桌面快速访问患者的医疗记录、诊断结果、实验室报告等信息,并能够实时共享这些信息,这将有助于提高医疗保健的效率和质量,减少误诊和漏诊等问题。

其次是可以改善患者的体验。虚拟桌面技术可以为患者提供更好的医疗体验。通过虚拟桌面,患者可以在线预约医生、查看诊断结果和医疗记录、接受医疗建议等,而不需要亲自到医院去,这将为患者提供更加便捷、灵活的医疗服务。

再次是可以改善医疗资源的利用效率。虚拟桌面可以提高医院的资源利用效率,医生可以通过虚拟桌面在任何地点访问患者的医疗记录和诊断结果,从而节省大量的时间和精力。同时,虚拟桌面还可以帮助医院管理医疗设备和药品库存等信息,提高资源利用效率。

最后是可以促进远程医疗服务。虚拟桌面技术可以为远程医疗服务提供支持。医生可以通过虚拟桌面与远方的患者进行视频通话,为患者诊断病情、制订治疗方案等。这将有助于解决医疗资源不足、医生分布不均等问题,促进远程医疗服务的普及。

智慧医院建设助力医院高质量发展研究

青岛市城阳区人民医院　李黎　于海基　赵良昆

在国家卫健委提出了医疗信息技术智慧医疗、智慧服务和智慧管理建设"三位一体"的目标后,智慧医院建设进入了新时代。医院信息化建设作为引领和保障医改成功的技术支撑,已成为医院现代化管理的基础,对提高医疗质量、降低医院管理成本、增强医院竞争力,进而助力医院高质量发展起着重要的作用。为推动医院信息化建设紧跟行业发展前沿,使其更加切合医院自身的特点,青岛市城阳区人民医院针对医院信息化建设问题进行了探讨,解决了信息化建设中的诸多问题,把解决信息化功能滞后并实现信息化与医院管理业务的高度融合作为助推医院高质量发展的有力支撑。

在信息化建设改造的过程中,青岛市城阳区人民医院以患者的医疗救治、健康需求和获得感为出发点和落脚点,以医院的整体发展战略和发展方向为指南,不断增强服务质量,提高患者的满意度,提升医院的综合实力,为患者提供先进的医疗服务与更加舒适方便的就医环境,为医院的高质量发展提供动力。

一、建立问诊服务信息一体化体系

青岛市城阳区人民医院信息化建设结合患者到院问诊的全流程,从诊前服务、诊中服务到诊后服务建立信息一体化体系,从信息化层面为患者提供诊疗全程服务,并利用互联网医院使患者能够进行线上问诊,让患者不来医院就能看病。

（一）诊前服务

1.诊前预约

在医院信息化建设过程中,青岛市城阳区人民医院为患者在诊前提供多渠道预约服务,包括官方微信服务号、官方微信公众号、官方网站、官方客服电话、"慧医"App、"爱山东"App、"青 e 办"App、"健康青岛"微信公众号、"健康青岛"微信服务号、支付宝、自助机、诊间、人工窗口、病房复诊预约等预约途径;此外,还提供了具备显示和打印预约功能的渠道。其中,"健康青岛"微信公众号、"慧医"App 等预约方式可实现家人给老人或儿童代办预约挂号等功能。诊前预约功能的信息化解决了老人、儿童等人群无法自行预约的困扰。

针对患者就诊前无法确定挂号科室的问题,青岛市城阳区人民医院在信息化建设中实现了"智能导诊"服务。患者输入疾病症状、问诊需求等信息后,系统会智能地为患者推荐预约科室,在线预约挂号后可支付相关费用。

患者诊前预约时,信息化系统会根据相关政策要求,询问患者有无流行病学史等信息,并将询问的信息直接导入门诊电子病历中。预约完成后,系统为患者推送医院位置信息、就诊科室位置信息等。信息化系统运用物联网技术和蓝牙技术,使患者入院后通过手机微信小程序就能体验院内智能导航服务。

2.门诊自助服务

在医院信息化建设过程中,患者诊前预约后系统实现了患者当日现场挂号(包括自助机、窗口、诊间),门诊患者也可使用医保卡挂号,系统缴费凭证显示身份证号码、医保个人编码、支付方式、取药窗口等信息。

医院在信息化建设中配备的自助机具备身份证、医保卡及各种虚拟卡(包括但不限于电子健康卡、青岛健康码、医保电子凭证、电子身份证等)自助建档功能,可实现护照输入建档,具备发卡(具备发卡打印功能)、区域诊疗卡补卡功能;自助机具备取号、打印预约挂号就诊号条等功能。其中,号条包括就诊科室、预约时间、就诊地点等信息。

自助机还能实现无感读卡,可自动识别卡的类别(包括但不限于各种实体卡和各种电子虚拟卡),不需要单独点击读卡按钮即可识别患者的身份信息。自助机界面友好,易操作,各界面间(包括但不限于读卡、预约挂号、取号、分诊签到、缴费、查询等界面)跳转速度低于 1 秒。

自助机的其他功能包括预约、自助挂号、自助办理青岛区域一卡通、自助缴费(包括但不限于现金支付、医保卡支付、医保电子凭证支付、青岛区域一卡通平台余额支付、聚合支付、银行卡支付、支付宝刷脸支付、微信刷脸支付等渠道,具备使用直系亲属医保卡支付的功能)、自助退费、自助医技预约、自助查询、满意度评价等。

3.自助签到

患者可通过手机微信服务号(系统通过定位服务判断患者是否在医院附近)、柜式自助机、候诊区及诊间的壁挂自助机完成就诊签到和医技检查签到。患者签到后,签到机可识别现场挂号、预约挂号和复诊患者,并自动将预约患者排到候诊序列中进行优先就诊,同时为患者推送候诊区位置和排队信息,提示患者到对应的诊区候诊。

4.候诊服务

为优化候诊服务,青岛市城阳区人民医院在信息化建设中采用了智能化、可灵活设定呼叫规则的门诊智能叫号系统。该系统可优先呼叫预约患者,用不同的颜色显示在叫号屏幕上。例如,候诊时间超过 30 分钟的患者,叫号系统将颜色变成黄色在界面提示;候诊时间超过 1 小时的患者,叫号系统将颜色变成红色在界面提示。医师叫号时间超过 20 分钟甚至 30 分钟,系统会自动提示来自哪个坐诊科室和医师,并通过系统界面发送叫号提示。该系统还能合理设置回诊、会诊、转诊时间,建议用序号插入,并可通过系统显示,减少了医生的单位患者接诊时间,提高了工作效率。

在候诊期间,系统会为患者推送预问诊调查问卷,患者在候诊时可通过智能手机填写个人的流行病学史、疾病症状、问诊需求等信息,医生接诊时可直接提取到门诊的电子病历中。为方便患者及时了解并掌握候诊科室的位置分布及候诊进度,青岛市城阳区人民医院在候诊区配置了大屏幕,用于显示坐诊医师的信息,公示剩余号源信息,公示收费项目(包括药品、耗材、诊疗项目)和播放宣教视频等信息。候诊区电子屏开诊前 1 小时会自动显示候诊科室的名称及分布。

在候诊区域,患者签到时,微信端会智能推送排队与候诊队列的信息,患者可由此清楚地了解当前就诊的号序及预计等候时间等。

(二)诊中服务

1.医生接诊

医生叫号后,患者及时接收叫号提示是医生接诊的第一步,也是减少医生接诊时间的关键步骤。为此,青岛市城阳区人民医院在信息化建设中,使门诊医生可以实时查看候诊患者列表,用不同标记区分初诊患者和回诊患者,并通过门诊医生工作站进行语音呼叫,同时诊室门口叫号屏幕和候诊区显示呼叫信息,并向患者手机发送呼叫信息,提醒患者按时就诊。

2.诊间项目预约

医生在诊间问诊时,可根据患者的实际情况,直接在信息化系统中为患者预约检查项目的时间,有效减少患者接受检查项目的排队等候时间。另外,医生在诊间进行问诊时,可针对患者的症状和病情在诊间直接为患者预约日间手术,当场告知患者手术时间,使患者做好手术准备。同时,医生通过系统查看医院床位安排情况,在诊间为患者预约床位及入院日期。此外,医生在诊间询问患者的过往病情时,可根据其复诊需要,在信息化系统中为患者进行复诊预约,并当场告知患者。

3.用药指导及检查检验事项推送

患者在诊间的就诊结束后,信息化系统会推送缴费项目通知,患者缴费后系统为其推送取药信息,患者根据推送的取药信息到取药中心领取药品。取药完成后,系统会及时准确地为患者推送用药指导信息,告知患者用药的方法。

除推送用药指导外,信息化系统也会为患者推送检查检验项目信息、检查检验科室位置信息、检查检验项目预约时间、检查注意事项等信息。系统会根据当前检查预约情况和医技科室排队情况,为患者推荐最合理的检查顺序,减少患者的排队等候时间,减少排队造成的拥堵等情况。

检查报告审核完成后,系统会及时为患者推送 PDF 版的检查检验报告,同时为患者推送影像检查云胶片链接及二维码,方便患者线上查看检查结果、查看使用云胶片,并提示患者回诊。

为给就诊患者提供健康教育平台,提高患者的健康意识,医院信息化系统结合检查检验结果,智能化地向患者推送健康宣教知识,包括但不限于生活方式指导、健康知识普及、疾病诊断知识、疾病治疗知识、康复指导知识等。

(三)诊后服务

1.诊后随访

为确保医院可根据随访需求对就诊患者开展随访服务,提升医院的服务质量,青岛市城阳区人民医院对之前的随访系统进行了升级改造和更新,通过医院信息平台与医院其他信息系统进行对接,获取患者的基本信息、门/急诊及住院就诊记录信息、门/急诊及住院电子病历等信息,根据医院随访管理部门的随访要求,可以自定义随访表单。

信息化系统改造后,医院随访系统具备了以下功能:

(1)制订随访计划。随访人员可根据医院随访需求,根据条件筛选出需要随访的患者并进行标记,指定随访人、随访时间和随访问卷,对所选患者批量制订随访计划。

(2)个性化随访。医生可根据医院的随访要求,与"国际疾病分类"(international classification of diseases,ICD)中的诊断与随访内容、随访科室相对照,根据患者的 ICD 诊断或随访科室情况,自行制订随访计划,生成个性化的随访方案。

(3)开展多种形式的随访。医院信息化系统可扩展多种随访形式,提供多渠道的随访服务,其中包括但不限于电话随访、视频随访、微信服务消息推送问卷随访,也可通过随机抽查的方式进行随访。

(4)针对特定患者进行随访标记。医院信息化系统可帮助医生根据疾病、诊断、手术等条件进行有针对性的专项随访,提高随访的针对性。此外,医院信息化系统还保存有随访患者历次所有的诊疗信息,以备查询。

(5)院科两级随访功能。医院信息化系统具备院科两级随访功能,可根据医院随访管理的要求设置规则,根据规则自动生成科室随访任务,具备随访完成情况统计汇总功能。在随访期间,医院信息化系统可提示医生进行电话随访录音、随访录像和发送随访短信。

(6)随访信息推送机制。医院信息化系统可通过微信公众号、微信小程序和支付宝生活号等形式推送随访信息,可以与临床决策支持系统(clinical decision support system,CDSS)和合理用药系统等对接,为患者推送饮食建议、用药指导、康复指导和复诊建议。

(7)统计分析随访工作。医院信息化系统可对随访工作量进行统计,随时查看随访工作情况,提高随访工作量;通过分析患者的满意度,可以采纳患者的意见,实现随访服务优化。

2.诊后电子病历资料推送

患者完成就诊后,医院信息化系统可向患者整体推送完整的病历资料,包括但不限于门/急诊电子病历、住院电子病历、处方医嘱信息、各类知情同意书、各类检查检验结果等诊疗数据。

(四)全程服务

1.多卡通用

医院信息化系统支持患者使用青岛健康码、电子健康卡、医保电子凭证、电子身份证等虚拟卡就诊,也支持使用身份证、医保卡、青岛区域一卡通等实体卡就诊。多卡通用服务扩大了患者的就诊方式,而不再仅仅局限于实体卡就诊。

2.多样化支付方式

医院信息化系统兼容了柜式自助机支付、诊间支付等支付渠道,具备医保卡余额支付、医保电子凭证支付、支付宝刷脸支付、院内账户余额支付、聚合支付(包含微信、支付宝和手机网银支付)、银联卡支付、现金支付等方式。除此之外,信息化系统也会向已绑定手机号的患者微信推送待缴费清单和缴费项目明细,患者单击界面即可完成缴费。缴费完成后,系统会为患者推送缴费成功的信息和电子发票。

3.智慧导航

智慧导航服务可为患者规划医院内的行进路线,解决患者不熟悉交通路线的问题。在患者预约挂号成功后,信息化系统可为患者提供公共交通、驾车、步行到医院的实时导航路线信息指引。对于初次入院或者不熟悉院区布局的患者,系统可以帮助其查询医院内的楼群分布、科室位置平面图、交通指引等静态地图。

患者挂号成功、开具药品、预约检查检验等项目并缴费成功后,微信公众号会推送给患者相应的位置导航链接,患者单击医院导航链接后,页面会直接跳转到目的地并开始导航,具备实时动态导航、虚拟现实(AR)实景导航、智能规划路径等功能,可实现就诊的全流程指引。

4.智能消息和相关服务推送查阅

医院信息化系统能够以患者在就医过程中的各业务节点为就医指引,以微信公众号为媒介,推送匹配节点场景的业务办理提醒、院内导医提示等个性化服务,使患者的整个就医流程顺畅、省时。

诊前,医院信息化系统能够为患者推送预约挂号、当日就诊提醒等信息,如果患者根据推送信息跳转到导航界面,系统可智能导航患者入院、到自助机、到候诊区;对于签到后的患者,系统可显示排队候诊队列信息,自动提醒患者可通过系统录入症状、病史等信息,就诊时供医师参考;当院内资源或信息发生变化时,系统可及时通知患者临时限号、医师停诊、检查设备发生故障等情况。

诊中,医院信息化系统能够为患者推送待缴费清单、缴费信息、检查检验报告、危急值、取药提醒、检查注意事项、用药指导、云胶片等信息,并可根据实际业务向患者提供院内导航服务,帮助患者前往指定的业务办理地点。

诊后,医院信息化系统能够为患者推送门/急诊电子病历、用药指导、生活指导、复诊建议、电子发票等信息。

(五)互联网医院

患者在互联网医院就诊前,系统会进行身份核验。系统可通过身份证号、院内就诊卡绑定就诊人,通过人脸核验、青岛健康码、电子健康卡、微信授权服务等形式,核实就诊人的身份,确保患者实名就诊。

在线上预诊问卷流程中,患者需要将病情描述、检验检查报告通过拍照的形式进行图片上传,并说明相关的既往病史等,系统支持文字、图片等格式;在线上图文问诊流程中,患者需要填写线上预诊问卷,将病情描述、既往病史、就诊需求、检验检查报告等信息,以文字、图片的形式上传提交后,才可与医生进行线上图文问诊;在分时段预约视频问诊流程中,系统在检索院内的排班情况后,患者可分时段预约医生进行一对一的视频问诊,预约时间临近时,系统会以短信和微信消息推送的方式告知患者。

互联网医院可为患者提供在线申请检查和检验项目服务。患者填写线上预问诊问卷后,医生线上开医技检查检验电子申请单,对接院内医技预约系统。患者缴费完成后,可自助预约检查时间,方便患者开具检查检验申请单。

互联网医院可为患者提供大病在线续方及药品配送服务。系统通过人脸识别完成身份核验后,可进行门诊大病在线续方,方便大病患者开药,且电子处方具有防篡改功能;系统还支持在线药品配送,患者在线填写配送地址信息并完成缴费后,系统会将药品进行物流配送,患者可在线查看物流信息。

互联网医院还可为患者提供病案复印在线申请及配送服务。患者完成身份核验后,可在线申请病案复印,输入个人收件信息,在线完成缴费后,系统就会将复印好的病案进行物流配送,患者可在线查看物流信息。

二、信息化助力住院就诊自助服务

为降低患者从入院到出院的整个流程的复杂性,青岛市城阳区人民医院通过信息化手段为住院患者提供了自助服务,减少了患者办理住院及出院手续的等候时间,并且方便患者查询住院/出院的有关事项及费用。

(一)自助办理入院

医院信息化系统满足了患者自助办理入院、医保登记、打印腕带等需求,减少了患者在窗口办理入院的排队等候时间,利用信息化手段提高了医院的服务效率。

(二)自助缴纳住院预交金

患者通过自助机,可以使用医保卡余额、医保电子凭证、银联卡、聚合支付(微信、支付宝和手机网银扫码)、现金等方式缴纳住院预交金。

(三)自助办理出院结算

信息化系统实现了自助办理出院结算,待护士处理完相关费用、完成医保审核后,患者可自助进行出院结算。

（四）住院自助查询

医院信息化系统为患者提供了住院信息的实时自助查询功能,包括住院总费用、住院费用日清单、医学知识、三大目录、费用清单、预存情况、医师情况、初诊信息、检查结果、科室介绍等;也可以查询价格公示(包括药品的名称、规格价格、厂家、报销比例,耗材的名称、规格、价格、厂家,诊疗项目的编码、名称、价格、内涵、文号等)。

（五）住院自助打印

住院患者可扫描腕带或使用医保卡、身份证等实体卡及虚拟卡,打印费用日清单,医院内提供电子发票自助打印服务。

（六）患者健康宣教

患者住院后,医院信息化系统立即会把护理宣教内容推送到患者手机端,方便患者了解住院的注意事项,以规范医院对住院患者的宣教管理。

（七）住院缴费推送

患者住院期间,系统在每天早晨 8 点会以微信服务消息等形式向患者推送住院预交金缴费提醒,及时提醒患者缴费,避免因欠费造成无法住院的问题。

（八）住院信息公示

医院在住院公共区域为患者提供公共信息的电子化展示,包括主管医师和护士的列表等,使患者对医生和护士能有清晰的了解,方便患者在问诊预约时能准确找到合适的医生。

（九）住院治疗信息推送

医院信息化系统为患者及时推送手术计划、诊疗计划安排等信息,同时还为患者推送相关的注意事项,使患者在进行手术时能做好前期准备,针对注意事项自行开展前期干预。

（十）外伤患者的信息推送

医院信息化系统为外伤患者单独进行信息推送,保证外伤患者能在入院的第一时间进行登记。患者因外伤办理入院登记时,系统会直接推送信息,提示患者及时携带填好的外伤审批表、患者医保卡、门/急诊病历送至某住院部几号窗口办理。

患者的外伤审批结果出来后,系统会将审批结果信息推送给患者及其家属,表示外伤审批已通过,需要到住院处办理结算手续;或提示外伤复审需提报的材料列表。

（十一）出院信息推送

患者出院后，系统会向患者推送出院后的注意事项、复诊时间等信息，为患者开展后续治疗提供必要的保障。患者的出院带药医嘱执行完成后，系统会为患者推送用药指导信息，帮助患者解决如何用药的问题。对于患者已出院但仍未结算的情况，系统会发出"出院未结算"的提醒，推送到患者手机端，告知患者及时进行结算，避免因未结算造成医院经济损失，以及影响患者下次来院就诊。

（十二）在线病案复印及配送

医院信息化系统为患者提供在线病案复印及配送服务。患者通过人脸识别完成身份核验后，需要在线申请病案复印，在线选择需要复印的病案，填写申请病案复印的理由、配送地址等信息。完成缴费后，医院通过信息化系统接收到患者的病案复印需求后，安排病案复印件进行物流配送。患者可在线查看物流信息。

总之，青岛市城阳区人民医院在医院信息化建设中进行了积极的探索，但要实现医院高质量发展，仍要采取更多有力的措施。下一步，青岛市城阳区人民医院将坚持以患者的需求为中心，以现代医院管理制度为标准，结合医院自身实际情况不断创新，持续拓展医院的信息化建设空间，持续优化惠民便民服务，加速医院信息化建设发展进程，针对信息化建设在医疗流程中的应用和提高便民性方面进行更多的探讨和研究。

出入院闭环全自助设备办理模式的建设与应用

青岛大学附属医院　申宝明　陈金栋

作为医院人流较为拥挤的区域,出入院办理中心一直是医院管理工作的重点区域,也是便民服务提质增效的重点环节。快速办理入院和出院能够给住院患者带来良好的服务体验和及时的医疗诊治,单纯依靠在本就空间资源紧张的医院内增加服务窗口和增加服务人员,既不能从根本上解决出入院办理流程的优化问题,也不符合国家绩效考核下公立医院的精益化管理要求。

目前,自助服务已经在各行各业普及开来,在医疗行业也已得到成熟的应用,特别是在门诊流程的挂号、交费、取各类报告等业务领域,且已经培养起了患者的使用习惯。将自助服务引入业务更为复杂的出入院流程,现已成为青岛大学附属医院用于提高服务满意度的重要举措和研究方向。

一、需求分析

将自助服务引入业务更为复杂的出入院流程的需求分析如下:

(1)医院空间限制。出入院办理中心空间小,可扩展窗口有限,聚集排队的时间较长。

(2)工作人员限制。在业务高峰期,服务人员的数量和患者人数不成正比,新录用窗口人员对医院出入院业务办理步骤不熟悉,且长时间高强度的工作增加了发生人为操作失误的可能性。

(3)资料准备问题。在窗口办理出入院业务的材料由患者持有转交,容易遗漏,导致患者重复排队。

(4)流程问题。90%以上的住院患者都是医保患者,医保流程自动化、自助化难度较高。

(5)沟通问题。患者不满的情绪、理解的偏差容易带来沟通不畅的问题。

二、系统设计与实现

根据目前的需求以及信息化建设现状,总体架构是利用现有出入院信息系统的线上再造,同时利用自助设备具有的自主操控和自主打印功能,将两者结合,达到智能化自助办理业务的目的。

(一)自助入院流程设计与实现

患者挂号后,医师判断其符合住院条件后开具住院证。预住院中心人员根据住院证进行预约登记,与患者沟通后确定住院日期。患者在相应的日期于自助机上完善相关信息,确定信息后转住院,然后交押金,进行医保登记。接着,患者需要打印腕带与检验条码,然后领取病号服,最后去相应的病房。患者无法在自助机上办理的特殊情况由住院处处理。智能自助入院业务流程如图1所示。

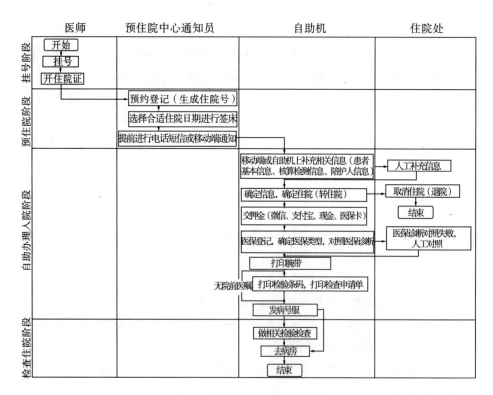

图1　智能自助入院业务流程

（二）自助出院流程设计与实现

住院医师确认患者具备出院条件后，开具出院医嘱。住院护士与患者核对相关费用是否正确，然后进行出院处理，判断患者是否符合自助出院结算情况。医保审核人员进行急诊费用转住院与住院医嘱审核，完成医保结算后，判断患者是否符合自助出院条件。患者在自助机上办理自助出院，确认本人信息、医疗信息与费用信息，进行相关退费，进行出院结算后打印发票、医嘱费用清单与医保结算单。住院处在患者不能进行自助出院时进行人工办理出院。智能自助出院结算流程如图 2 所示。

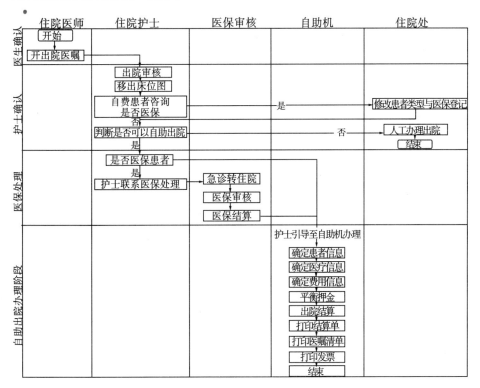

图 2　智能自助出院结算流程

（三）出入院闭环全自助系统的特点

1.自助入院办理系统的特点

（1）将院前服务中心的业务融入自助流程。青岛大学附属医院院前服务中心在提高入院效率和缩短平均住院日方面发挥了重要的作用，相关业务主要涉及预约病区、预约时间、预约床位、通知患者、转入院、检验条码打印和标本采集、检查申请打印、院前医嘱执行、分发病号服和收取病号服费用。这些业务实现自助化的逻辑复杂、环环相扣，要用数据驱动机械硬件响应，HIS、护理信息系统（NIS）和自助系统之间频繁实时交互数据的质量要求高。

（2）将入院办理的业务融入自助流程。入院办理中心的业务分为信息登记、交住院押金和医保联网登记。登记信息的质量好坏关系到病案首页的数据完整性和准确性，进而会影响各级管理部门评价上报数据的质量，这一步非常重要。自助化需要保证患者自助填写的数据符合质量要求。交住院押金的关键则是要与电子化住院证准确交互，保证押金数额符合医疗需要，并能支持与医保卡、微信、支付宝、银行卡的业务精准交互。

（3）将医保登记的业务融入自助流程。由于医保政策复杂多变，因此医保联网登记需要准确登记医保诊断，并使患者自助选取医保类型。这个业务关系到患者住院期间的押金扣除自费比例、医保比例和出院结算付费，联网则要求保证自助设备与医保专线的网络稳定性。

（4）实现医保专线网络和医院内网之间的网络映射，保证在同一台自助设备上既能访问医院业务内网，也可以与医保局联网。

2.自助出院办理系统的特点

（1）将出院人员分流环节融入自助流程。出院患者不清楚是否可以进行自助出院结算，在完成医保审核流程之后，由系统自动判断是否可以进行自助出院结算，然后由医保审核人员告诉病区护士，将患者引导至自助机处进行自助出院办理。出院结算时，住院押金的状态分为三种（应退押金、应收押金与押金平衡），自助出院系统自动判断为应退押金与押金平衡的患者可以进行自助出院结算，应收押金的患者则被引导至住院处人工窗口办理。

（2）将平衡押金的业务融入自助流程。自助出院系统会自动将总金额、医保统筹金额和应退金额向患者展示出来，在患者确认费用无问题后，系统会自动将应退金额拆分，按照押金列表自动将所有的应退金额退至金额来源处。

（3）将打印医嘱费用清单、电子发票和医保结算清单的业务融入自助流程。自助机可以访问医院业务内网，在患者确认出院结算之后，自助出院系统会引导患者打印医嘱费用清单，将患者的所有收费与数量全部打印出来，让患者对住院期间的花费有一个明确的认识；然后自助出院系统将自动连接发票系统，自动开票并引导患者将发票打印出来；然后，系统会在患者单击"打印医保结算清单"按钮之后连接医保网络，下载医保结算清单并打印。

（4）提供单据的补打功能。在自助出院结算遭遇不可抗力而导致单据未打印出来时,患者可以在自助机上使用单据补打功能进行再次打印,免去人工窗口补打排队的烦恼。

三、应用效果

该自助系统创新了工作人员的理念,收费人员变身"大堂经理",由坐等患者寻找服务的被动模式提升为外场指导、分流患者自助办理的主动模式。适用自助结算的患者大部分会主动选择自助结算,患者使用自助结算只需花费不到2分钟的时间即可完成业务,窗口人流由此得到分流,平均排队时间减少了10分钟以上,提升了患者的满意度,避免了患者在"护士站—窗口—医保办"三点之间来回折返,转变了职工的服务理念,摆脱了"收钱—退款"的劳动密集型工作模式,以患者为中心,"走出去"为排队的患者排忧解难,优化了传统服务流程,为患者提供了更加优质的服务。

四、结论

本项目成果的推广可以有效降低出入院办理时间,提高患者的满意度,同时释放业务链条上涉及窗口占用的地理空间,减少相关的人力成本。特别是对新开设的医院或者院区来说,本项目成果更有利于提高运营效率。

本项目成果的意义还在于自助服务智能化办理解决方案实现以后,可以顺利地推广到移动端,实现"一站式"办理出入院服务。

全院血糖监测管理系统建设方案

康复大学青岛医院(青岛市市立医院)　毛学冰

当前,糖尿病已经成为我国最棘手的公共卫生问题之一。有调查结果显示,目前我国有糖尿病患者 1.41 亿,糖尿病前期患者则接近 5 亿,我国已成为世界上糖尿病患者数最多的国家。我国每年花在糖尿病治疗上的费用达 6000 亿元,其中 90% 以上用于相关并发症的治疗;同时,我国糖尿病控制的"三率"极低(知晓率为 30.1%,治疗率为 25.8%,控制率为 39.7%),糖尿病的综合控制率更低,仅为 5.6%。我国糖尿病患者的日常医疗负担正变得日益沉重,占疾病总负担的 70% 以上。

随着慢病管理逐渐上升到国家战略层面,如何稳妥推进 1 亿多糖尿病患者的健康管理,已成为我国"新医改"面临的一项重大挑战。那么,面对我国糖尿病发病率高、达标率低和医疗资源分布不均的客观局面,医疗机构怎样才能精确满足患者的就医需求? 在"智慧医院"提速发展的当下,院内血糖管理又该如何做好数字化转型,才能真正找到"提质增效"的密钥? 对此,康复大学青岛医院(青岛市市立医院)进行了如下探索。

一、调研糖尿病管理的现状和临床管理痛点

通过调研发现,糖尿病管理的现状和临床管理痛点有如下方面:

(1)人工操作多。护士需要摘抄检测血糖的患者的床位号,人工核对患者信息;测量血糖后,手工记录到纸质表格上和护理文书系统中,效率低,易出错。

(2)会诊烦琐。针对血糖异常患者,临床科室医生需要在电子病历系统中发起会诊申请,内分泌科医生收到会诊申请后前去会诊,填写会诊意见,会诊沟

通成本高,转诊后患者信息不通。

(3)患者管控不到位。医生只能获得患者就诊、住院期间的血糖数据,患者离院后无法继续获得其血糖数据,不能继续对患者开展健康指导。

(4)缺乏糖尿病监测数据。纸质数据难利用、难统计,数据缺乏关联性,呈现方式单一,开展学术研究缺乏数据支撑。

(5)存在"数据孤岛"。各科室对糖尿病患者分别进行管理,数据不共享,以内分泌科为主导的血糖管理团队指导开展工作困难。

由此可见,临床需要的是一个能够将医院内部的管理流程规范化、智能化、效率化的院内血糖管理系统。

二、项目建设目标

利用临床智能快速监测设备和配套的管理软件,帮助医护人员实现血糖规范化监测与精细化管理,为糖尿病患者及相关人群提供高精准、全方位、定制化的疾病管理和专业服务,帮助患者回归健康生活;同时,为医生及糖尿病防治人员提供医疗大数据及移动智能管理平台,能够更精准、高效地管理患者,提高院内诊疗效率,进而实现全院、多学科和区域化的血糖管理,并实现对糖尿病患者的全病程跟踪管理。具体要实现以下建设目标:

(1)简化血糖检测流程,数据自动上传,避免人工干预。

(2)数据互联互通,实现信息共享。

(3)建立血糖监测医嘱闭环管理流程。

(4)进行血糖大数据积累和结构化分析。

(5)实现多学科及区域性糖尿病慢病管理。

项目建成后的体系结构如图1所示。

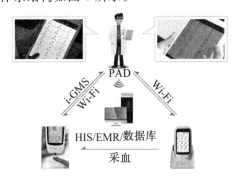

图1 项目建成后的体系结构

三、项目建设与功能设计

康复大学青岛医院(青岛市市立医院)血糖监测管理系统的建设必须符合医院信息化建设的需求和质量保证体系,助力"智慧医院"建设。医院根据实际情况,结合以上要求,确定系统采用 B/S 架构:软件部署在医院内网服务器集群,不需要在科室电脑上安装软件,从而简化了系统的开发、维护、使用和升级等。系统升级扩展只在服务器上进行,不影响科室使用,极大地降低了医院信息部门的工作量和维护成本;系统前后端分离,前端采用 vue 语言,后端使用 Java 语言搭配 SpringBoot 框架,数据库采用 MySQL 数据库,均为目前主流的开发方式,满足先进性要求。系统功能模块构成如图 2 所示。

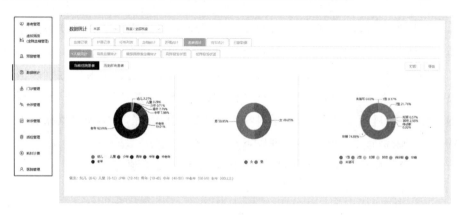

图 2　系统功能模块构成

(1)患者管理:系统对接 HIS 获取患者信息,为就诊患者建立糖尿病档案,住院/院外/门诊随访数据在一个系统内即可查询,为后续院内和院外诊疗提供了参考依据。

(2)虚拟病房:系统设定血糖高低阈值,将血糖异常的患者纳入虚拟病房,由内分泌科医生参与管理。同时,对接患者的 360 度视图,方便内分泌科医生通过清晰、友好的统一视图对患者的就诊信息进行查阅,从而优化医生的操作流程,使临床医生可以在短时间内对患者的就诊情况有一个整体的了解,为患者提供高效、快捷、准确的医疗服务。

(3)血糖监测:系统通过医嘱视图获取 HIS 医嘱,根据医嘱解析生成监测任务,扫描确认患者的身份,执行标记,将血糖数据自动上传,从而避免了数据抄记错误。血糖监测主流程如图3所示。

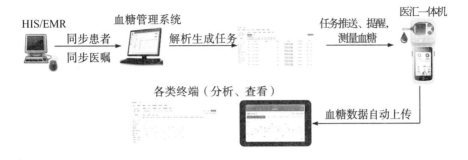

图3　血糖监测主流程

（4）虚拟医嘱：系统简化了会诊流程，内分泌科由被动受邀会诊转变为主动管理，对虚拟病房中血糖异常的患者实施主动干预，开立血糖相关医嘱，通过接口推送给HIS/EMR，由患者实际的管床医生在电子病历系统中引用相关医嘱。

（5）转诊管理：系统支持各科室间的患者转诊，也支持医联体各医院间的患者转诊；转诊后，患者信息同步到新科室。

（6）预警管理：系统设定科室和个人血糖管理目标值，实时报警，及时干预。

（7）数据统计：系统在多个维度分析患者的血糖情况，支持血糖报告/血糖记录/趋势图打印和下载，为学术研究提供数据支持。

（8）效率管理：效率管理包括质控、计费管理；质控液信息条码化，杜绝人为干扰；自动计算耗材库存、计费、护理工作量，提高效率。

四、系统安全及数据安全

为保障系统安全及数据安全，采取了以下措施：

（1）系统采用身份认证、患者条码扫描、操作者记录、权限控制等数据安全和系统管理安全机制，提高了系统的安全性。

（2）系统服务器部署在医院内网服务器集群，与外网物理隔绝，与HIS/LIS/EMR系统通过内网对接，并对数据自动加密，不会造成院内信息的泄露。

（3）血糖系统与血糖PDA之间的数据交互通过医院内网Wi-Fi进行，并设置防火墙，对上传和存储的数据自动加密，在传输中的数据包中会用RSA/AES非对称加密，这是业界公认的安全加密算法，即对数据本身进行加密；对接CA证书，对上传到血糖系统的血糖记录单由护士再次进行校对并使用USBKey进行加密签名，保障数据的准确性。

33

（4）系统使用移动端数据缓存技术，采集到的血糖数据会自动缓存，不受网络信号的影响，联网自动上传到血糖监测管理系统，不会造成数据丢失。

五、系统建设的意义

医疗信息化是医院现代化建设的重要组成部分，高效的医疗体系离不开信息系统的有力支撑。安全高效的院内信息化血糖管理平台可以方便医护人员随时观察住院患者血糖的变化，辅助加强临床决策，及时调整治疗方案，有效提高院内血糖管理水平，加强院内血糖质控质量，为临床医护人员实现住院糖尿病患者血糖的统一管理和开展学术研究提供强大的数据支撑。

医院办公终端管理创新建设应用案例

山东大学齐鲁医院(青岛)　赵振平

近年来,山东大学齐鲁医院(青岛)终端电脑的数量不断增长,从几百台陡增至数千台。医院信息中心每天疲于应付各种终端故障,尤其是软/硬件问题。就诊高峰期并发终端问题突出且维护时间长,导致患者的等待时间延长,就医满意度下降,严重影响了医院的社会效益与经济效益。

随着山东大学齐鲁医院(青岛)规模的不断扩大,桌面终端的数量和类型也迅速增加。另外,医疗行业的桌面应用涉及放射科信息系统(RIS)、临床信息系统(CIS)、影像归档和通信系统(PACS)、办公自动化(OA)系统、电子病历系统、实验室信息系统(LIS)等。每个系统的应用需求与应用环境存在较大差异,如HIS中的医生工作站和护士工作站就对终端的可靠性、适用性等提出了较高的要求,因此应用环境更加复杂。

同时,随着互联网医院业务的迅速发展,为了进一步提升医院的医疗服务范围及服务能力,越来越多的业务科室参与到了互联网诊疗之中,而且随着患者需求量的不断增加,医院已尝试建设院外远程诊疗平台,这在办公终端及平台层面对医院提出了更高的建设要求。

当前,人类社会已进入"互联网+"时代,面对新时代和新的IT诉求,传统个人电脑(PC)却存在管理效率低下、系统故障率高、数据安全缺失等众多弊端,这也推动了相关的技术研究与变革。未来几年,电脑将从"本地模式"转变为"云化模式",从而解决医院业务场景中传统PC运维效率低、数据安全性差等多种难题。

随着科技的演进和云计算的火热发展,各种云产品在市场中不断涌现;而作为云计算的一个典型应用,云桌面正在以其灵活兼容、集中运维、简化管理、数据安全、绿色节能等优势而应用于诸多领域和行业。云桌面通过将终端桌面控制权和管理权集中化,既满足了灵活性需求,又统一了 IT 安全性,同时还可以降低终端管理和桌面维护的成本。云桌面最大的价值在于操作系统全兼容,桌面的快速部署及升级、故障的快速还原及修复彻底将传统的分散式 PC 管理模式转变为集中式便捷管理。

一、项目建设目标

当前医院内网的终端管理中,多使用桌面管理软件进行日常运维管理,但由于各业务科室中个人电脑的操作系统存在 XP、Win 7 及 Win 10 共存的情况,想要针对终端及桌面进行统一管理的难度非常大。这一方面是因为随着 Intel 核心组件 CPU 的发展,新一代个人电脑只能预装 Win 10,已无法安装 Win 7 及 XP 操作系统,这导致医院新采购的个人电脑与部分业务科室的业务软件(如手术麻醉系统等)无法兼容使用,只能寻找库存个人电脑设备,面临断供的风险;另一方面,随着终端的逐步使用,Windows 系统的运行越来越慢,个人电脑终端的硬件故障率也越来越高,如何有效解决新一代 CPU 与核心业务应用兼容的问题,以及有效实现个人电脑终端故障的快速修复,是医院信息中心一直在思考及探讨的课题。

近期,山东大学齐鲁医院(青岛)的新业务上线频繁,随着终端数量的不断增加,每次有新业务上线,信息中心都要将新应用软件逐台安装部署在对应科室的系统中,工作效率低,同时也带来了新业务上线周期长的问题。随着智慧管理与智慧服务的发展,提升新业务的上线效率也成了医院需要进一步改进的地方。

另外,随着互联网医院业务的不断发展,科室医生双网协同办公的诉求越来越多,而当前传统式的双 PC 部署模式由于使用体验、空间占用等问题,极大地影响了医生的工作效率。如何能够通过信息化技术手段进一步提升医生的办公体验,甚至扩大医生中参与互联网诊疗业务的人数规模,是医院信息中心当前研究突破的方向。

通过本次终端办公创新建设,我们希望实现如下目标:

(1)通过创新技术对现有内/外网的办公终端进行统一云化管理,实现终端及桌面的统一运维,针对日常桌面或系统故障能够进行快速定位及恢复,保证业务的连续性。

（2）通过创新技术解决当前新采购个人电脑只能预装 Win 10 系统而带来的部分业务科室应用无法兼容或兼容不稳定的问题,平衡新平台与操作系统的适配问题。

（3）通过创新技术为业务科室搭建桌面动态资源池,实现内/外网双网灵活办公,让医生在院外也可以安全地进行远程办公,实现服务的灵活扩展及延伸。

二、现状及需求分析

（一）终端建设现状

内网各业务科室的个人电脑终端使用年限不同,操作系统主要为 Win 7 或 Win 10 系统,日常主要通过桌面管理软件来进行终端和桌面的运维管理(如 U 口管控、远程协助及文件推送等)。但是在业务更新时,桌面管理软件的文件推送功能存在一定的局限性,部分 B/S 架构插件更新等无法推送,同时统一推送无法静默安装,仍需要人工逐台安装部署,效率较低。另外,日常个人电脑终端出现卡顿、蓝屏或死机等故障时,大部分场景通过远程协助无法解决故障,仍需要运维人员前往业务科室进行现场解决,严重者甚至需要运维人员将问题电脑搬回信息中心进行修复,故障解决周期长,业务科室的工作连续性也被中断。

当前,随着互联网医院业务的开展,因无安全及适配的远程办公解决方案,因此山东大学齐鲁医院(青岛)主要进行了院内的互联网诊疗工作,除开设了集中式的互联网诊室外,医生也可以在科室工位上开展诊疗工作。目前,医院为医生配备的办公终端为两台独立的电脑(一台连接内网,另一台连接外网),并进行了物理隔离,保障了数据的安全性。但医生在使用过程中,需要在两台电脑之间频繁切换屏幕及外设,办公体验较差,工作效率也受到了影响。此外,信息中心也相当于增加了一倍的终端管理数量,因此无论是对医生的办公体验还是对信息中心的管理效率,都带来了一定的影响。

（二）建设需求分析

1.业务兼容适配的需求

此次终端创新项目建议,需解决当前遇到的新采购的 10 代 CPU 以上的新个人电脑无法安装 Win 7 或 XP 系统,而导致部分业务科室应用无法兼容及使用的问题。

2.办公终端使用体验优化及故障远程快速解决的需求

当前,山东大学齐鲁医院(青岛)使用的传统个人电脑中,随着对 Windows 系统及相关硬件的不断高频使用,导致 C 盘系统缓存及垃圾文件越来越多,系统越使用越卡顿,同时主机故障率也越来越高,蓝屏、死机等问题的发生频率也越来越高。针对该类卡顿及故障,当前桌面管理软件的方案均无法有效解决,因此需要借助新技术方案,针对现有桌面软件的使用模式及故障快速恢复,进行全新的设计。

3.业务应用部署及更迭效率提升的需求

随着医院业务的不断发展,新业务上线越来越多,同时 C/S 架构、B/S 架构的应用类型也越来越丰富。每当业务科室需要新增业务应用时,部分更新现有桌面管理软件也无法成功推送并静默安装。如何改善当前信息中心需要现场逐台安装部署,或通过远程的方式逐台安装的困境,也是此次项目建设的重要内容。

4.互联网医院安全诊疗办公平台搭建的需求

目前,线上诊疗的模式被越来越多的医生及患者所接受与认可,而当前在院内的诊疗建设中,医生面临两台电脑双网协同办公时外设往返切换的屏幕及外设办公体验如何优化的问题。如何更好地满足业务科室医生的院外远程诊疗办公诉求,为后续的医疗服务延伸提供平台,也是本次项目建设中的创新点之一。

三、技术方案设计

(一)项目建设依据

经过医院信息中心的不断研究及探讨,同时依照《信息安全技术桌面云安全技术要求》(GB/T 37950—2019)等技术标准,选择云桌面方案技术作为终端与桌面管理方案的技术基础。

(二)项目建设方案

本次终端管理创新建设项目意在通过云桌面创新技术方案,来实现医院现有终端的升级改造和后续新终端采购的建设。经过医院信息中心的不断探讨及实践,同时依据云桌面建设指南,针对不同的云桌面技术进行了技术分析,并结合医院实际业务科室的建设需求进行了相应的适配测试,初步评估如下:

虚拟桌面基础架构(VDI)是将服务器集群的资源虚拟出很多"云桌面",最终用户可以根据自己的用户名及密码等,通过网络获取属于自己的个人桌面。

智能桌面虚拟化(IDV)是与服务器解耦合,可在任何环境中部署,实现真正的离线可用;镜像通过网络下载到终端保存后,通过终端自身的计算能力进行启动运算,此时终端可看成一台完整的个人电脑,不需要实时与服务器进行联系与交互。同时,当服务器或网络发生故障时,终端不会受到影响。

透明计算基础架构(TCI)采用的不是虚拟化架构,而是通过引导技术来实现桌面镜像的加载。镜像加载后直接在硬件上运行,对应的终端 CPU 不需要支持虚拟化,从而实现了将旧物利用的电脑统一纳入管理的目标。

上述不同技术架构具有不同的技术优势,需要根据医院不同的业务场景及建设需求,选择不同的技术方案。

1.系统兼容性方案

针对现有只能使用 XP 或 Win 7 操作系统的业务科室,在采购新电脑时,采用 IDV 桌面方案实现 XP、Win 7 及 Win 10 系统的全兼容。IDV 架构采用集中管理,本地计算性能强,外设兼容能力优,而且对管理服务器的依赖性弱,因此适合医院内部的多外设、多应用及业务稳定性要求较高的业务场景,如收费窗口、发药窗口、门诊、住院医护工作站、检验科等。

2.现有电脑旧物利用纳入管理方案

针对医院现有电脑管理模式中,传统的桌面管理软件存在一定局限性的问题,为了进一步实现对电脑的集中云化管理,在建设中可采用 TCI 云化方案。针对现有电脑本地数据存储诉求较小的业务科室,可针对 PC 的完全刷机云化实现旧物利用。另外,本地存储有一定量数据的科室终端可采用增设 SSD 硬盘的方式实现系统重新打造及系统重新下发,从而实现个人电脑的平滑过渡。

3.系统体验优化及故障快速恢复方案

传统的个人电脑办公方式一直在做"加法",Windows 操作系统的 C 盘不断被各种缓存文件、无用的配置文件、日志文件等逐月占据,导致系统运行逐渐卡顿。在调研中我们发现,部分医院采用清理工具定时进行 C 盘空间清理,浪费了大量人力和时间成本。为了更有效地解决系统卡顿问题,云桌面技术中的还原模式桌面是一个非常好的解法方案,其可实现系统每天二次开机的系统垃圾文件自动清理,始终保持系统处于 100% 的流畅度,同时通过配置保留或白名单等技术方式,实现个别配置文件的保留,在保证流畅性的同时保证设备可用。

而在处理系统故障的流程中,原有的现场式运维效率较低,也会给业务带来较长时间的中断。采用云桌面技术后,可针对终端、桌面进行远程关机、重启及还原等操作,再次遇到蓝屏、死机等故障时,仅需远程一键还原或远程终端重启,即可快速解决原有故障。针对一些应用辅助类的诉求,通过云桌面平台自带的远程协助软件,即可实现一键触达,不需要使用多个管理软件进行切换,在提升运维管理效率的同时也保障了业务科室的连续性。针对内网的场景中

IDV 及 TCI 方案架构,均需规划并满足这部分建设需求。

4.互联网医院办公方案

随着互联网医院业务的不断发展,越来越多的医院进行了相应的业务建设与实践。其中,互联网医院的建设方式也多种多样,部分医院依托第三方互联网健康平台(如京东健康、微医、腾讯等)进行定制化建设,部分医院则通过现有的 HIS 等业务平台进行了接口扩展。从医生当前的工作方式来看,整体上互联网医院办公方案可分为院内办公与院外远程诊疗两类场景。

针对院内办公的场景,传统上两台电脑或"电脑+手机"的方式在一定程度上影响了医生的办公体验及工作效率,因此本次方案建设将实现医生的"一机双桌面"双网办公,具体来说是通过 PC/IDV 方案,集合 VDI 云桌面的灵活使用,实现"一机双桌面"双网办公(见图1)。

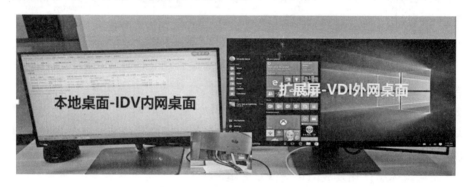

图1 "一机双桌面"双网办公

针对院外远程诊疗场景,通过 VDI 云桌面的灵活、漫游特性,结合医院现有的安全防护策略,为医生搭建了一个便捷、安全的院外远程办公环境,实现了院外医生参与规模的提升。

项目成果预估如表1所示。

表1 项目成果预估

序号	建设目标	项目成果概述
1	解决系统兼容问题	针对使用 Win 7 或 XP 系统的业务科室,可继续执行终端扩采计划,不再受当前老 CPU 平台断供及新 CPU 平台无法使用等的阻碍

序号	建设目标	项目成果概述
2	老旧电脑统一纳入管理	现有业务科室老旧电脑可实现终端及桌面的统一纳入管理,消除原有桌面管理软件存在的局限性
3	提升系统流畅度	改变桌面使用模式,通过开机自还原的方式实现系统垃圾文件的每天自动清理,始终保持系统的流畅度,提升了30%的医护办公体验
4	提升故障处理效率	减少跑现场运维的次数,针对终端/桌面可进行远程重启、关机及还原等操作,缩短了60%的故障处理周期,提升了医护业务的连续性
5	互联网医院办公平台建设	通过"一机双桌面"建设,实现了院内互联网医院办公效率的提升;通过搭建远程安全办公平台,实现了多业务科室医生不限人数地开展院外远程诊疗,提升了医院的日门诊量

智慧化实验室应用案例概述

青岛市疾病预防控制中心　王沛　张建军　许永涛

随着信息技术和人工智能技术的快速发展,网络信息智能化时代已经到来,这也为疾病的预防控制工作提供了新的工具和手段。智慧化实验室以提高疾控中心实验室的管理水平和检测能力为目标,将传统的纸质业务办理转化为信息化、流程化、自动化管理,提高了采、送、检、报等各个环节的效率,实现了过程管理、数据共享、数据查询与分析、全过程溯源及全面质量控制,实现了人员管理、物资统筹、实验设备等各相关部分的协调一致和集中控制。

一、建设背景

青岛市疾病预防控制中心主要担负着青岛市全市的疾病防控、卫生检测检验等任务,其中实验室检测检验是疾控中心的核心工作之一。检测检验的信息量大、时效性强,尤其是在疫情期间,青岛市全市所有的疑似样品均由疾控中心实验室进行复核检测,送检样品数量庞大、检测时间长的矛盾相当突出,这也对检测样品数据的准确性和及时性提出了更高的要求。为全面提升核酸检测能力,解决人工填写送检单、记录检测结果效率低下等问题,建设智慧化实验室检测检验信息管理系统显得尤为紧迫。鉴于此,青岛市疾病预防控制中心以提高实验室管理水平和检测能力为出发点,逐步开发建设了智慧化实验室检测检验信息管理系统。

二、系统介绍

在功能上,智慧化实验室检测检验信息管理系统主要包括检测业务管理、基础信息管理、其他应用管理和留样管理、科学数据管理系统、二次开发设计器五部分。

（一）检测业务管理

检测业务管理负责从样品接收开始到流转到实验室，采集仪器原始数据、自动生成电子报告，直到完成报告的整个流程管理，也是本系统使用最频繁的模块，其主要功能包括样品受理、样品分派、检测管理、报告管理和申请管理等。

（二）基础信息管理

基础信息管理包括对本系统正常运行支撑数据的管理，具体包括基础信息配置、任务组配置、受理业务配置和报告编号规则、检验类别、检验模板管理等。

（三）其他应用管理和留样管理

其他应用管理包括实验室标准品和试剂库管理、实验室仪器设备信息库存管理（包括人员管理、仪器设备管理、供应品管理、方法管理等）等。留样管理是以监控、规范与提升效率为目标的业务信息平台，实现了原始记录的电子审批、对实验过程的动态监控和状态的追踪，也实现了对实验全过程的管理，保证了检测检验的可追溯性。

（四）科学数据管理系统

实验仪器生成的结果文件将被内置的解析功能器采集并解析，产生的结果将被自动提取更新到实验室检测检验信息管理系统中。通过对实验室仪器的管理，并部署不同类型的数据采集模板，能够自动采集来源于不同仪器工作站的原始数据（包括文件类型、报告类型和数据库类型），可以涵盖目前所有的分析仪器数据，并能够将需要保存的 PDF、Doc 等格式的文件或图片进行分类管理。

（五）二次开发设计器

二次开发设计器可让授权用户根据业务需求变化对系统进行配置、提升和修改。图形用户界面（GUI）和互联网协议对用户全透明，以满足业务部门的业务需求。

三、病毒检测检验模块

目前，青岛市疾病预防控制中心主要建成了病毒检测检验模块并已投入使用。该模块从检测检验的全流程出发，实现了任务发起、样品采集、样品送检、样品接收、扫码上机和报告生成的全流程信息化管理，如图 1 所示。

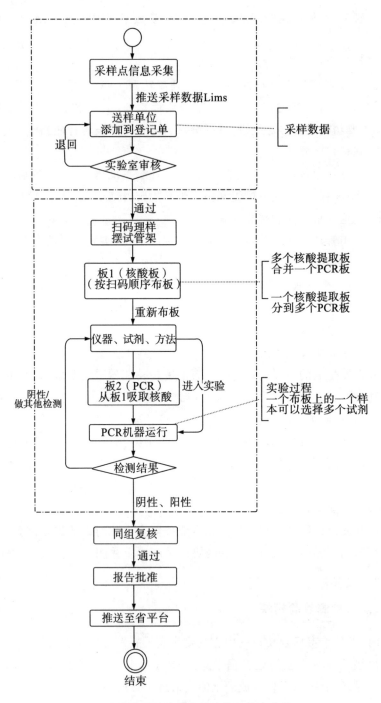

图 1　病毒检测检验模块的全流程信息化管理

（一）样品采集环节

在样品采集环节，为适应不同条件下的样品采集任务需求，采样程序支持电脑端和移动端的信息录入，以确保外出采样信息录入和上传实验室系统做到及时、准确。移动采样程序界面如图2所示。

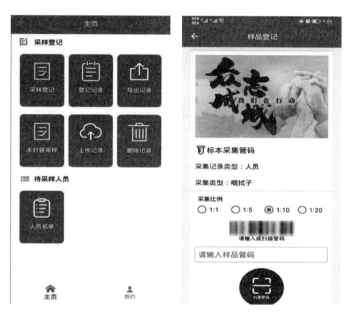

图 2　移动采样程序界面

（二）样品送检环节

青岛市各区县疾控中心的账号通过登录系统的送检功能，根据编码规则生成采样编码，再通过直接推送或 Excel 模板导入的方式，将样品信息上传至系统。青岛市疾病预防控制中心出具检测结果后，各区县疾控中心的账号可以进行送检查询。从纸质送检单提升至信息化推送不仅提高了标准化程度，也提高了工作效率，更为后续数据追溯和统计提供了保障。实验室系统送检流程如图3所示。

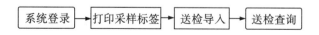

图 3　实验室系统送检流程

（三）样品接收环节

青岛市疾病预防控制中心实验室在权限上可以查看推送至系统的样品信息，单击"接收"按钮（见图4），可以接收该样品，若检查后发现样品不能满足检测的要求，可以单击"退回"按钮，退回给送检单位。这样，就让实验操作人员从比对纸质送检单与样品的繁杂工作中解脱出来，在提高标准化程度的同时，减少了时间和人工成本。

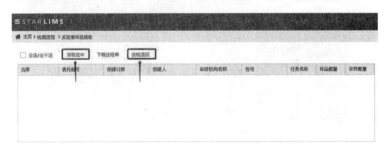

图4　实验室样品接收界面

（四）扫码上机环节

根据青岛市疾病预防控制中心对核酸检测过程中样品布板的要求，系统对核酸检测酶标盘功能进行了优化，支持在布板过程中任意选择板孔空位置，实验操作人员可以直接在图形界面进行孔位操作（见图5）。

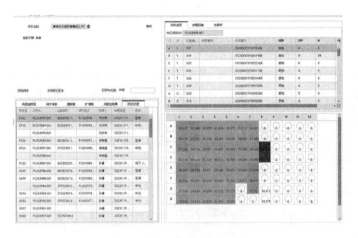

图5　实验室核酸检测界面

（五）报告生成环节

当实验结果审核完成后，不再需要从仪器上抄写检验数据、进行数据校对、编写检测报告等，也不需要花费大量时间和成本，用纸质文档来满足数据追溯和完整性要求。系统将根据检验结果、样品信息、检验报告模板等，自动生成检验报告（见图6），结果数据也将自动上传至国家和省级平台。

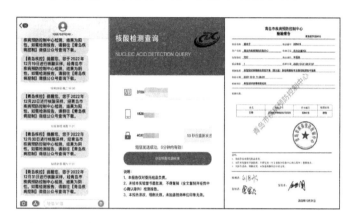

图6　实验室系统出具的检验报告

四、应用成效

该智慧化实验室检测检验管理系统自2022年8月启用以来，截至2023年6月，累计接收新冠样品次数2426余次，检测总管数40065余管，检测结果短信提醒发送共计19万余条，自动生成检测报告累计20万余份，基本实现了将传统的纸质业务流转流程转换至信息化、流程化、自动化的实验室管理，提高了样品、检验信息及评价报告在不同科室间流转的效率，保证了实验过程管理、数据共享、数据查询与分析、全过程溯源以及质量控制功能，达到了青岛市疾病预防控制中心与下属区县疾控中心在样品采集、样品接收、扫码上机、报告生成全过程中的信息化管理和质控，也与国家和省级平台实现了对接，检测结果数据实现了自动上传。

随着信息技术的快速发展，实验室检测检验信息管理系统建设也将与时俱进、持续优化。系统将秉承"从实际出发"的建设初衷，在实践中发现问题、解决问题，不断完善现有的病毒检测功能。在此基础上，还将尽快完成细菌和理化检测检验模块的开发部署，早日实现所有实验项目的信息化管理，并在推广应用中取得更多的成效。

智能导航推进医院智慧服务

康复大学青岛医院(青岛市市立医院) 窦凯扬

随着各类三甲医院的不断发展,日均门诊量也在步步攀升,医疗功能不断趋于复杂化,导致患者在诊中环节面临的问题越来越多,主要体现在院区多、面积大而且路况复杂,患者就诊时寻路难、寻科室难,就诊流程复杂,无法清晰地掌握就诊流程,对于科室所在位置以及下一步该做什么不明确,这导致患者的就医体验变差,患者的满意度不高。而为了给患者提供高效、便捷的服务,医院不得不分出一部分人力开展指引答疑等工作,造成了医护资源的无意义消耗。

《全国医院信息化建设标准与规范(试行)》中明确要求,医院需要通过专用固定终端或移动终端为患者提供医院范围内的智能导航,从而提升医院的服务质量,优化患者的就诊体验。本文将从业务需求、使用与维护等方面介绍康复大学青岛医院(青岛市市立医院)的智能导航服务内容。

一、业务需求

大型医院科室众多、布局复杂,患者在就诊过程中"怎么走""去找谁"的问题尤为突出。在通行过程中,复杂的路径导致了患者在就诊流程中有了对于位置信息和就诊流程的刚性需求。

在信息化的加持下,康复大学青岛医院(青岛市市立医院)的诊前和诊后服务不断趋于完善,诊中环节的滞后已经引起了相关上级部门的重视。同时,《关于印发医院智慧服务分级评估标准体系(试行)的通知》指出,要建立完善的医院智慧服务现状评估和持续改进体系,明确医院各级别智慧服务应当实现的功能,院内智能导航就是其中之一。医院应以服务和改善民生作为工作的出发点和落脚点,结合医院医疗现状,依托现有信息化基础和业务流程,稳步推进建设与各大应用场景和相关创新亮点场景建设配套的信息化支撑体系,从而进一步优化医疗服务流程,创新服务模式体系,建立以患者为中心的便捷化医疗服务模式,提升患者就医的获得感与满意度,提高整体建设效率。

院内智能导航系统落地实施后,主要分为以下几个模块。

(一)绘制院内高精度电子地图

通过绘制院内高精度电子地图,院方提供了院区内各栋建筑楼宇的计算机辅助设计(CAD)建筑图,给出了大体地图模型,并进行实地走访,不断优化,力求高度还原真实场景,覆盖院区室内室外,多种场景相结合。同时,还要求能够自定义地图配色,信息点(POI)分层级展示基础设施并过滤筛选,使地图高度契合医院越来越多样化、个性化、人性化的装修风格和配色方案。为了更高度地还原室内建筑,更真实地展现医院内景,系统实现了跨平台的 3D 地图应用展现,通过 iOS、Android 及 Java Script 三个主流开发平台的 SDK,地图应用可进行 2D/3D 室内地图展示。

(二)制定基于高精度蓝牙信标的导航模式

通过铺设蓝牙信标的方式,系统搭建了一张定位误差在 1～3 米以内,能够精准定位用户位置的定位网络,并通过"iBeacon 室内＋GPS 室外"的方式实现了室内和室外的无缝衔接。在智能终端处于定位环境内时,iBeacon 可周期性地发出无线信号,智能终端不断搜集周围不同的 iBeacon 信号,结合陀螺仪磁力计数据采集,周期性地发给定位引擎。定位引擎凭借高性能的定位算法判断智能终端所处的位置,并通过电子地图显示出来。

根据用户实时位置与目的位置、方位,系统进行线路规划和实时导航,实现了"一键导诊"或其他目的地导航。这种组网模式具有投入-产出比高、拥有广域全场景定位、节能环保、组网迅速等优点。在蓝牙信标部署施工过程中,工期大大低于其他组网方式,不需要进行大规模的基建改造,项目实施人员可轻松完成信标的部署与调试。同时,该系统的续航能力平均可达 5 年。

本系统共涉及两个院区的门诊区域与部分病房公共区域,共部署安装蓝牙信标 800 余个。系统部署优势如图 1 所示。

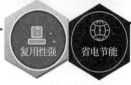

图 1　系统部署优势

通过结合室内高精度电子地图及高精度蓝牙定位,提供了室内地图查看、科室位置检索、路径规划、室内静态和动态导航、位置共享、AR 实景导航、720度全景提示等导航应用。患者可以根据关键词、模糊查询等方式查询相关科室、公共设施及相关兴趣点(如充电宝、轮椅租赁)等。针对相似、易混淆的科室,系统可给出选择项,供患者按需选择。

(三)构建智能导诊

单纯的导航只能满足患者对位置的需求,对于提升诊中体验尚不能起到显著的帮助作用。针对患者在就诊过程中体验较差的情况,相关人员进行了剖析应对,引入了智能陪诊功能。在很多情况下,患者开具了多条项目检查后,总是疲于排队寻路,一时间无从下手。智能陪诊系统能够根据患者目前的开单状态进行智能分析,引导患者完成接下来的每一步就诊流程。具体来说,系统首先通过蓝牙技术实现对患者的定位及实时导航,患者在医院建设的蓝牙网络覆盖范围内时,通过手机与云端服务器交互,服务器运算得到患者手机的实时位置,完成实时定位和导航;同时进行就诊流程的拆解,将看病的整个流程细节化、分段化。患者就诊流程如图 2 所示。

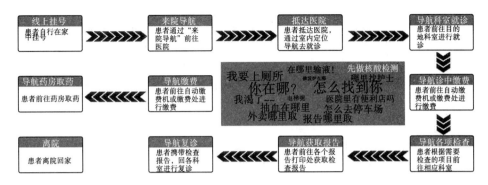

图 2　患者就诊流程

　　系统通过对接医院的 HIS 等系统,实现对患者就诊流程数据的实时抓取分析,建立患者的就诊数据库,不断推送患者诊中信息,包括挂号、缴费、预约、取药、检验检查、结果出具、信息通知等。系统通过与医院公众号对接,结合医院实际的就诊流程进行预分析,智能判断不同患者下一步就诊的执行目的地;根据诊中情况,进行不同环节内容的消息推送,并有针对性地实时推送给患者;同时,系统可将患者的就诊流程根据就诊环节的每一个动作,拆解成为多条任务(见图 3),清晰地为患者提供就诊流程完成情况以及下一步需要完成的任务,由此帮助患者梳理待办事项。

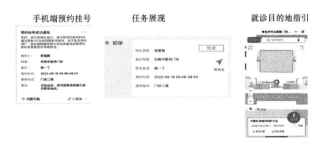

图 3　任务拆解

　　经过统计,发现智能导航系统的使用率不高,分析原因包括:一是许多人可能觉得口头询问就能知道的事,没必要使用智能导航系统;二是许多患者可能并不能精准地找到智能导航系统的入口,或者说并不知道院内还有这项功能。通过智能陪诊系统的上线使用,能够在很大程度上对院内导航进行引流;通过不断推送诊中相关信息服务,在消息框中嵌入导航按钮,可以使各项功能一目了然,患者随手单击就能体验到智能导航的服务,减少因地点不清而耽误宝贵的时间,同时降低导诊人员的工作强度。

二、使用与维护

在日常的使用中,只需要关注医院官方服务号,同时开启手机蓝牙,在诊疗服务菜单中进入院内导航模块(见图 4 和图 5),即可完成对医院热门地点的搜索导航。患者可根据实景 2D 地图中的相关楼层切换或关键字搜索找到目标科室;同时,系统还提供了对通行方式的筛选,便于患者选择最合适的路线。接下来,患者只要跟随导航前行即可。

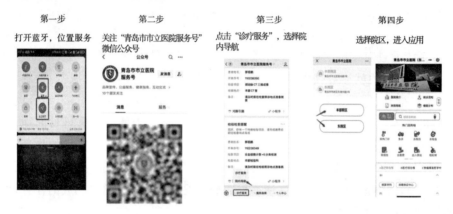

图 4　服务号入口

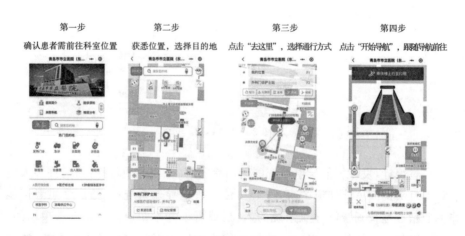

图 5　开启导航

　　在维护方面,首先要保障系统安全与稳定,前置机要严格按照医院要求,限制 IP 及访问端口,秉承最小访问原则,仅允许访问相关必要的数据库端口,保障医疗数据不外泄。部署对接医院 HIS、LIS、PACS、EMR 等各个系统的数据,并进行脱敏处理,充分保障数据的安全性。通过加密认证与权限认证,保障数据的安全。此外,还要通过及时备份来保障系统的稳定。

　　维护人员应使用管理工具(见图 6)与管理后台网页(见图 7)进行定期的设备巡检,及时发现设备离线或掉线等情况。根据科室搬迁进行及时的地图指引变更,并根据后台统计的报表,不断了解患者需求及兴趣点,从而不断优化院区场景与科室结构,加强患者的就医体验,提升服务能力。

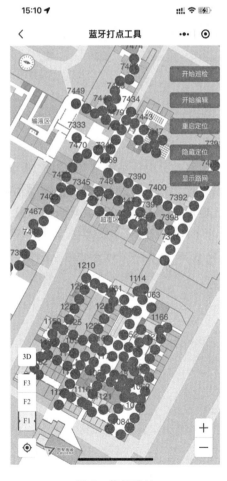

图 6　信标维护

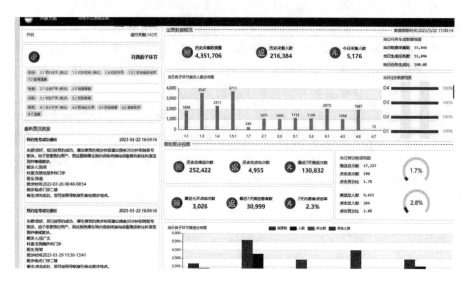

图 7　后台分析

三、结语

　　智能导诊是医院智慧服务分级评估标准体系中的重要组成部分,在国家有关部门印发的《关于进一步完善预约诊疗制度加强智慧医院建设的通知》中,对这方面有明确的规定。通过创新建设,康复大学青岛医院(青岛市市立医院)完善了智慧医院系统,构建了医疗、服务、管理"三位一体"的智慧医院系统,为患者提供了更高质量、更高效率、更加安全、更加体贴的医疗服务,这也是医疗信息人不断努力奋斗的目标。

"智慧疾控"综合办公管理平台的建设与应用

青岛市疾病预防控制中心   王晗   张建军   由励   王沛

2019 年,为全面推进青岛市疾病预防控制中心内部信息化建设,实现人、财、物、档案、舆情监测管理的一体化、数字化和规范化,从根本上提升中心内部管理的信息化水平和信息服务能力,为青岛市疾控体系能力建设和规范化管理提升行动提供信息支撑和服务保障,青岛市疾病预防控制中心在山东省疾控系统中首次构建了综合办公管理平台。该平台以单位内部资源整合、部门间信息共享、信息服务高效便捷为目标,实现了青岛市疾病预防控制中心行政办公的科学化、精细化管理。

经过近四年的应用和优化调整,"智慧疾控"综合办公管理平台现已形成集线上行政办公、人事管理、科教管理、档案管理、舆情监测、财务内部控制管理和疾控综合信息管理为一体的应用平台。平台服务对象面向中心各部门的工作人员、部门负责人和各级领导。中心各部门之间协同工作,明确彼此的权利和义务,规范合作的程序,并接受平台操作日志监督,保证了信息的实时性和准确性。

通过"智慧疾控"综合办公管理平台建设,为青岛市疾病预防控制中心行政办公提供了高效的运作平台和技术支撑手段,形成了单位办公的整体快速响应能力,使中心各部门能快速应对各种突发事件,提高了办公信息化服务的效率。

一、平台设计与架构

为保证"智慧疾控"综合办公管理平台运行的安全性、稳定性、易用性和可持续性,平台基于 J2EE 技术,采用 B/S 架构(见图 1),支持主流操作系统,支持对关系型数据库的集成,采用了多级安全机制、日志综合管理等技术。

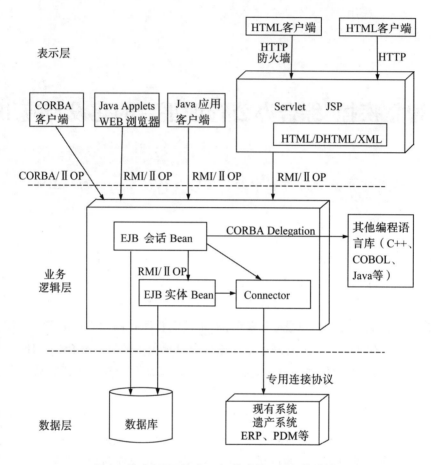

图 1　基于 J2EE 技术、B/S 模式的三层架构设计

"智慧疾控"综合办公管理平台设计与架构的特点如下:

(1)平台采用 B/S 架构,服务器及应用系统部署在青岛市疾病预防控制中心的自有机房内,客户端零安装,系统通过常用浏览器访问系统,降低了系统使用方和建设方的维护成本,提高了使用的便捷性。

(2)存储数据库采用行业常用的关系型数据库,支持 Oracle 10g 及以上版本和 MS SQL Server 2008 及以上版本;支持关系型数据库的集成,方便实现系统间的信息互换,为系统业务的实现提供了数据保障,有效保证了平台的兼容性和拓展性。

(3)支持主流操作系统 Windows 和 Linux,支持 Tomcat/WebSphere/

weblogic 等,配置灵活,操作便捷。

(4)平台采用行业常见的多级安全机制,每级均有严格的权限控制,可提供多种论证组合方式,如 CA 认证、验证码、密钥等。

(5)平台具备详尽的日志管理功能,所有对数据产生变更的操作都会记录在日志平台中(见图2),便于溯源跟踪和统计分析。

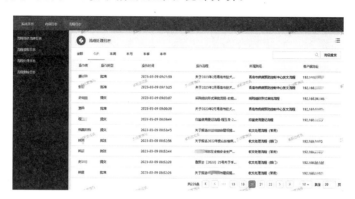

图2 平台后台日志管理界面

(6)支持 Office 控件,提供 HTML 编辑、普通文本编辑、地址链接、文件链接、WPS 和 Microsoft Office(Word/Excel/PPT 等)编辑等多种信息发布方式;组织架构、界面信息列、业务审核流程配置、报表统计分析等均可实现图形化流程自定义设置(见图3和图4),不必进行代码级操作,即可按照实际需求完成功能模块的搭建,方便快捷。

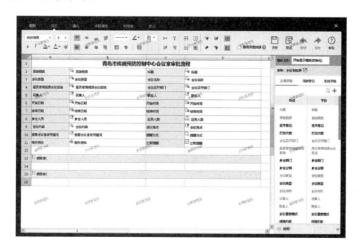

图3 自定义表单设计界面

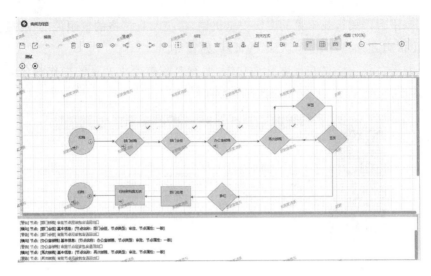

图 4　自定义图形化流程设置界面

二、平台功能与应用

平台搭建单点登录入口(见图 5),员工在平台登录后,根据授权的权限访问相关功能模块,不需要反复登录,访问操作便捷。

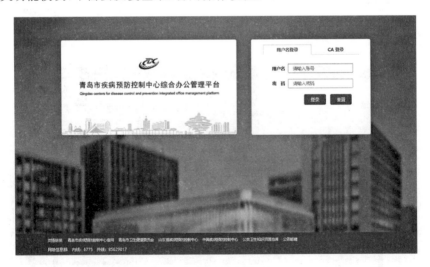

图 5　平台登录界面

（一）OA办公管理

经过近年来不断的升级完善，平台中的OA办公管理模块已涵盖七大类办公管理功能，即公文管理类、行政管理类、信息资源管理类、中心印鉴用章登记管理类、科研审批管理类、采购审批流程管理类和试剂耗材物资管理类。每项类别下又设置日常办公所需的各个审批流程（共计60余项），业务覆盖面广，功能强大，满足了日常办公使用的需求。手机端企业微信可与个人电脑端同步收发信息，提高了移动化使用效能，真正实现了中心高效、便捷、移动办公的需求和信息的高效传递。

为保证公文在流转过程中操作留痕，根据实际工作需要，平台设置了两种操作痕迹信息管理方式：前台操作界面为保留修改痕迹，即个人操作端仅显示修改记录；后台为保留具体修改的内容，即管理员端显示详细的修改内容，实现信息修改留痕。以上措施使公文流转过程中对公文的操作及操作对象、操作者都清晰可见，保障了公文流转各个环节的数据真实性。

平台具备完备的电子公文管理功能，包括公文基础配置、中心发文审批管理、中心收文管理、签报管理、公文督办、公文查询、公文统计、公文归档等。同时，平台集成了审批插件，实现了对审核审批的流程跟踪、电子签字、过滤待办、常用意见等便捷应用，为中心工作人员及时批阅公文提供了便捷、易用的工具。

自2019年平台上线使用至今，其OA办公管理功能已审核完成发文流程1000余条，收文流程23000余条，各类请假审核流程2600余条，采购相关审批流程800余条，各类印鉴使用审批12000余条，会议室申请流程700余条，工作报告等各类行政管理流程11000余条，其他行政办公流程共计近30000条。

（二）人事管理

人事管理功能涵盖职工基本信息采集、证照扫描件上传、线上审核等功能，通过汇集整理职工的相关信息资源（包括身份信息、职称职务信息、荣誉信息、教育经历、工作经历、聘用信息、竞聘信息等），人力资源部可以及时对员工的信息进行修改审核。平台结合人事数据和科教数据，自动生成员工竞聘信息，实现了对竞聘信息部分内容的网上申报及审核。

人事管理功能的使用，提高了中心人力资源管理的工作效率，提升了人力资源管理工作的数字化和信息化水平，为中心人事岗位政策的制定、优化人员结构调整等工作提供了强有力的数据和平台支撑。通过将中心职工碎片化的工作履历信息汇集成档，中心逐步建立起了职工电子档案库，真正实现了"以人为本"的管理理念，实现了对职工信息的动态化管理，保证了信息的可追踪性、全面性和准确性。此外,人事管理功能模块还按照职务和部门的不同,赋予不同的数据权限,满足了员工多部门管理和部门间数据共享的需求。目前,人事管理功能已实现中心员工330余人的信息的线上维护管理,自动生成职工履历信息(即档案信息)1000余份。

（三）科教管理

科教管理可实现中心科教工作的论文投稿管理、论文论著管理、专利管理、科研项目申报管理、承担项目申报管理、职工科技奖励管理、鉴定成果管理、职工继续教育管理、社会兼职管理等功能,及时对员工的科研信息及证照材料进行审核,生成统计数据,结合人事基础信息,协助员工整合竞聘信息,为员工提供便捷操作,实现中心科研管理工作的无纸化、数字化和智能化。

科教管理功能自上线使用以来,已审核员工论文论著信息500余项,实现国家级/省级/地市级等各类项目管理30余项,审核员工各类社会兼职信息50余项,整合人事科教综合管理信息300余份。

科教管理功能的使用,打破了部门间的"信息孤岛",架起了员工个人信息数据互通的桥梁,实现了人员竞聘期间人事－科教信息提报的"一站式"服务,为职工提供了一个便捷、高效的科研管理平台。

（四）财务内部控制管理

为全面推进单位内部控制建设,需要将人、财、物、信息、流程制衡机制嵌入内控体系制度建设中,实现不同制度之间的相互衔接,构建完整的内控制度体系,以满足单位对经济活动规范化管理的需要,最终达到提高单位内部管理水平的目标。为此,中心使用了财务内部控制管理系统,将系统集成到"智慧疾控"综合办公管理平台中实现单点登录。财务内部控制管理涵盖了中心财务预算管理、支出管理、采购管理、合同管理、资产管理、物资管理、项目管理、统计分析等多个应用模块,建立了20多个类别、近100条流程。

内控管理自上线使用以来,已完成预算编报维护2100余条,支出管理审批流程3900余条,采购管理单据审核300余条,合同审计及履约流程600余条,资产单据审核流程200余条,物资单据审核流程3500余条。内控全流程以预算项目管理为主线,以资金全流程管控为核心,以过程规范控制为重点,对中心经济活动的执行和监督实现了全过程信息化监管,从而实现了中心内控审核的信息化。

（五）舆情监测

舆情监测功能通过设定热门监测、热门信息、热点监测、专题监测、舆情统计、舆情预警、简报生成等模块,构建了舆情监测平台,通过"机器自动处理＋人工审查分析"的工作方式,实时动态监测各级公共卫生官网、新闻媒体、门户资讯、报刊、微博、论坛等各类互联网站点,并对监测到的海量信息进行分类、聚合、关联分析等处理,自动发送预警提示。

三、总结

"智慧疾控"综合办公管理平台的上线使用,实现了青岛市疾病预防控制中心从粗放的行政化管理模式向精细的信息化管理模式的转变,中心行政办公正式向移动化、无纸化办公迈进,从根本上提升了机构内部行政管理的数字化、一体化和智慧化水平。该平台是山东省内地市疾控中心一次性建成的最全面的综合办公管理平台,极大地提升了中心行政办公管理的水平和办公效率,员工应用度和使用效果反馈良好,打造了实用、便捷、高效、灵活的现代化办公管理平台和管理体系。

智慧血糖系统助力全院血糖精细化管理

黄岛区中医医院　吕宜明

近年来,随着全国各级医院信息化建设进程越来越快,全院信息化血糖管理已经得到了临床实践验证,可以明显降低患者的死亡率、术后感染率和并发症出现率,达到提高诊疗质量、缩短患者住院周期及提升临床绩效等多重目的。

此前,黄岛区中医医院各个病区通过不同科室、不同品牌的血糖仪出具血糖检测结果,但因为没有全院信息化血糖管理系统,所有的血糖数据仍依赖护士手动记录转抄,血糖数据不能以结构化数据的方式呈现,内分泌专科无法对全院血糖异常的患者所出现的血糖危急值数据以及高/低血糖危重症患者进行及时的持续管理,无法发起主动会诊并记录会诊结果,无法通过各种筛选条件完成全院血糖管理效果评估,也无法快速浏览各科室血糖数据的高/低危急值以及相关的时段信息,无法对离院后以及社区医院患者进行血糖管理。

非内分泌专业医生对于棘手的血糖异常患者往往不能采取及时有效的干预治疗,原始的被动会诊模式需要长时间等待才能实现,而且会诊后续跟进管理缺乏有效性,急需一套全院血糖信息化管理系统作为糖尿病患者的"虚拟病房",来实现以内分泌专科为主导的系统标准化管理,从而提高全院血糖异常患者的整体达标率。

全院血糖信息化管理系统可与医院的 HIS/LIS/EMR 等信息系统对接,自动抓取患者及医嘱信息,检测血糖后数据实时上传,自动生成血糖报告;医护人员通过网络可以及时查看患者的血糖数据,为科室糖尿病患者血糖管理提供便捷和全方位的支持,确保住院患者的血糖得到良好控制,提高血糖监测与管理的效率,提高患者的血糖达标率及就诊满意度,提高医院的医疗质量。

一、全院血糖信息化管理的必要性

通过对医院内各临床科室血糖异常患者进行血糖监控,在内分泌专科医生的远程管理下,可及时了解患者的血糖波动情况,分析血糖波动的原因及血糖控制是否达标,为全院各临床科室糖尿病患者的血糖管理提供便捷、全方位的支持,确保住院患者的血糖得到良好控制,且最大限度地降低因血糖异常引起的急/慢性并发症的发生率,降低外科手术患者的感染率,促进患者伤口愈合,减少患者的住院天数和费用。总之,建立全院血糖信息化管理系统具有重要的意义。

二、项目可行性

目前,国内多家三甲医院都使用血糖信息化管理系统开展血糖管理,该系统能解决黄岛区中医医院在血糖管理中存在的诸多问题。

案例一:上海复旦大学中山医院作为国内第一家多科室联网进行血糖监测的单位,联合多学科、多部门成立血糖管理小组,旨在建立名副其实的多学科联合会诊(MDT)团队,并借助院内血糖系统开展有效的管理,获得证据,建立了"中山标准"。标准建立后,医院实现了糖尿病患者管理的标准化、智能化、同质化,低血糖发生率从1.52%下降至1.4%,高血糖发生率从49.2%下降到33%,平均住院日从10.5天下降到10.32天,操作规范性均有显著提高(见图1)。

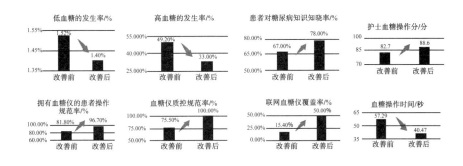

图1 中山医院血糖管理的效果对比

案例二:复旦大学第五人民医院开展了一项名为"医院信息化血糖管理对围手术期糖尿病患者的影响"的研究,通过对院内300多名骨科、普外科、泌尿外科、胸外科等合并血糖异常患者的对比研究,认为院内血糖信息化管理可提高全院围术期血糖达标率,减少患者的平均住院日,降低感染率(见图2)。

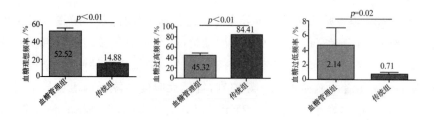

图 2　复旦大学第五人民医院开展血糖信息化管理的获益

从图中可以看出,血糖信息化管理的获益而言,血糖信息化管理组围手术期患者血糖总达标率高达 52.52%,明显高于传统血糖管理模式下 14.88% 的达标率,也明显高于国内大型研究中 23.3% 的达标率。

三、建设方案

黄岛区中医医院引进全院血糖信息化管理系统,构建了糖尿病患者的全病程跟踪管理平台,实现了对糖尿病患者从本院到分院再到社区及居家的血糖信息化管理模式,建立了以内分泌科室主导的糖尿病患者血糖信息化管理路径。具体步骤如下:

(1)设定血糖管理系统权限,给予内分泌科室查看其他科室血糖数据、相关医嘱及病历信息的权限。

(2)根据《中国住院患者血糖管理专家共识》,将符合管理人群界定的患者纳入管理中心,根据患者情况建立虚拟病房或者打上相关标记,进行分类管理。

(3)血糖管理系统可根据内分泌科室的管理要求,设定不同科室患者的血糖控制阈值,从而实现不同患者分层的血糖异常值报警提醒。

(4)系统根据患者血糖的高低不同的异常值,推送对应的处理建议。

(5)外周科室患者血糖持续异常或危急时,内分泌科室主动发送建议医嘱,经管床主治医生确认后可成为执行医嘱;情况严重的患者可申请让内分泌科进行床旁会诊,实现了床旁会诊及线上远程会诊管理的双重管理模式。

四、院内血糖信息化管理的获益

黄岛区中医医院开展院内血糖信息化管理的获益有以下方面:

(1)血糖信息化管理系统可帮助医院实现全院血糖规范化治疗,建立标准化的血糖管理路径,形成专业的糖尿病管控团队模式,提高全院血糖管理的专业性及规范性。

(2)医疗价值方面,血糖信息化管理系统提高了临床工作效率,大大降低了血糖管理出错的可能性;血糖信息管理模式可实现院内血糖管理以患者为中心,制定个体化的血糖控制目标、治疗、随访方案,有利于改善患者的血糖控制,缩短患者的住院周期,提高医院的医疗服务水平和糖尿病患者的血糖达标率。

(3)科研价值方面,结构化的血糖数据更有利于对海量血糖数据的分析和整理,更易于出科研成果。

(4)新疾病诊断相关分组(DRG)模式下院内血糖管理新模式,在保障系统安全合规和高效管理的前提下,实现了全院血糖精细化管理及区域化糖尿病患者的全病程跟踪管理,体现了诊疗服务水平和医疗价值。

(5)血糖信息化管理系统助力了医院信息化互联互通、电子病历测评以及智慧医院建设。

基于人脸识别的行踪智能监控系统研究及应用

青岛市黄岛区中心医院　　李守艳

自 2019 年年底新冠疫情暴发以来,全世界都在研究如何控制疫情蔓延的问题。新冠病毒感染可通过人员接触与流动迅速传播,针对控制疫情蔓延问题,最重要的一点在于如何监测人员的流动:如果可以对流动人群和可能感染人群进行监测并及时控制,可有效抑制新冠疫情的蔓延,并对感染人群进行及时控制。

利用传统的手段逐个筛查排除不仅费时费力,而且效率低下,对人力、物力也会产生极大的损耗。尤其是在人员流动量巨大的火车站、飞机场等地点,对于人员的筛查更是一件非常困难的任务。利用计算机视觉技术可以更好地对人员身份进行识别,减少人员筛查的成本,对控制疫情传播具有非常积极的作用。

相比于其他基于生物特征进行识别的技术,计算机视觉技术具有非常显著的优势。其中,人脸识别技术更便于进行信息录入,只需要用户对着摄像头露出面部即可,其效率较高,操作便捷,而且不需要用户发出声音或做出特定动作。此外,相对于其他基于生物特征进行识别的技术,人脸识别技术的准确率更高,可靠性更强,即使在嘈杂的公共环境中也能保持极高的识别准确度,适用于环境复杂且人员流动量大的场景,具有巨大的技术优势。

一、相关技术研究

(一)人脸识别技术

随着"互联网＋"时代的到来,移动支付、共享出行、智慧安防、智慧医疗等应用场景对身份验证和安全保障提出了更高的要求,生物识别以其便捷性和唯一性而成为重要的研究和应用发展方向。

人脸识别系统主要包括四个技术流程:人脸图像采集及检测、人脸图像预处理、人脸图像特征提取、人脸图像匹配与识别。其中,人脸图像采集及检测是通过摄像头等媒介采集图像。人脸图像预处理是在图像中标注人脸的位置及特征,利用噪声过滤、灰度校正等技术对图像进行进一步的处理,去除图像中的干扰信息。人脸图像特征提取是基于智能化的表征方法或者基于代数特征/统计学习的表征方法对人脸特征进行提取。人脸图像匹配与识别是将提取的人脸图像特征数据与数据库中存储的特征模板进行搜索匹配,并设定阈值,当相似度超过该阈值时,就得到匹配的结果。

随着图像处理、模式识别、认知科学等理论的发展,以及安全、金融、智能等领域对身份认证需求的增加,特别是以计算机信息处理为核心的智能分析技术的飞速发展,使对人脸识别技术的研究出现了一个新高潮,并取得了突破性进展,实现了机器自动识别,产生了可推广应用的人脸识别系统。

(二)OpenCV 数字图形处理库

OpenCV 是一个基于伯克利软件套件(BSD)许可(开源)发行的跨平台计算机视觉和机器学习软件库,可运行在 Linux、Windows、Android 和 Mac OS 等操作系统中。OpenCV 由一系列 C 语言函数和少量 C++语言函数构成,提供了 Python、Ruby、MATLAB 等语言接口,实现了图像处理和计算机视觉方面的很多通用算法。人们可通过 OpenCV 模块对图像进行预处理,利用其库内的各种函数对相关应用进行调用。

(三)树莓派 GPIO 编程

树莓派(Raspberry Pi)是一款基于 ARM 的微型计算机,虽然只有卡片大小,却具有普通计算机的所有功能。树莓派可使用 Python 开发语言,将第三方库中的 RPi.GPIO 导入后可对树莓派的引脚进行开发。

有两种编号系统可以对树莓派上的 IO 引脚进行编号:第一种是使用 BOARD 编号系统,该编号系统的优点是与树莓派的电路板版本匹配度高,不需要重新连接连接器或更改代码;第二种是 BCM 编号系统,这是一种级别较低的工作方式,其利用 Broadcom SOC 上的通道号码,使用相应通道编号所对应的树莓派匹配的引脚图表进行编程。

二、功能需求

根据人脸识别行踪智能追踪系统的功能需求,本项目所需要的模块包括传感器数据接收模块、人脸库管理模块、信息录入模块、人脸识别检测模块、数据分析模块、数据库存储模块、信息导出模块。其中,传感器数据接收模块通过后台和树莓派之间的socket通信,能够得到传感器方面的数据,从而达到监测目标体温的目的;人脸库管理模块通过创建用户组,可以实现对用户组内的人脸信息进行增、删、改、查;信息录入模块的主要目标是将目标人物的人脸信息以及其他数据信息进行导入,并一一对应;人脸识别检测模块的主要目标是通过摄像头获取目标人脸信息,通过和人脸库中的已有人脸信息进行对比,寻找匹配目标,并将信息显示出来;数据分析模块的主要目标是将之前获取的地点、人脸和体温信息进行整合分析,得到其安全等级并发送显示;数据库存储模块的主要目标是将检测得到的人员信息记录在数据库中,从而达到记录通过人员的信息的目的;信息导出模块可将记录下来的人员信息以文件的格式导出,方便管理和备份。

三、系统详细设计

(一)传感器模块

在树莓派中使用 Python 语言编程,编写一个用于持续获取温度信息的脚本,并对传感器进行持续监听,在其中导入 RPi.GPIO、time 和 Socket 三个函数库,其中 RPi.GPIO 函数库用于进行串口编程,time 函数库用于进行计时监听,Socket 函数库用于和服务器端进行数据通信。

设定 channel 端口号为 16,当给 channel 端口一个低电平时,经过 20 毫秒后再给予 channel 端口一个高电平,代表此次测温的开始信号,提示传感器开始工作。在两次测温之间设置了 500 毫秒的时延,避免数据传输得过于频繁,同时与人脸识别模块的信号传递时延相同,以满足数据传输时间的一致性要求。传输的温度数据为一串 18 位的二进制代码,前 9 位为整数部分温度,后 9 位为小数部分温度。将前 9 位和后 9 位二进制数据转换为十进制数求和,得到的温度数据再进行传输。

树莓派与后台服务器之间通过 Socket 套接字进行数据通信,利用 Socket.socket()函数生成套接字对象,绑定对应的 IP 地址和端口号;通过 Client.connect(ip_port)函数进行连接,Socket 套接字将温度数据转换为字节类型的数据后进行传输;也可通过 encode()函数进行转换,并利用 Client.send()函数进行传输。完成一次从获取到传输的全链路流程之后,系统执行 GPIO.cleanup()函数,清空 GPIO 端口信息,准备下一轮数据获取和信息传输。系统的传感器模块如图 1 所示。

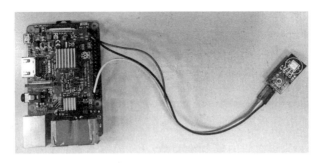

图 1　传感器模块

（二）人脸识别模块

系统通过 self.actionopen.triggered.connect(self.on_actionopen)函数关联启动检测功能的信号和槽函数。槽函数 on_actionopen()利用 getlist()函数获取用户组列表，将其赋值给变量 list，然后通过 getText()函数显示 list 中所有用户组的名称信息，并让用户输入要识别的所在用户组（即选择检测地点名称），将输入的用户组名称赋值给变量 self.group_id。若用户没有输入目标用户组，则 self.group_id 变量为空，跳出弹窗显示"检测失败，用户组不能为空"。在这种情况下，设置信号量 group_status 的初始值为零，用 for 语句遍历整个 list 中所有用户组的名称，如果找到用户组名称和输入的用户组名称 self.group_id 相同，则给信号量 group_status 赋值为 1，然后退出循环；若一直没有找到，则一直遍历至 list 中的最后一个，直到遍历结束，待跳出循环后判断；如果信号量 group_status 仍然为 0，则跳出弹窗显示"检测失败，该用户组不存在"。

接下来开始调用摄像头，首先将与摄像头有关的函数 camera()赋值给类变量 self.cameravideo，设置一个信号量 self.camera_status 的初始值为 True，然后将定时器类 QTimer()函数赋值给 self.timeshow，启动定时器，同时定时决定每隔多长时间进行一次摄像头数据获取并予以显示。

接下来启动一个 10 毫秒的定时器，每隔 10 毫秒就会产生一个 timeout 信号，该信号调用函数 show_cameradata()，在该函数中，不断获取摄像头数据，同时不断重复调用 camera_to_pic()这个函数，不断从摄像头获取数据并进行显示。通过定时器在一定时间到达后产生的 timeout 信号，关联到当前函数 show_cameradata()，只要这个 timeout 信号不断产生，show_cameradata()函数就会被不断调用，因此，通过这个机制可以实现每 10 毫秒一帧进行视频显示。

完成上述步骤后,还需要调用函数 create_thread()创建检测线程。函数 create_thread()首先调用 detect 方法中的多线程类 detect_thread()函数来创建线程 self.detectThread,其参数为访问令牌 self.access_token 和用户组名称。将获得的参数传到类中,通过 start()函数启动线程。线程启动后,设置定时器 self.facedetecttime,将其设置为每 500 毫秒产生一个 timeout 信号来调用槽函数 get_cameradata()。槽函数 get_cameradata()首先通过调用 camera 类的函数 read_camera(),从摄像头处读取图像信息并返回,将其赋值给变量 camera_data,然后通过 cv2 库里的函数 imencode()将摄像头图像数据 camera_data 转换为 jpg 格式的图片,最后再通过 base64 库里的函数 b64encode()将图片设置为 base64 编码格式的数据,将数据以字节格式传递出去。

（三）安全等级控制模块

设置功能函数 Security_level()对目标安全等级进行分析。首先需要设置全局变量列表 Risk_city,其中存储有当前疫情高风险城市,体温正常区间设置为低于 37.5 摄氏度。当对目标进行检测时,系统识别目标人脸并获得人员行踪轨迹,传感器获得人员当前体温数据,将两方面的数据传输到功能函数 Security_level()中进行数据融合分析,这一步需要利用全局信号量 temperature_safe 和 city_safe。如果人员体温在正常区间内且行踪轨迹在非高风险地区,则 temperature_safe 和 city_safe 不变;如果人员体温不在正常区间但行踪轨迹在非高风险地区,则 temperature_safe 状态变化;如果人员体温在正常区间但行踪轨迹在高风险地区,则 city_safe 状态变化;如果人员体温不在正常区间且行踪轨迹经过高风险地区,则 temperature_safe 和 city_safe 均变化。人员的安全等级从高到低分为Ⅰ、Ⅱ、Ⅲ、Ⅳ四个等级,并将安全等级作为信号实时发送到显示槽函数中,从而方便对人群进行智能检测、识别、分类和管理。

（四）数据导出模块

数据导出模块在 MainWindow 的基础上设置了一个 retranslateUi。我们定义一个槽函数 sign_data(),利用 SQL 语句"SELECT * FROM people"查询 MySQL 数据库中 people 表单的所有人员信息,通过 try.except 语句调用 execute()函数,获取所有的记录,然后通过 setItem()函数将这些信息信号发送到用户界面上进行显示。

数据导出模块利用的两个槽函数分别为 close_window()和 save_data(),当单击"导出"按钮时调用 save_data()函数,close_window()函数调用 reject()函数进行关闭。save_data()函数通过文件操作相关函数,如通过 open (filename,"w")函数对文件进行写操作,从数据库中通过 SQL 操作将检测到的人员信息提取并写入目标文件中,然后关闭文件,完成数据导出工作。

四、总结

自新冠疫情暴发后,人员流动是导致疫情传播的一个关键因素。基于人脸自动识别确认的行踪智能监控系统结合了人脸识别技术和物联网控制技术,能够更加智能化地应用在人流量大、情况复杂的地点,如火车站、飞机场等,使得对疫情的防控更加高效。

本研究通过物联网技术,利用树莓派、温度传感器以及 Socket 通信系统,能够实时、远距离测量目标体温,对于疑似感染人群的检测更加准确和及时,从而能够及时发现发热目标,大大提高了疫情防控的效率和安全性,扼制疫情的传播,保障人民的生命安全。同时,利用人脸识别技术,可以让使用者摆脱各种智能手机的限制,极大地方便老年人群和视力障碍等人群,加强了疫情监测的实时性。同时,利用大数据分析筛查人员的活动轨迹,设计安全等级分类机制,可以提高疫情防控的效率,具有良好的理论研究价值和社会应用价值。

参考文献

[1]洪小坚,陈志聪.基于动态人脸识别的智慧班牌系统的设计与实现[J].数字技术与应用,2022,40(12):180-182.

[2]姚佼,李宇航,郭晓峰,等.常态化疫情防控背景下铁路客运安全监管的特点及需求分析[J].物流科技,2021,44(3):82-85.

[3]袁骏毅,潘常青,李榕,等.新冠疫情防控态势下医院出入电子证件系统的设计与实现[J].中国医疗设备,2021,36(3):110-112+128.

[4]王秋雨,张举勇.一种基于三维对齐方式的深度学习人脸识别算法[J].系统科学与数学,2021,41(7):2035-2045.

[5]王紫薇,韩冰.基于人脸识别和信用登乘的轨道交通乘车方案[J].铁路通信信号工程技术,2021,18(3):43-46+53.

[6]谢驰,陈志斌,郑太秀,等.防止新冠疫情扩散的城市交通系统与出行活动管控策略[J].交通运输工程与信息学报,2021,19(1):1-16.

[7]戴碧涛,谭索怡,陈洒然,等.基于手机大数据的中国人口迁徙模式及疫情影响研究[J].物理学报,2021,70(6):359-368.

[8]龚立群.重大突发公共卫生事件中"信息疫情"的形成原因、治理困境及其突破路径[J].情报探索,2022(6):37-46.

[9]唐凤.重大突发公共卫生事件中的信息疫情管理研究[J].情报探索,2021(3):84-90.

[10]李希龙.视频监控前端的人脸识别技术研究[J].单片机与嵌入式系统应用,2022,22(10):75-78.

[11]范溢华,王永振,燕雪峰,等.人脸识别任务驱动的低光照图像增强算法[J].图学学报,2022,43(6):1170-1181.

[12]王武,成云飞,刘月霞.人脸识别产品在公共安全领域的应用现状与发展趋势[J].中国安防,2022,No.200(11):8-12.

[13]CHISITA C T.Libraries in the midst of the Coronavirus(COVID-19): researchers experiences in dealing with the vexatious infodemic[J]. Library HiTech News,2020,37(6):11-14.

[14]PIAN W J,CHI J X,MA F C.The causes,impacts and countermeasures of COVID-19 "infodemic": a systematic review using narrative synthesis[J].Information Processing & Management,2021,58(6):1-18.

疫情防控-刷码通行系统

青岛市即墨区人民医院　周保强

本案例应用名称为"疫情防控-刷码通行系统",用于在疫情防控时期区分人员类别,降低防控区的交叉感染率,做到出入有记录,属于软件建设在卫生健康管理方面的应用。

一、背景介绍

2019年新冠疫情的暴发,给各级医院的疫情防控工作带来了不小的压力,医院不仅要保证医护人员的安全,更要保护院内患者的安全,防止医院与外界之间的交叉感染。

青岛市即墨区人民医院作为青岛市的一家综合性三级医院,是即墨区的重点医疗单位。近年来,在大数据发展浪潮和信息化趋势的推动下,合理利用互联网技术开拓新型防控模式是医院的当务之急,也是疫情防控的必要途径,最终目标是强化防护等级。与以往不同的是,如何尽快筛选医护人员和患者陪护是主要问题,开发能及时追溯、出入有记录的信息化软件迫在眉睫。

二、创新模式

面对疫情,青岛市即墨区人民医院率先行动、及时应用。软件上的数据利用院内HIS的数据,以此为基础建立了本地医院职工、陪护、患者的数据库,以软件前端模式展示个人主要信息。硬件上,医院购置了通行闸机,关闭了重要区域其余的出入口,指定在唯一的出入口位置放置闸机,并配合该系统进行人员快速筛选工作。

三、保障条件

疫情期间,根据国家卫健委和山东省、青岛市各级疫情防控指挥部的指示,即墨区人民医院全面实行"一患一陪",禁止探视,为疫情防控-刷码通行系统的实际运用确立了政策保障。医院大力支持信息化建设,为该系统的实际运用确立了资金保障。医院物资科、总务科着手开展病区楼房和设备改造,为系统的实际运用确立了物质保障。

四、系统实施

疫情防控-刷码通行系统分为前端显示和后端控制两部分。前期准备工作包括在各重点区域设立扫码通行检查岗并配置检查人员;各岗位安置台式电脑,连入医院内部网络;各岗位安置通行闸机和扫码墩,录入人员身份信息,控制"一人一码"通行;医护人员以及必须进入的人员需前期进行身份信息备案,不同类别的人员由不同的管理部门管理。

前端展示包括管理设置以及证件扫描两个主版块。在管理设置中,显示版本更新信息以及注意事项,需输入检查人员的个人信息进行登录验证,同时软件标注当前的卡口位置,此功能为检查人员使用。在证件扫描版块中,分为左右两个部分,分别包含通行人员个人信息以及通行时间信息,通行人员个人信息包含人脸信息、身份证号、联系电话、发卡日期、失效日期、住院号码、患者姓名、所属部门等,通行时间信息包含通行人员姓名、所属部门、通行时间、通行地点等。

后端展示为,先在登录界面由不同管理部门为用户分配不同的账户权限,管辖不同类别的人群。系统验证管理员身份后,展示为左、中、右三部分:左侧展示已备案人员信息,包括其所属部门、姓名、个人电话及授权日期等,并提供查询按钮;中间显示当前人员已授权通行的名称;右侧显示医院内所有设有刷码通行项目的地点,包括准入、检查岗名称、检测岗代码,并提供模板模式,方便管理人员进行批量操作。

疫情防控-刷码通行系统主要模块如图1所示。

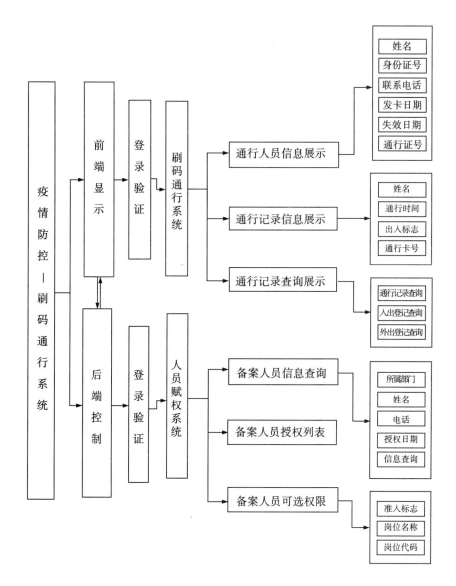

图 1　疫情防控-刷码通行系统主要模块

五、成就效益

疫情防控-刷码通行系统拥有五大特性、一个前景,即完整性、先进性、体验性、可靠性、共享性及应用前景。完整性是指系统拥有前端和后端的完整控制流程,包含前端软件显示、后端行为控制,可快速定位可疑人员,定位通行地点、出入时间以及检查人员,方便追溯责任;先进性是指系统严格遵循开发准则进行开发,系统架构合理,从软件开发到硬件结合保持一致性,确保发挥出了系统的最大性能;体验性是指为了满足检查人员的需求,及时更新必需的功能,提供简洁的前端界面,辅以简要的操作逻辑,使之符合检查人员的使用习惯;可靠性是指系统完全运行于医院内部网络,拥有防范病毒的能力,杜绝了外连外接,保证了通行人员的信息安全;共享性是指系统为轻量化系统,配置简易,易于移植。

疫情防控-刷码通行系统运行的必要条件低,连通内部网络即可布置实施。应用前景是指系统利用互联网信息化技术提升工作效率,这是符合当下医院建设趋势的,并集合了上述五大特性,综合比较,该系统拥有较好的应用前景。疫情防控-刷码通行系统的使用场景如图 2 所示

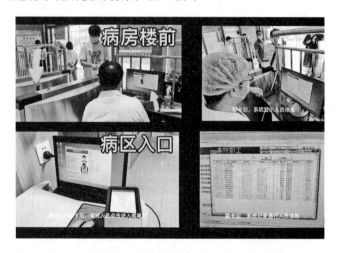

图 2　疫情防控-刷码通行系统的使用场景一览

即墨区人民医院疫情防控-刷码通行系统拥有 46 个岗位点,涵盖了医院内科楼、外科楼、办公楼、门诊楼、特需楼、急诊楼、综合楼、其他院区等。鉴于当时的疫情政策,仅保留外科楼岗位卡口,该卡口每日记录进出人员超 1000 次,已备案人员已附岗位权限者 3 万余个。疫情期间,疫情防控-刷码通行系统有效地起到了疫情防控、减少使用纸质文件、减少交叉感染风险、降低错检漏检可能性的作用。

医保患者门诊自助"一站式"结算方案

山东大学齐鲁医院(青岛) 薛峰 于俊涛

自 2023 年 1 月 1 日青岛市医保推行门诊统筹结算政策以来,青岛市在职职工选择定点医院后,即可在定点医院享受门诊统筹结算待遇,这也导致医院门诊医保患者数量大幅增加。原先进行门诊医保结算时,仅能在人工窗口排队结算,并且只有在结算后才能进行检查、取药,遇到高峰期,排队难、多趟跑成了患者最头疼的问题。随着门诊医保患者群体的增加,人工结算窗口压力剧增,患者排队现象越来越多,进而可能引发更多的纠纷和投诉。

为解决以上问题,优化门诊医保患者的就诊结算流程,提高就诊体验,山东大学齐鲁医院(青岛)信息中心经过与门诊部、门诊收款处、医保办共同探讨,一致认为在自助机上增加自助医保"一站式"结算功能是一种缴费快、省时间、体验好的解决方案。下面,笔者就从技术实现的角度,探讨门诊自助医保结算方案。

一、可行性分析

(一)医保结算政策可行性

(1)门诊医保患者分为门诊大病患者、门诊离休患者、门诊统筹患者、门诊生育患者、门诊意外伤害患者、门诊工伤患者、异地医保患者、省直医保患者等几类,每类患者的结算流程各有不同,需要针对不同患者的身份,分别开展可行性分析。

(2)门诊生育患者、门诊意外伤害患者、门诊工伤患者结算需要医保人工审核,一直采用先自费结算,等审批流程通过后再导入自费发票报销的流程,因此这几类患者无法实现实时结算,进而无法实现自助结算。

(3)省直医保独立于国家医保,采用独立的接口方案,读卡机为专有型号,并且通过数字加密技术限制交易终端数量,因此省直医保患者也无法实现实时结算。

(4)青岛市医保局实行的门诊统筹报销政策面向所有医保参保人,医保参保人选择门诊统筹定点医院后,可在定点医院享受门诊费用统筹报销。统筹报销存在起付线和年度限额,但没有病种限制,只要是医保目录内的药品和诊疗项目,均可纳入统筹。此类患者可实现实时结算,存在实现自助结算的可行性。

(5)门诊离休患者可在离休定点医院实现实时结算,此类患者与门诊统筹患者的医保结算流程基本相同,仅人员身份和医保报销比例不同,存在实现自助结算的可行性。

(6)门诊大病患者需要办理大病病种审核,并选择定点医院,审核通过后可在定点医院进行大病处方统筹报销实时结算。由于大病处方需要根据病种结算,医生开立处方时需要指定当前的处方是否为大病处方并选择相应的病种,医保办审核窗口需要根据医保大病结算政策,对医生开立的大病处方进行人工复核,以确保门诊大病处方结算的准确性。此类患者虽然支持实时结算,但存在人工复核环节,如需进行自助结算,需要先实现大病处方智能复核,实现难度较大,但存在实现自助结算的可行性。

(7)自2021年医保全国联网后,异地医保患者(非青岛市医保身份)也可通过门诊医保实时结算,但患者的医保身份归属地无法通过读卡获取,而青岛本地医保患者占比较大,人工窗口结算时程序默认归属地为青岛市。如患者归属地非青岛市,需要收款员手工选择正确的归属地后,方能正常结算。这样,如果实现患者自助结算,存在归属地人工修改环节。问题是,首先归属地选项较多,患者自行操作容易选错;其次是归属地选择过程耗时较长,影响结算效率。因此异地医保患者自助结算实现的前提是医保提供给患者归属地查询接口。

根据以上人员身份结算流程分析,可知离休患者和门诊统筹患者的自助结算最具可行性,门诊大病患者实现处方智能审核后可实现,异地医保患者在医保局开放患者归属地查询接口后可实现,这几类患者存在实现门诊自助结算的可行性。

(二)医保结算技术可行性

(1)全国医保联网后,青岛市医保从原先的动态库调用方式,改为更通用、可扩展性更强的网络标准协议,使自助机实现医保接口调用成为可能。

(2)目前医保身份验证方式支持医保电子凭证、社会保障卡、居民身份证三种方式,自助机具备此三种就诊介质的读取外设,通过医保接口调用可实现自助医保身份验证。

(3)除医保登记身份验证环节需要读卡器等硬件支持外,其他环节的医保接口调用均为软件改造,实现方式可选择由自助机厂家直接调用和自助机经HIS中转实现医保接口调用。自助机厂家直接调用的优点是自助机直连医保业务进行交互,过程和报错自己可控,不强依赖于 HIS 服务,缺点是当医保接口发生变化时,HIS 和自助机都需要改造,后期维护和升级成本较高。相反,医保接口更新频率相对较高,因此通过 HIS 对医保接口进行封装后提供自助机调用的方式更适合当前现状。

(4)山东大学齐鲁医院(青岛)已实行全预约制挂号,医保患者挂号与自费患者同质化管理,挂号环节前期医院已在 HIS 中完成改造,不再采用挂号环节进行强制医保登记操作,医保登记、就诊信息上传、门诊费用信息上传、门诊预结算、门诊结算全流程已改为结算窗口"一站式"交互,HIS 厂家可将以上业务封装为一个接口,供自助机调用,大大降低了自助机改造难度。

(三)医保结算经济可行性

(1)实现门诊医保自助结算后,可有效缓解人工窗口的压力,减少排队现象,提高就诊效率,进而提高患者的就诊满意度。

(2)一次性投入可实现就诊流程优化,存在较高的投入-产出比。

(3)HIS 统一进行接口封装,降低了自助机改造难度,同时也降低了改造成本。

二、业务流程设计

医保规定的门诊结算流程如图 1 所示,而实现医保自助结算的流程设计主要原则是将医疗机构部分拆解为自助机和 HIS 两部分,并根据患者医保身份的不同,将医院内部业务流程有效地融合到整个结算流程中。

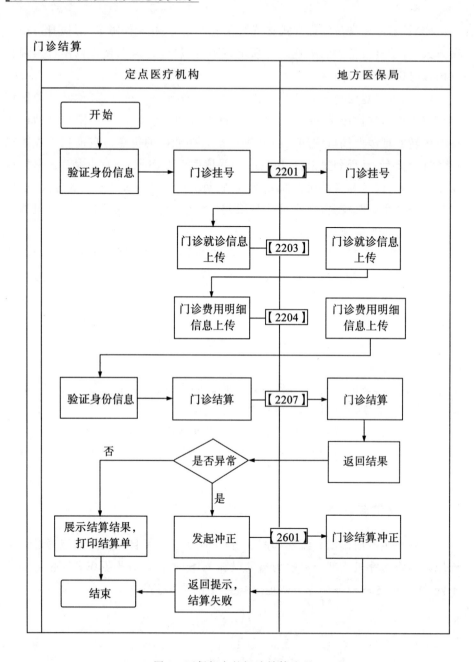

图 1　医保规定的门诊结算流程

　　门诊离休、门诊统筹患者自助结算业务流程设计如图 2 所示,其中医保登记读卡验证身份信息由自助机调用医保接口实现,其他业务流程均由 HIS 服务完成对接。

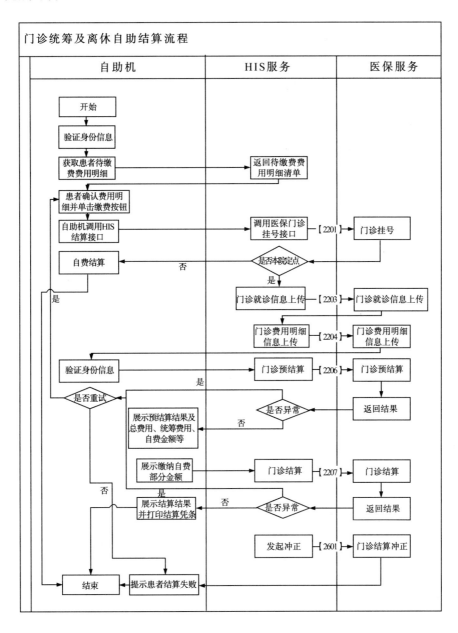

图 2　门诊离休、门诊统筹患者自助结算业务流程设计

　　门诊大病患者实现流程需要在患者到自助机办理结算前完成医保审核流程,结算流程与图2基本一致,仅在 HIS 服务中进行区分处理,由 HIS 服务上传大病处方明细及结算病种信息。由于大病患者可能有大病处方与自费处方同时存在的情况,因此结算时需要分开处理。

　　完成以上改造后,基本可涵盖 80% 以上的医保患者门诊结算业务,可大大减少患者的排队次数,提高医保患者的门诊就医体验,同时减少医保窗口工作压力,降低医院的人力成本。

手机定位服务在院前急救调度工作中的应用

青岛市急救中心　王衍勋

一、背景

根据相关数据分析,目前有超过 80％的报警电话来自手机,在受理报警电话的过程中,询问报警人的位置信息平均需要 30 秒。根据青岛市急救中心 2020～2022 年的"120"呼救电话统计,2020 年通过手机呼救的患者数量占总呼救量的 94.20％,2021 年这一比例为 95.72％,2022 年则达到了 96.27％。随着手机的普及,手机呼救量逐年上升,手机已逐渐成为市民拨打"120"的最主要方式。根据国内统计,目前接警员约 40％的时间用于确认报警人的位置。另外,根据美国联邦通信委员会(FCC)的评估,在美国,紧急呼叫处理时间每缩短 1 分钟,每年就可多挽救约 1 万人的生命。

在院前急救工作中,经常碰到呼救人因情绪紧张或不熟悉路况等原因,无法清晰地表达位置信息,从而导致"120"调度员因确定求助者确切位置耗时过长而耽误救护车出车时间的现象,甚至当救护车到达呼救者所述的现场后,因难以迅速找到患者而延误对病情的处理。因此,在"120"接警过程中,快速获取患者的位置信息并精准引导救护车急速到达现场,对抢救患者的生命起着至关重要的作用。而快速获取患者位置信息的关键是将手机定位服务应用于院前急救调度指挥工作中。

2020 年 9 月,国家卫健委等九部委联合印发了《关于进一步完善院前医疗急救服务的指导意见》,要求医疗部门探索并推广急救呼叫定位,提高指挥调度和信息分析处理能力。

二、手机定位服务在院前急救调度系统中的应用

手机定位服务又叫"移动位置服务"(LBS),它是通过特定的定位技术来获取移动手机或终端用户的位置信息(经纬度坐标),并在电子地图上标出被定位对象的位置的技术或服务。手机定位服务的技术主要有两种:一种是基于移动运营商基站的定位,简称"基站定位";另一种是基于全球定位系统(GPS)的定位,简称"GPS定位"。

(一)基站定位

基站定位是通过移动运营商基站记录手机用户各时间段所处基站编号,利用基站对手机距离的测算来确定手机用户的位置信息。

在应用上,院前急救调度指挥系统可对接运营商的手机定位平台,当呼救人使用手机拨打"120"急救电话时,"120"急救受理系统将该主叫号码经手机定位系统发送至运营商进行定位,运营商经内部测算获得地址信息后,再经手机定位系统传送回"120"急救受理系统,从而实现对所有手机用户的即时定位,同时在调度坐席地理信息系统(GIS)电子地图上显示,并将文字信息自动填入调度坐席患者位置处,调度人员经与呼救人复核确定患者的位置信息。院前急救调度指挥系统应用基站定位的架构如图1所示。

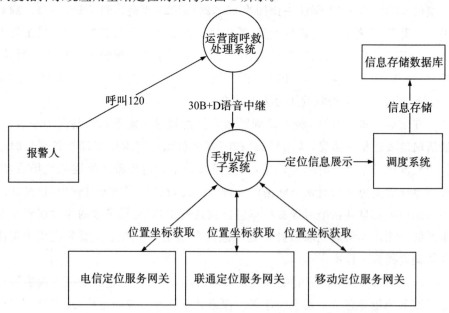

图1　院前急救调度指挥系统应用基站定位的架构

基站定位的工作过程如下：

1.接收任务广播

当有呼救者拨打"120"急救电话并经过指挥调度系统（CTI）分配到台以后，CTI 会在调度系统内网发送一个电话号码到受理台信息的广播消息。当收到电话到台消息后，手机定位程序会扫描本地缓存中是否存在当前定位数据，如果有，则推送到调度台；如果没有，则向位置网（运营商手机定位集成平台）本地服务发起请求，等待位置网本地服务回推定位数据（见图 2）。

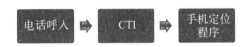

图 2　接收任务广播的流程

2.定位服务接入

手机呼救自动定位程序分别通过 WebSocket 和 TCP 方法与位置网进行连接通信，其中，WebSocket 服务端通过主动推送的方式向手机定位程序主动推送定位数据，TCP 服务端则是手机定位程序主动发起定位请求。定位服务接入的流程如图 3 所示。

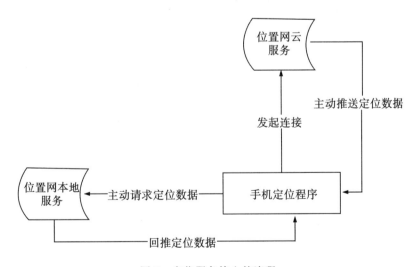

图 3　定位服务接入的流程

（1）主动推送定位数据

手机定位程序启动后，会开启一个 Udp 监听，同时向位置网 WebSocket 云地址发起一个连接请求,位置网云服务会向定位程序主动推送定位消息,然后定位程序会将收到的消息缓存。当程序收到 CTI 发出的电话到台消息后,程序会先去 WebSocket 主动推送的定位消息缓存中寻找是否有匹配的,如果有,则将定位数据推送给调度台。

（2）主动请求定位数据

如果手机定位程序没有在定位消息缓存中找到匹配的定位数据,则主动向位置网本地定位服务发起请求。位置网本地服务按照链路接入及运营商协议规范对呼救者的位置数据进行打包封装,再将封装后的请求数据发送到运营商定位服务网关,待运营商定位服务网关返回位置数据包,再通过对其数据进行解析拆包后发送给手机定位程序。

（3）下发定位数据

手机定位程序在通过定位接入服务拿到呼救者的定位数据后,主动取出并推送给相应的受理台。受理台获得定位信息后,同步下发给车载程序等,确保救护车司机能够以最快的速度找到患者(见图 4)。

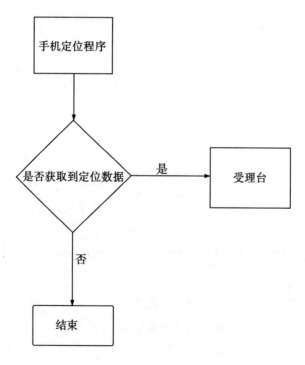

图 4　推送定位数据的流程

当定位程序将定位数据推送给对应的调度台后,调度台会在 GIS 电子地图上定位出位置,定位数据携带的地址信息会被赋值到受理界面的现场地址中,从而完成受理过程。

(二)GPS 定位

GPS 定位是利用手机上的 GPS 定位模块将用户的位置信息发送到定位后台来实现手机定位。为实现这一功能,院前急救调度指挥系统面向呼救者开放了"互联急救"App 和微信小程序。呼救人通过安装"互联急救"App 或者收藏微信小程序,在有急救需求时,可通过"互联急救"App 或微信小程序发起一键呼救"120"。"互联急救"App 或微信小程序会自动调用手机 GPS 定位信息,上传至"120"手机定位系统,并在调度坐席的 GIS 电子地图上进行标注,从而实现对患者的精准定位。

为了增加 GPS 定位的使用率,减轻用户对"互联急救"App 的依赖,院前急救调度指挥系统还上线了短信引导功能,即在呼救人未安装"互联急救"App 或微信小程序的情况下,调度人员可向其发送一条短信,呼救人可通过单击短信链接进入微信小程序,完成 GPS 定位信息的上传,从而极大地方便了呼救人,提高了获取患者位置信息的便利程度和效率。

(三)基站定位和 GPS 定位的优缺点分析

1.基站定位

(1)优点:定位成功率高,能接打电话的环境就能定位;对手机终端依赖小,不需要安装相关的手机程序,也不需要消耗手机流量。

(2)缺点:定位精度主要取决于基站覆盖半径,误差较大,市区误差为 50~200 米,郊区误差可能达到 1000~2000 米。

2.GPS 定位

(1)优点:定位精度高。

(2)缺点:仅支持智能手机,必须安装"互联急救"App 或微信小程序,且必需开启手机 GPS 开关;信号穿透能力差,室内定位能力弱。

三、手机定位效果分析

通过在院前急救调度指挥系统中应用手机定位系统,提升了定位患者位置信息的效率,缩短了"120"调度人员的受理时间,提升了院前急救效率,为保障患者的生命健康安全起到了积极的作用。

参考文献

[1]侯忠辉,陈国清,张琛.基于大数据的手机报警精准定位技术研究[J].电信快报,2021(3):16-19.

[2]曹昕燕,王强.手机定位下交通空间信息描述与推理性研究[J].长春大学学报,2017,27(12):30-34.

[3]戈春珍.关于手机定位技术应用于广州市交通行业数据采集的可行性探析[J].交通与运输(学术版),2015(z1):60-63.

EMPI 建设及其在儿童健康档案管理方面的应用

青岛大学附属妇女儿童医院　　查玉龙　　兰玉鹏

一、案例背景

青岛大学附属妇女儿童医院是山东省的省级儿童专科区域医疗中心、山东省第一批省级危重儿童和新生儿救治中心,是青岛市出生缺陷综合防治中心、青岛市产前诊断中心、青岛市胎儿医学中心、青岛市新生儿疾病筛查中心、青岛市儿童疑难疾病会诊中心等多个区域性诊疗中心,主要面对的患者人群为孕产妇和儿童两大特殊群体。儿童患者群体由于身份证件的特殊性、不唯一性,哪怕在强实名认证体系下,依然还会存在"一人多卡"的情况,如不采取有效措施,就会导致儿童建档、身份信息不规范,患者档案信息分散、不能整合等一系列问题。同时,在医院多院区整合的过程中,也面临着历史系统、现用系统等不同系统中患者身份认证(ID)不统一的情况。

患者主索引(EMPI)是 20 世纪末出现的医疗信息化专业用语,简单来说,它就是患者的基本信息检索目录。EMPI 的主要用途是在一个复杂的医疗体系内,通过唯一的患者标记将多个医疗信息系统有效地关联在一起,以实现各个系统之间的互联互通,保证对同一位患者分布在不同系统中的个人信息进行采集的完整性和准确性。

EMPI 建设是医院信息系统基础数据治理中的关键内容,本案例通过 EMPI 建设以及患者档案数据治理,期望达到整合儿童不同年龄段健康档案、整合母婴健康档案的目的,进而在区域出生缺陷防控等深层次数据应用方面发挥作用。

二、EMPI 系统建设

针对医院人群特点以及信息系统数据历史情况、现状,建立 EMPI 是实现医院内部系统集成、医院内部资源共享、建立居民健康档案,以实现区域医疗资源共享的必要条件。

(一)建设重点和难点分析

在医疗领域,电子病历、电子健康档案的实现,对系统集成及临床数据的有效利用提出了较高的要求,而需要解决的最根本问题是对患者的主索引管理。对人员的识别问题在其他领域,如金融、公安、教育等领域也同样存在,但在医疗领域表现得更加突出。

首先,患者到医院就诊时,往往不能提供准确的身份证明,而各地的社保卡、各家医院的就诊卡往往只能在一定范围内使用,有较大的局限性;其次,医疗软件产品往往按专业划分,功能独立,缺乏统一的规范,都可以按使用者的意愿管理患者信息;最后,医院内信息系统流程往往不严谨,管理者和操作者缺少相关的意识,没有认识到患者主索引管理的意义等,从而导致在临床数据的使用上不能有效地进行患者主索引管理,进而导致在数据上无法分辨是否是同一位患者,从而获知患者的全部信息,更谈不上将分散的患者临床信息汇总为电子病历和电子健康档案。只有建设患者主索引系统,同时对现有系统进行改造,完善流程,加强管理,保证患者信息的一致性和完整性,才能较好地解决患者主索引管理这一根本问题。

(二)建设需求和建设内容

患者主索引系统主要由患者主索引信息、匹配规则管理、操作日志、待处理信息、相关服务接口、自动合并及合并推荐组成。

1.患者主索引信息

患者主索引信息的功能描述如下:

(1)患者列表查询。患者列表查询可根据一定的条件,查找 EMPI 中的患者信息,根据具体患者,查看该患者的关联列表及关联详细信息。

(2)离线辅助调整(手动合并)。患者信息会存在录入不准确的情况,导致未合并,可人工判断进行手动合并。也就是说,可根据匹配规则管理中的某条规则,采用在线匹配的方法验证属性,确定患者的相似度,采用人工判断的方法完成身份匹配及检查信息的重新一致化归档。具体步骤如下:

①选定某一基准,进行合并操作(只能够单选)。

②在合并列表中(全部为已确认的未合并患者和无 EMPI 患者),选定要合并的患者(可多选)进行合并,合并成功后,选定的要合并患者清除基准标记。

③对比分析:可任意选定部分数据,互相比对,给出每组的相似度,形成合并意见(最大相似度组、最小相似度组、平均相似度组)。

(3)拆分功能。对于合并错误的信息,可进行手动拆分,具体步骤如下:

①若基准项拆分,则保留基准项,其余关联信息全部标记为"未确认"并清除 EMPI 编码,需要到"待处理信息"中重新分配。

②若拆分基准向外的其他项全部拆分,则同上,保留基准项,其余关联信息全部标记为"未确认"并清除 EMPI 编码,需要到"待处理信息"中重新分配。

③若拆分基准向外的其他项部分拆分,则拆分的关联信息全部标记为"未确认"并清除 EMPI 编码,需要到"待处理信息"中重新分配。

(4)更新功能。若患者信息不准确,与业务系统数据不一致,可对患者信息进行更新操作。更新后的功能说明如下:

①操作人员可根据患者的基本信息等查找患者,查看该患者的关联信息及详细信息。

②操作人员可对患者进行合并、拆分、更新操作。

③在合并和拆分过程中,操作人员可选定多条信息,两两比对,给出合并意见(最大相似度、最小相似度、平均相似度)。

④对单条患者信息不能进行拆分操作。

2.匹配规则管理

系统提供精准匹配条件和模糊匹配条件,可以形成条件组。条件组与条件组之间是"或"的关系,只要其中一个条件组匹配满足,系统就认为精确匹配成立。条件组的数量不受限制,组内的条件也不受限制。平台提供给用户最个性化的配置。

对匹配规则管理的功能说明如下:

(1)在枚举中配置字段、字段对应关系、字段名称。

(2)系统提供条件组,组内可添加字段,字段可设置精准匹配条件、模糊匹配条件、是否特殊及匹配顺序。

(3)特殊字段可随意设置权重值,最大为100;非特殊字段匹配组内权重总值要为100。

(4)计算相似度时,精确匹配若不完全相似,则为0。

(5)在枚举中配置字段、字段对应关系、字段名称,可设置同一患者、怀疑患者、不同患者的区间范围,匹配度为每个字段匹配权重与每个字段的相似乘积和。

3.操作日志

操作日志对相关行为进行记录并进行安全审核,可对操作行为进行追溯,对违反安全政策的行为进行探测,并对受保护医疗数据的违规操作行为进行跟踪,从而避免用户违规操作,同时对可能发生的问题提早预知。

对操作日志的功能说明如下:

(1)列表展示患者主索引的操作历史,主要包含操作时间、操作类型、操作内容及操作人员等信息。

(2)可以根据操作时间和操作类型进行列表筛选。

(3)详情可查看相应参数及变化内容,变化内容进行颜色区分。

4.待处理信息

待处理信息可对疑似患者进行列表查询、确认操作、解除疑似操作、合并操作、对比分析等操作。

(1)列表查询。列表展示待确认患者列表,主要包含 EMPI 编码、患者姓名、出生日期、性别等信息;对于未确认的患者,可进行确认操作和解除疑似操作。

(2)确认操作。对于合并的患者进行确认操作时,合并到基准患者中,标记状态为"已确认";对于不含 EMPI 的患者进行确认操作时,直接形成主索引编码,标记状态为"已确认"。

(3)解除疑似操作。对于合并的患者进行解除疑似操作(实则为拆分操作)时,分离出基准项形成单独项,不含 EMPI 信息。

(4)合并操作。进行合并操作时,选择一个基准(只能单选);在合并列表中(全部为"已确认"的未合并患者和无 EMPI 患者)选定要合并的患者(可多选)进行合并,合并成功后,选定的要合并患者生成基准的 EMPI 编码,并标记为"已确认"和"非基准";不能对"已确认"的患者进行合并和拆分操作,可到患者主索引信息中进行操作。

(5)对比分析:可任意选定部分数据,互相比对,给出每组的相似度,形成合并意见(最大相似度组、最小相似度组、平均相似度组)。

5.相关服务接口

相关服务接口的功能描述如下:

(1)患者注册服务。患者注册服务可推送患者信息至主索引系统,注册基础信息,进行合并及自动推荐操作,若查找到相似患者则进行消息推送,需要尽快确认该患者。

(2)患者查询服务 1:供客户端根据相关条件(业务系统编码、姓名、身份证号、卡号等)查找患者的所有关联信息。

(3)患者查询服务 2:供客户端通过主索引或业务系统编码查找患者的所有关联信息或具体系统信息。

(4)患者查询服务 3:供客户端根据相关条件(业务系统编码、姓名、身份证号、卡号等)查找患者的所有关联信息或具体系统信息。

(5)患者信息更新服务:根据 PID 更新患者信息;根据患者查询服务 3 查找所有的关联信息,选定所要更新的患者的 PID。

上述服务与集成平台交互,供其他系统调用。

6.自动合并及合并推荐

对于数据中心形成的数据,定时任务会定期根据 EMPI 是否注册标记,进行自动合并操作。根据匹配规则管理中的一条规则,采用在线匹配方法验证属性,比对所有的 EMPI 患者,确定患者的相似度。

对自动合并及合并推荐的功能说明如下:

(1)若无相似患者,则直接选定此为基准,并注册 EMPI,标记为"已确认"患者。

(2)若有一位相似患者,则合并到此患者下,并标记为"未确认",需要到待确认信息处人工确认,确认后则正式合并。

(3)若有两位及两位以上的相似患者,则不注册 EMPI,并标记为"未确认",需要到待确认信息处人工确认,确认单独形成 EMPI 或合并到某一基准当中。

(4)注册信息中,同一业务系统的关联患者 ID 若相同,则直接合并,并且标记为"已确认"。

三、建设成效

通过 EMPI 系统,在医疗体系内将多个信息系统有效地关联在了一起,实现了各个系统之间的互联互通,保证了对同一位患者分布在不同系统中的个人信息采集的完整性、准确性和一致性。通过 EMPI 可建立患者完整的健康档案体系,实现其体检信息、诊疗信息、历史健康档案的整合,实现医院内部的系统集成和医院集团内的资源共享,建立居民健康档案,实现区域医疗共享。青岛市妇女儿童医院 EMPI 系统主要指标截图如图 1 所示。

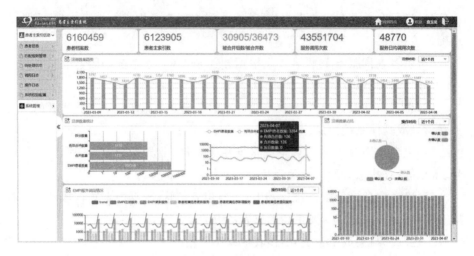

图 1 青岛口腔医院 EMPI 系统主要指标截图

通过对患者主索引的管理,提高了患者信息数据的质量,减少了患者信息重复数据的产生,方便了操作者使用,从而进一步实现了对患者临床信息的关联,使数据能得到更有效的共享利用。数据治理在患者数据查询、院内信息调阅等方面达到了预期目标。

四、体会与展望

数据治理工作是持续和动态的,需要根据医院信息系统和数据的实际情况及时进行规则和策略调整。EMPI 在事中、事后环节对患者档案信息的数据整合治理发挥了很好的作用,是青岛市妇女儿童医院数据中心建设的必要功能。针对儿童群体,从出生开始就建立唯一的身份识别标记并沿用,或者出生时建立的身份识别标记能够建立与出生医学证明、身份证等其他身份标记的自动关联,仍然是目前面临的一大问题。期待未来能够通过"出生一件事"、医疗机构与社保、公安系统的实时联通等措施,缓解和优化这一问题。

青岛市口腔医院大数据平台应用案例

青岛市口腔医院　　王林　郭存磊

近年来,青岛市口腔医院信息化建设取得了较快发展,但也暴露出医院信息化发展过程中存在的一些瓶颈,如全院业务数据越来越多造成资源浪费,传统业务系统难以满足患者、医护人员和医院管理的需求等,医院在信息化建设中面临的问题日益突出。

在信息化建设过程中,青岛市口腔医院的每个业务系统都是由几家不同的软件厂商分别建设的,数据沉淀于多个地方,所以医院在这方面对数据的使用难度是非常大的。由于没有统一的数据标准规划,导致各系统之间存在更多、更复杂且高度耦合的系统接口。同时,随着医院通过多年的信息化建设实现了医疗数据的大规模采集,急需对患者信息数据和临床业务数据进行整合利用,以便更好地服务于临床和科研。目前,青岛市口腔医院对数据的分析利用和处理能力、对医疗数据和临床业务数据的整合利用能力还都十分欠缺。

为解决上述问题,青岛市口腔医院计划进行信息化升级改造,建设全院统一的医院大数据中心,实现医院各业务系统的互联互通、业务交互和数据共享,减少系统的耦合度,确保信息的互动规范,并充分利用临床数据提高医学服务水平,提高医院的管理水平,有效实现高质量、高效率的整合服务。

一、医院现状分析

(一)指标数据得不到

有些统计指标仅在 HIS 中无法全面提取,如门诊预约率、不同时段的不同挂号级别、节假日的门诊量、不同来源的挂号等不能有效获取;自助机、牙椅等设备的效能分析不能有效获取;医保办希望对同一科室相同病种、不同病区的病种进行比对时无法获取有效数据;门诊预约统计不出预约渠道及比例;科研管理部门希望能看到发表论文的各科室和医生,但临床上很难统计出科室医生的工作量;三、四级手术操作,计划外的二次手术操作等信息不能获取等。另外,临床科室主任希望其科室的所有医生都能查询到自己的工作量、药占比及其他医疗业务指标,从而更好地管理科室。

(二)得到的数据不一致

目前医院 HIS 中一些统计指标的需求不统一,或者不同统计口径造成统计结果不准确,也存在不同系统间同一指标统计结果不一致的情况。

(三)指标数据难获取

护理部想要查看人员方面的指标,具体包括排班安排、各个时间段的护理情况、手术级别等;监控出院 30 天患者重复住院的类别指标,希望分析患者重复住院的原因(是因为医学因素还是非医学因素造成的重复住院)。人事科希望从多个角度,全方位地分析和管理人事方面的信息。财务科希望获得成本核算,人、财、物、药品占比/消耗量占比,以及医保患者的相关统计数据等。医保办希望通过分险种、分病种、分地区、分参保类别、分单病种核对比例等多个维度来分析各项指标。门诊部希望获得门诊和医生在某个月或某段时间内的接诊数据。科室医生希望分析门/急诊的人次等信息。然而,这些指标数据都难以获取。

(四)数据不标准、不完整

青岛市口腔医院存在临床术语和护理术语不标准的问题。另外,电子病历结构化程度低;数据汇总时存在不同系统科室名称,人员对应不上;诊断 ICD10 编码不规范,病案统计、医疗质量分析无从下手;员工字典、患者数据不统一;科室编码、手术编码等存在不一致的情况,后期需要对数据进行管理;数据分析没有归一性,散乱而不标准,编码字典数据没有同步;每位患者有很多就诊号,急诊号在住院时不能用。

(五)科研活动缺少数据支撑

青岛市口腔医院的医务人员在进行科研活动时,只能查看病案首页的数据,科研数据欠缺,获取数据困难,已存档的数据只能到病案室一个一个地翻查;做回顾性研究时,调取病历太困难;临床数据存在缺失、丢失等情况,数据不全,难以对科研数据从多维度查看;前瞻性研究还是通过纸质病例报告表来进行的,非常费时费力。

(六)系统分散、耦合度高

青岛市口腔医院存在各个业务系统以"点对点"的网状方式进行交互,系统耦合度高的问题。目前医院内的各个系统模块需要使用单点登录实现统一登录,而各系统数据分散,形成了一个个"信息孤岛",数据利用率不高;系统比较多,登录烦琐,要通过 SSO 统一登录;门诊和住院环节没有打通,住院部没法查看门诊的数据,手麻系统和 HIS 也未做接口。

综上,青岛市口腔医院需要建立大数据平台,来解决指标数据得不到,得到的数据不一致,指标数据难获取分析,数据不标准、不完整,科研活动缺少数据支撑,系统分散、耦合度高等问题。

二、总体架构设计

本案例按照青岛市口腔医院的现状、需求及政策要求,建设了大数据平台。大数据平台以中间层医院的业务系统(HIS、EMR、LIS 等)为基础建设,将各个业务系统产生的海量数据进行清洗、转化、整合,建成数据中心,然后对数据进行挖掘、分析、利用等。数据中心的技术架构如图 1 所示,业务逻辑架构设计如图 2 所示。

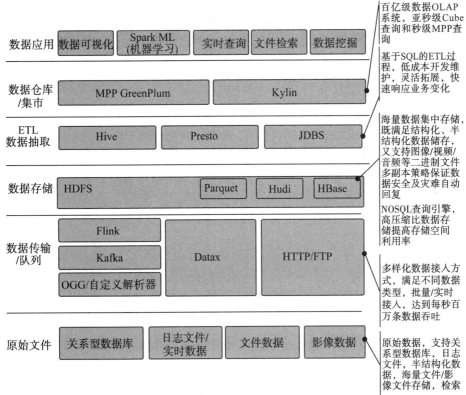

图 1　青岛市妇女儿童医院 EMPI 系统主要指标概览

门户		管理人员	医护人员	科教人员	社会患者	药械厂家	保险厂家
应用		科研教学 科学用药	精准医疗 医保分析	辅助诊断 商保分析	辅助诊断 药效分析	智能导诊 管理分析	疾病预测 数据上报
应用服务支撑	探索分析	搜索引擎	统计API	可视化	数据探索	数据服务	数据交换
	智能挖掘	语义解析	人工智能	数挖平台	影像分析	文献分析	基因分析
	知识转化	知识抽取	知识建模	知识表达	知识图谱	知识认识	知识互动
数据集成治理	数据采集	数据同步	作业管理	适配规则	日志管理	实时采集	批量采集
	元数据	数据建模	血缘图谱	影响分析	数据地图	词云分析	版本管理
	数据治理	数据清洗	质量定义	质量检核	标化归一	主数据	制备策略
	数据安全	访问控制	审计留痕	数据脱敏	数据加密	数据备份	数据账户
标准池		SNOMED CT	LOING	ATC	ICD10	DRG	标准字典
数据资源		临床数据资源	影像数据资源	标准数据资源	基因数据资源	管理数据资源	科研数据资源

图 2　业务逻辑架构设计

（一）数据资源

数据资源是大数据平台的数据源，其中的数据来源于医院电子病历系统、HIS、LIS、PACS、手麻系统、财务管理系统、物资系统、人事系统、随访系统等。系统通过数据采集工具，按照数据领域，将采集到的原始数据放到数据模型中，形成了涵盖临床数据、检验数据、影像数据、基因数据、科研数据、管理数据的海量数据资源。

标准池是大数据平台数据分析的根基，是海量数据标准化及归一化处理的依据，涵盖了医学系统命名法及临床术语系统（SNOMEDCT）、标记实验室用的逻辑观测指标标记符命名与编码系统（LOINC）、解剖治疗学及化学分类系统（ATC，即世界卫生组织对药品的官方分类系统），以及 ICD10 诊断编码、疾病诊断相关分组（DRG）规范、各类国标、标行的数据字典等。

（二）数据集成治理

该功能可对 HIS、LIS、RIS、PACS、人事系统、物资系统、标本系统、随访系统及外部的资源进行数据采集、数据治理和数据安全管控。

1.数据采集

通过 CDC/OGG 等技术，可以实现 HIS、LIS、RIS 等数据库的实时同步，通过配置数据模型与业务系统数据模型的适配规则，用作业管理、日志管理等平台，实现对数据的实时采集及批量采集。

2.数据治理

数据治理是以数据标准为基础，结合数据应用的需求，用数据清洗、数据质量管理、主数据管理等平台，对数据实现"可用化"的处理，并利用数据制订策略，为不同的应用场景进行数据制备，实现了"拿来即用"。

3.数据安全管控

数据安全管控是在数据应用前对数据进行"安全化"处理，通过数据脱敏、数据加密等应用程序接口（API），根据访问控制平台，对不同的用户和场景设置不同的访问权限，由数据账户来决定。同时，在数据使用中，要采取数据审计、使用留痕等一系列保护措施，使管理人员随时可以知晓什么用户、什么时间、在什么场景使用了什么数据等。

（三）应用服务支撑

应用服务支撑可为数据应用提供可共享的、可复用的、可定制化的服务组件支撑，涵盖了搜索分析、智能挖掘、知识转化等领域。

1.搜索分析

搜索分析可提供大数据搜索引擎服务，为科研应用等提供高性能的搜索服务，实现跨数据领域、多维复杂条件快速检索；提供统计 API 服务，为科研人员提供 Cox 回归分析、一般线性分析、多样本方差分析、单因素分析、ROC 曲线分析等医学统计方法的便捷使用；提供大数据可视化服务，为数据应用提供数据图表及报表的定制化展示；提供数据探索服务，通过聚类分析、关联分析、序列模型等数据挖掘方法，实现不同应用主题的数据探索；以数据服务 API 的方式为临床、区域协同等提供数据服务接口；通过数据转码平台，针对不同上线管理部门，提供不同的数据上报对接服务。

2.智能挖掘

挖掘平台内置了近百种数据清洗、统计分析、数据可视化、机器学习组件，"一键式"交互支持运营及科研等不同场景下的数据分析，可形成数据挖掘模板，供应用平台挖掘、预测、分析使用。系统还提供了分析结果图表导出功能，包括但不限于散点图、直方图、箱型图、折线图等，分析过程直观，操作简便，链路节点预先状态清晰，各节点都能提供数据预览和可视化配置。

3.知识转化

知识转化是通过从海量临床数据、影像数据以及文献数据中提取知识并建模,按照知识图谱的标准格式进行知识表达,最后进行知识转化输出。

（四）数据应用

数据应用可实现科研教学、精准医疗、辅助诊断、智能问诊、智能导诊、疾病预测、科学用药、医保分析、药效分析、管理分析、数据上报等各类应用。

1.患者360视图

患者360视图可帮助临床医生用时间轴、分类数据视样查看患者的完整诊疗数据,提高就诊效率;同时,其还支持对患者数据的自动总结及临床数据的趋势分析。患者360视图可以嵌入任何业务系统,包括HIS、电子病历、医技系统、手麻系统等。

2.运营管理软件

运营管理软件支撑医院管理层对医院的运营情况进行查看、分析、定位,可提升医院的运营效率,监测医院的运营指标,从临床业务、收入分析、效率分析、手术分析、疾病分析、资源分析等多个方面进行深度分析和结果展示。

3.智能自动化全流程单病种质控上报系统

智能自动化全流程单病种质控上报系统是以国家发布的10大类51个单病种为基础,持续监测单病种质控指标,从质量控制、资源消耗两个维度对单病种的诊疗过程关键环节信息进行数据采集、监控、管理和上报,同时最大限度地减轻医疗机构上报数据的负担,并为之提供便利。

4.临床科研单病种

临床科研单病种可帮助临床医生进行前瞻性研究及单病种的构建;根据入组规则,系统可将单病种自动入组构造的单病种数据库,并支持大规模的跨病种队列研究。此外,系统还支持进行研究方向、研究项目、随访计划、eCRF的自定义配置及填写。

5.大数据统计工具

大数据统计工具支持临床医生进行科研的统计分析,节省了外购SPSS、SAS等商业统计软件的采购费用。大数据统计工具内嵌正态性检验、均数比较与检验、单样本与总体比较的t检验、两样本比较的t检验、多样本比较的方差分析、多样本方差齐性检验、频数的比较与检验、单向频数表、行列表和卡方检验、相关分析、一般线性相关系数等基于R统计语言的43个医学统计算法。

（五）统一门户

统一门户为各级管理人员、医护人员、科教人员、社会患者、药械厂家、保险厂家提供了统一的登录门户。

三、总结

参照卫生信息交换标准（HL7），青岛市口腔医院根据国家颁布的《电子病历基本数据集》《电子病历共享文档规范》《电子病历数据组及数据元》等规范，采用操作数据存储操作型数据存储（ODS）、数据抽取/转换/加载（ETL）等数据集成技术和数据交换标准，采集、清洗、转换、加载、同步了医院的信息资源数据，建立临床数据库（CDR）、运营数据库（ODR）、科研数据库（RDR）等符合标准、统一规范、集中存储的基础信息资源库，形成了为临床诊疗、便民服务、医院运营、临床科研、质量管理提供数据服务支撑的全院级数据中心、数据库和知识库。

在使用中，青岛市口腔医院大数据平台发挥出了以下优势：

首先，在临床数据中心的基础上，青岛市口腔医院建立了患者360视图软件，将患者所有的门/急诊历史就诊记录、住院病史、影像检查结果、检验结果、心电图等信息整合在一个界面上，根据患者主索引（EMPI）建立患者全方位的诊疗信息的完整视图，提高了医生的工作效率和医疗质量。

其次，根据临床科研需求，平台通过对大样本临床数据的回顾性分析，帮助临床科研人员建立了疾病预测模型，提高了医疗水平和医疗效果；利用大量临床数据分析疾病、症状及实验室数据的相关性，在科研数据中心的基础上，建立了临床大数据搜索引擎和临床科研软件。

最后，以运营数据中心为基础，根据决策层的管理需求，青岛市口腔医院设计构建了运营管理体系，对医院的各项运营管理指标，如运营效率、医疗服务、医疗费用、医疗质量等进行全面监控，并进行指标细化分析，促使医院在管理水平上出效益，使医院满足了精细化管理的要求。

在该案例中，青岛市口腔医院建立了完整的医院临床数据中心、运营数据中心和科研数据中心，实现了医院医疗和运营管理数据的一元化管理。利用大数据平台，青岛市口腔医院实现了医院内各系统之间的信息交互和数据共享，建设了开放的、多系统集成的、支持与医院外部的"互联网＋"医疗健康体系进行数据交换和信息共享的信息平台，充分利用大数据技术推动了业务创新，以患者为核心，以医疗信息为主线，以经济核算为基础，提高了医院的科学管理水平和医疗水平。

参考文献

[1]周瑜,李永林.医院信息集成平台与临床数据中心建设探讨[J].中国信息化,2020(5):82-83.

[2]唐斌,姚陆晨,姜胜耀.医院科研大数据平台的应用实践探索[J].中国数字医学,2021,16(11):104-108.

[3]王能才,王玉珍,张海英,等.基于人工智能的医疗大数据中心设计与构建[J].中国医学装备,2022,19(2):1-5.

医院图像下载慢问题处理和现场服务器性能分析案例

青岛市胶州中心医院　高勇

某日,青岛市胶州中心医院放射科查看患者的影像报告时,发现图像下载速度很慢,并且出现了"打开图像失败"的问题,导致业务受影响。

一、故障分析及处理过程

发生问题后,影像科马上联系信息科网络室的同事查看问题,同时信息科网络室也联系了工程师同步查找问题。经数据库工程师分析,认为问题有两个:一是数据库中磁盘碎片较多,二是存储过程执行较慢。

针对以上问题,数据库工程师进行了如下操作:

(1)更新了存储过程 psp_queryinstancefilelistex,把获取图像路径的函数改成在存储过程中拼接。修改后,查询获得图像列表的速度有所改善,能满足正常影像调阅的需要。

(2)重建主要业务表的索引,包括 ris_list,ris_result,pacs_study,pacs_series,pacs_image,pacs_instance。

(3)整理主要业务表的碎片,包括 ris_list,ris_result,pacs_study,pacs_series,pacs_image,pacs_instance。

(4)整理优化后,图像下载速度很慢的问题得到解决,相关业务恢复正常。

二、后续优化

相关业务恢复正常后,工程师又对医院服务器进行了性能跟踪,检查了服务器内存、硬盘读写等硬件性能,没有发现异常。然后,工程师对数据库进行了

103

跟踪,发现心电图室的电脑有一个程序长期占用了数据库进程,数据库进程有3000多个,这个程序就占用了2000多个,这个进程调用存储过程读取患者信息,长期调用肯定会影响数据库性能。相关脚本如下(见图1):

/*

查所有电脑数据库连接数

用于排查数据库连接数过大问题:统计分析访问当前数据库服务器哪些电脑发起的连接数多,一般一台电脑客户端连接数应该在 **10** 以下。

当某些电脑 SQL 连接数超过 **30** 或更大时再用《进程分析_查指定电脑数据库连接执行脚本.sql》修改脚本 where 条件中的电脑名称或 IP 地址分析连接数排名前 3 的电脑这些 SQL 连接大部分在查询什么脚本,

排查是什么功能模块产生的,然后联系对应系统开发人员排查程序,为什么会产生这么多的 SQL 连接,是不是前台存在执行这些脚本后不会自动关闭这个 SQL 连接。

```
*/
use master
go
select COUNT(1)as[数据库总连接数]from sys.sysprocesses(nolock)
SELECT
dec.client_net_address,
des.program_name,
des.host_name,
db_name(prc.dbid) as dbname,
- - des.login_name,
COUNT(prc.spid)AS connection_count
FROM sys.sysprocesses(nolock) prc
INNER JOIN sys.dm_exec_connections AS dec
ON prc.spid= dec.session_id
inner join sys.dm_exec_sessions AS des   on prc.spid = des.session_id
CROSS APPLY sys.dm_exec_sql_text(dec.most_recent_sql_handle) dest
```

```
- - WHERE LEFT(des.host_name,2)= 'WK'
GROUP BY dec.client_net_address,
des.program_name,
des.host_name,
prc.dbid
- - des.login_name
HAVING COUNT(prc.spid)> 3
ORDER BY connection_count desc;
```

- - 查指定电脑数据库连接执行脚本

/* 进程数太多(大于8)的电脑问一下都用那些程序,看是不是这些程序有联接没有释放。

若查询出来的结果[执行脚本(缩)]列中存在多条同样脚本,则可能存在业务功能数据库连接没有释放,需要找对应系统开发人员排查代码。

```
*/
use master
go
SELECT
prc.spid AS[进程 ID]
,des.host_process_id AS[电脑进程 ID]
,des.last_request_start_time
,des.last_request_end_time
,dec.connect_time AS[连接时间]
,DATEDIFF(minute,dec.connect_time,GETDATE())AS[连接时间(分)]
,prc.status as[状态]
,substring(dest.text,1,100)as[执行脚本(缩)]
,des.cpu_time as[CPU]
,des.reads as[Reads]
,des.writes as[Writes]
,DB_NAME(prc.dbid)as[数据库名]
,des.login_name as[登录名]
,des.[program_name]   as[应用程序]
```

```
,prc.hostname   as[客户端名称]
,des.host_name   as[客户端名称 2]
,dec.client_net_address as[客户端 IP]
,dec.client_tcp_port as[客户端 TCP 端口]
,dec.local_net_address as[服务器端 IP]
,dec.local_tcp_port as[服务器 TCP 端口]
,dec.net_transport as[连接方式]
,dec.protocol_type as[协议类型]
FROM sys.sysprocesses(nolock)prc
INNER JOIN sys.dm_exec_connections AS dec
ON prc.spid= dec.session_id
inner join sys.dm_exec_sessions AS des   on prc.spid = des.session_id
CROSS APPLY   sys.dm_exec_sql_text(dec.most_recent_sql_handle) dest
WHERE des.is_user_process= 1
- - and des.host_name in('RYZBZX')  - - 按电脑名称查
- - and dec.client_net_address in('192.9.211.178')- - 按 IP 查
ORDER BY des.host_process_id
```

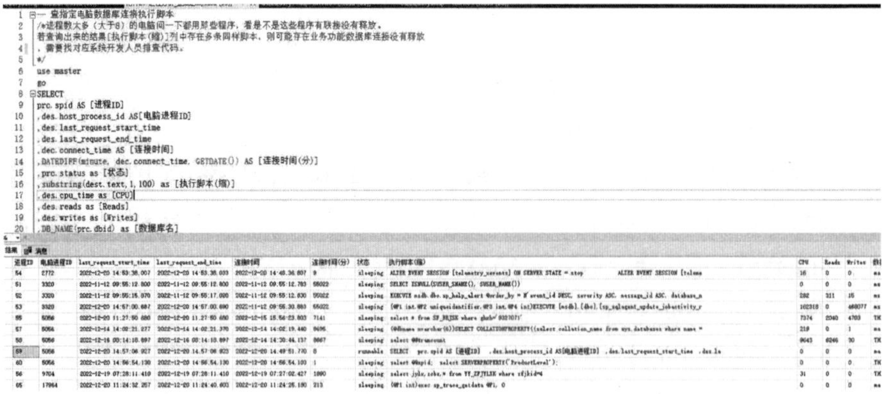

图 1　相关脚本

另外,工程师发现在数据库服务器上有 Web 应用的服务,查看系统日志,

106

发现在几个发生卡顿的时间点上,这个 Web 服务都有提示信息。经确认,以上两个程序都是第三方公司的心电图程序,需要对方公司优化程序,并将 Webservice 迁移到指定服务器上。Webservice 没有迁移前,在应用池上进行了定时释放资源和网络信息服务(IIS)自动定时重启。

图片识别技术在办公系统自动化中的应用

康复大学青岛医院(青岛市市立医院)　卢莉莉

在日常数据管理工作中,经常会遇到跨系统、跨层级的信息共享和信息比对工作。在数据库后台进行数据的汇聚与编程是最便捷、最高效的办法,但在实际工作中,经常受到管理权限的限制,前台系统功能的缺陷或者由于异构数据库之间数据汇聚过于复杂,导致操作难度太大,只能采用人工或者半自动化/半人工的方式从前台页面进行手动处理。

借助 Python 和 Selenium 框架,可以很容易地开发出针对 B/S 架构系统的办公自动化程序,实现整个操作流程的自动化。但是,现在越来越多的系统登录界面都加上了验证码,难以完全实现自动化,如图 1 所示。

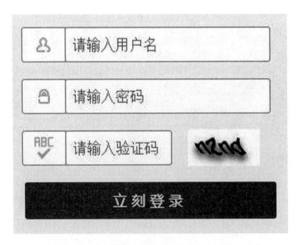

图 1　系统登录界面的验证码

光学字符识别技术可以将图像中的文字转换为可编辑文本文件,这使机器阅读变成了现实。许多用于执行光学字符识别的系统存在于各种应用中,尽管这些机器的阅读能力仍然无法与人类的阅读能力相比,但光学字符识别已成为最成功的技术应用之一。目前市面上已经存在多种成熟的光学字符识别系统,但每个系统使用的技术不同,导致图片识别的精准度和识别效率也不同。

一、自动化登录的不同实现方式

对于含有验证码的登录页面的系统自动化操作方式,有以下四种解决思路:

一是每次登录由人工输入验证码,后续再由程序进行自动化操作。此方法实现起来最简单,是半自动化的方式,适用于使用频率较低的业务系统。

二是对登录系统的 cookies 或 token 的生成机制进行分析,通过获取登录成功后的系统页面的 cookies 或 token,将其保存到 json 或文本文件中,每次登录调用此 cookies 文件,以绕过登录界面直接登录。此方法实现难度适中,要注意根据不同系统对于 cookies 有效期的限定,定期更新 cookies 文件中的内容,以实现 cookies 登录的持久化操作,这样也可以实现完全自动化。

三是调用第三方打码平台的接口,此办法需要连接互联网,数据量大时需要向第三方支付费用,优点是实现起来简单。

四是根据验证码的特征,采用图片识别技术,对验证码图片进行正确识别,进而采取有针对性的自动化操作。常见的验证码有以下三类:

(1)文字类验证码。此类验证码一般是数字、字母或汉字的组合,部分会在背景中添加干扰线来提高辨别难度。

(2)图片物体识别,如"12306"网站的图片验证码。

(3)拖动滑块到特定的位置,如图 2 所示。

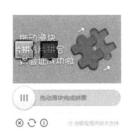

图 2　拖动滑块到特定的位置

二、文字类图片识别的训练过程

处理不同的验证码需要用到不同的技术,下面主要探讨对文字类验证码的识别方法:

(1)如果业务系统运行在互联网上,那么对于文字类验证码图片,最简单的识别方法是调用百度人工智能(AI)的图片识别接口,其识别正确率较高且编程代码简单。

(2)如果业务系统运行在单位内部网络,与互联网进行了隔离,那就需要训练样本库,制作专用的语言库,利用 Tesseract 进行自动化识别。Tesseract 是目前公认的最优秀、最精确的开源光学字符识别系统,其包含一个光学字符识别引擎(Libtesseract)和一个命令行程序。Tesseract 4 添加了一个基于新型神经网络(LSTM)的光学字符识别引擎,该引擎专注于线条识别,也可以像传统的 Tesseract 光学字符识别引擎那样,通过识别字符模式来工作,具有很高的灵活性。最新版本的 Tesseract 完全用 C++编程语言实现,支持多种平台,包括基于 Linux 和 Windows 的系统。它可以通过训练识别出多种字体,也可以识别出任何 Unicode 字符。

Tesseract 光学识别的工作原理如图 3 所示。第一步是自适应阈值,将图片进行二值化处理,使每个像素点不是黑色就是白色;第二步是连通分量分析,用于提取轮廓特征。对于这种白色文本黑背景的图像,连通分量分析可以进行更有效的文本识别。

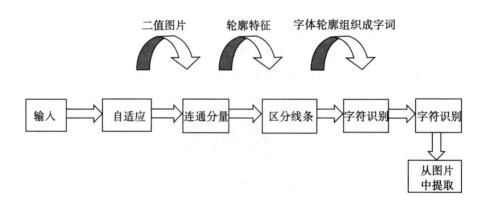

图 3　Tesseract 光学识别的工作原理

Tesseract 将前面识别的轮廓转换成像素点,然后将这些像素点组织成文本行和一些被认为是固定区或者是为保持文本大小相似而存在的一些行和区。文本被区分为使用明确空格和模糊空格的字词,然后分别进行两次识别。如图 3 所示,第一次识别时,尝试识别文本中的每个字,每个识别正确的字都会作为训练数据传递给自适应分类器;第二次识别时,自适应分类器尝试以更准确的方式识别文本。由于自适应分类器已经掌握了一些关于新特征的训练数据,因此最后阶段用于解决各种特殊问题,并从图片中提取文本。

因为 Tesseract 的 Tessdata 文件夹中已经自带了训练好的常见字库,所以对于只有常规字体的图片或者简单的灰度文字图像,Tesseract 的识别正确率可以达到 100%。然而,对于复杂的图片或罕见的字体,Tesseract 的识别正确率并不理想,需要根据样本图片的特征,有针对性地选择图片处理步骤与预处理技术,以降低后续的识别训练工作难度。

从图 1 中可以看出,此系统的验证码有以下特征:组成元素是由扭曲变形的字母和数字组成的,文字的颜色是纯黑色,背景色是白色。直接使用 Tesseract 对此类图片样本进行识别,正确率不到 50%。借助 jTessBoxEditor 工具对样本字库的识别有误的结果进行手工修改,以提高 Tesseract 的识别正确率。为了真正实现软件系统的自动化操作,要保证 Tesseract 对于图片内容的识别正确率在 90% 以上。

理论上,训练的样本图片量越大,制作出的语言包就越全面,图片识别准确度也就越高。在此,我们批量下载了 300 张样本图片进行识别训练,如图 4 所示。

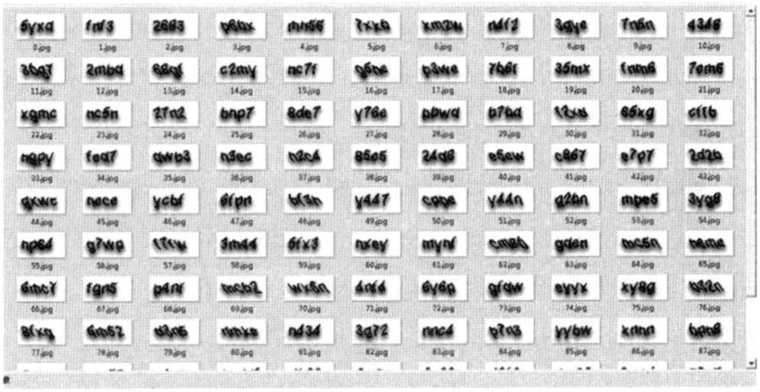

图 4　批量下载了 300 张样本图片进行识别训练

111

　　首先利用 jTessBoxEditor 将这 300 张图片进行合并,并将其命名为 LAN.
test.exp0.tif。然后在 DOS 命令行中使用 tesseract LAN.test.exp0.tif LAN.
test.exp0 batch.nochop makebox 命令产生相应的 Box 文件(LAN.test.exp0.
box),该文件记录了 Tesseract 识别出来的每一个字的内容及其坐标位置。如
果图片中含有汉字,则需要加上_lchi_sim(l 是 language 的首字母,chi_sim 是放
在 Tessdata 目录下的简体中文字体名)。

　　用 jTessBoxEditor 打开合并后的图片文件 LAN.test.exp0.tif,并校正识别
出现错误的文字,对于识别出错的图片内容需要手动调整并保存,如图 5 所示。

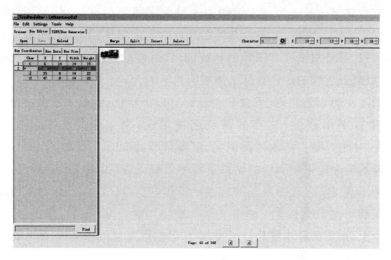

图 5　对于识别出错的图片内容需要手动调整并保存

　　将所有图片识别结果修改完毕并保存后,使用"tesseract LAN.test.exp0.tif
LAN.test.exp0 nobatch box.train"生成 LAN.test.exp0.tr 字符特征文件,然后
使用"unicharset_extractor LAN.test.exp0.box"命令产生计算字符集(unicharset)
生成 unicharset 数据文件。再根据文字的属性创建 font_properties 文件,内容格
式为"字体名 0 0 0 0 0",例如 test 0 0 0 0 0。由于本例中的图片中的文字都是
粗体和斜体,所以本例中创建的内容是:test　1 1 0 0 0。

　　接下来使用"shapeclustering-F font_properties-U unicharset-O LAN.uni-
charset LAN.test.exp0.tr"命令生成 shapetable 文件。此命令是提取特征值为
.tr文件的内容,并生成 shapetable 和增强的 unicharset 文件。

　　下一步执行"mftraining-F font_properties-U unicharset LAN.test.exp0.
tr"命令以聚集字符特征,依据特征文件列表,从中生成 inttemp、shapetable 和

pffmtable(每个字符的预期特征数)文件。

完成上述步骤后,执行"cntraining LAN.test.exp0.tr"命令生成字符形状正常化特征文件 normproto,此过程也是对字符进行标准化训练的过程。至此,inttemp、pffmtable、shapetable、normproto 和 unicharset 五个文件都已生成,需要分别将这五个文件加上前缀"test."。

最后,执行"combine_tessdata test."命令以合并训练文件,并最终生成语言包。将生成的"test.traineddata"语言包文件复制到 Tesseract-OCR 安装目录下的 tessdata 文件夹中,就可以使用训练生成的语言包进行图像文字识别了。

三、评估与总结

为了实现每次登录系统时自动识别图片内容,需要使用 Python 的 Pytesseract 模块来调用 Tesseract 引擎实现自动识别。Pytesseract 是 Python 的光学字符识别(OCR)工具,它可以读取 Pillow 成像库支持的所有图像类型,包括 jpeg、png、gif、bmp、tiff 等。Pytesseract 识别图片内容的核心程序代码如下:

```
imgelement = browser.find_element_by_xpath('//* [@ id = "kaptchaImage"]')  # 定位验证码图片
location= imgelement.location  # 获取验证码 x,y 轴坐标
size= imgelement.size  # 获取验证码的长宽
rangle= (int(location['x']),int(location['y']),int(location['x']+ size['width']),int(location['y']+ size['height']))
captcha_img= image.crop(rangle)  # 从整个截图中截取验证码图片
pytesseract.image_to_string(captcha_img,lang= 'test')
```

为了测试训练好的 test 语言包的识别准确率,我们选择了连续 10 个工作日,每个工作日随机选取 10 个时间点进行系统自动登录尝试,并记录尝试登录次数,具体结果数据如表 1 所示。从表 1 中可以看出,使用此语言库识别的平均正确率已经达到了 97%,完全可以满足自动识别并登录的需要。表 1 中的每天的登录成功率计算公式是[10-(尝试登录次数-10)]/10。

表1 尝试登录次数和成功率

	第1天	第2天	第3天	第4天	第5天	第6天	第7天	第8天	第9天	第10天	平均值
尝试登录次数	10	10	12	10	11	10	10	10	10	10	10.30
成功率	100%	100%	80%	100%	90%	100%	100%	100%	100%	100%	97.00%

如果想进一步提高图片识别的正确率,可以增加样本图片的训练数量。如果待识别字符个数已知且固定,可以进一步把模板切分成每个字符大小的小模板,并对匹配结果利用马尔可夫链等基于概率的方法,进一步提高匹配效率。

由于本例中的验证码图片相对来说比较简单,因此不需要太多的预处理步骤。对于那些背景有干扰元素的图片,可以对图片先做预处理,如可以先将图片背景修改为纯色,去除背景中的线条、杂点等噪声元素;对于彩色文字,可以先将其处理成纯色或灰度图片;对于颜色较浅的文字,可以进行颜色加深,以增加文字与背景色的对比度,进而调用 Tesseract 进行识别,正确率就会提高很多。

图像文字自动识别应用领域广泛,在本文中,笔者以系统登录验证码图片的识别为例,分析了整个图片的训练识别过程,实现了让计算机自动工作的目的。自动化是一种高效的工作方式,它不一定要做得很复杂,将简单的操作合在一起也可以帮我们节约时间和精力。

参考文献

[1]叶子卿.基于 Tesseract-OCR 的古代汉语文字识别方法的设计与实现[D].南京:南京邮电大学,2020.

[2]邱立可,王晓年,朱劲,等.基于模板匹配和 Tesseract 的票据归类和索引[J].计算机与现代化,2010(7):132-135.

[3]SMITH R.An overview of the tesseract OCR engine[C].International Conference on Document Analysis and Recognition,2007:629-633.

"互联网十"智慧医疗移动护理系统应用案例

青岛市城阳区人民医院　于海基　王芸

信息技术的不断发展进步,催生了医疗服务行业建设"智慧医院"的需求。青岛市城阳区人民医院结合互联网技术,在智慧医疗方面推行使用了移动护理系统。移动护理系统的应用优化了护理工作流程,减轻了医护人员的工作负担,保障了患者的健康。

一、案例背景

之前,患者的各种数据信息需要医护人员在床旁询问,通过手工的方式记录在纸上,再到电脑旁录入信息进行登记。护理人员只能通过纸质病历查看患者的信息,为患者护理服药时需要人工判断患者的信息是否正确。传统的白板费时费力而且数据存在误差,缺乏时效性,数据易丢失,且不能让医护人员实时获取患者的病情信息及相关治疗方案。这些烦琐、费力、易错的工作流程既不能保证信息的准确性,也不利于医护人员开展医疗服务。

青岛市城阳区人民医院在建设"智慧医院"的过程中,利用信息化手段,改进了护理服务方式,为患者提供了便捷、高效的护理服务,优化了护理服务流程,提高了临床护理工作的效率,降低了护士不必要的工作负荷。

二、案例内容

以可移动设备为载体,统一部署和安装移动护理系统。根据临床使用需求,青岛市城阳区人民医院共为医护人员配备了76台移动护理推车、216台移动护理手持终端(PDA)和29台护理白板。移动护理系统的功能包括以下方面：

（1）患者身份识别管理：患者入院时，护士打印包含用于识别患者身份的信息的腕带，并佩戴于患者腕部。护士在执行查房、输液、治疗等护理操作的过程中，可在床旁使用PDA扫描患者腕带上的条形码，对患者身份信息进行识别和确认，从而提高护理操作的准确性，预防医疗差错，保障患者安全。

（2）移动护理查房：护士查房时，扫描患者的腕带条码就可以随时查看患者的信息，并把患者的血压、体温等生命体征数据录入系统。护士也可以在床旁对所负责的患者的医嘱进行审核和执行，提高执行医嘱的时效性。

（3）用药管理：对患者进行药物治疗时，护士扫描患者的腕带条码和药品条码后，系统会自动进行信息匹配和核对，核对成功后方可为患者用药；若核对失败，PDA将发出警报，以确保患者的用药安全，避免发生医疗差错。

（4）护理文书书写：护理人员可使用移动护理推车，在询问、评估患者病情的同时完成护理文书的书写，提高护理文书的书写效率和质量。

（5）智慧护理白板系统：青岛市城阳区人民医院为各病区的护士站配备了护理白板系统，该系统对来自医护工作站的各类诊疗护理数据进行整合，实时显示病区患者的动态信息、护理任务、高风险患者及特殊事件等情况，能够充分发挥提醒及警示作用，使护理人员能够便捷、及时、规范、准确地掌握病区患者信息，提高了临床护士的工作效率。

三、总结

移动护理系统的投入使用，为患者提供了更加安全、可靠、高效的住院服务，有效预防了医疗差错的发生，保障了患者安全，提高了医护人员的工作质量和工作效率，让医护人员有更多的时间和精力为患者服务。

医院系统资源导航研发与建设

康复大学青岛医院(青岛市市立医院) 郭峰

一、系统研发背景

随着医院信息化建设的不断深入发展,医院内上线的系统越来越多,而且各个系统的厂商不一,无法统一认证登录,导致医院员工经常找不到系统入口。另外,医院的集团化发展导致院内科室众多,科室之间沟通的成本升高,急需一套精准的集团电话检索功能来解决医院员工沟通难的问题。

为了解决上述"痛点",方便医院员工快捷登录各个系统、检索集团电话以及小号,康复大学青岛医院(青岛市市立医院)信息管理部从功能、操作以及用户界面(UI)等方面进行了充分调研,自主研发、建设了医院系统资源导航。

二、系统架构设计

系统的整体架构如图1所示,本系统采用 MySQL 数据库存储数据,后台基于 Spring Boot 开发,用户端和管理端基于 VUE 开发,系统使用 Nginx 作为反向代理服务器,构成整个闭环的系统架构。

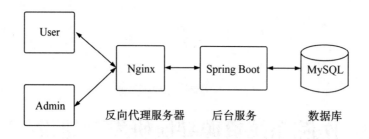

图 1　系统的整体架构

三、系统功能实现

(一)定义接口

本系统定义 RESTful 接口,保证前端和后台之间交互,其数据格式为 JSON,总共设计了 37 个接口来传输数据。

(二)系统后台实现

本系统后台采用 Java 等语言开发,基于 Spring Boot 2.7.5 框架打造微服务,数据存储使用 MySQL 数据库。后台服务架构主要分为三层:第一层是控制层,控制接口的请求接收与响应回传;第二层是服务层,对复杂的业务进行统一计算处理;第三层是持久层,对处理的数据进行持久化。另外,后台服务可根据管理端账户权限返回动态菜单和动态按钮,后台服务设有定时任务,可对访问数据分日访问量和时访问量进行存储,以便在管理端生成相关信息。

(三)管理端实现

本系统管理端采用 HTML、SCSS、TypeScript 等语言并基于 VUE 3 框架开发。下面简要介绍管理端实现的主要功能。

一是账户权限模块。本模块包含登录验证功能、根据角色动态生成菜单功能、根据角色动态生成按钮权限功能等。依据角色分发菜单和操作按钮,可以细粒度地控制账户权限。账户权限模块的登录界面如图 2 所示。

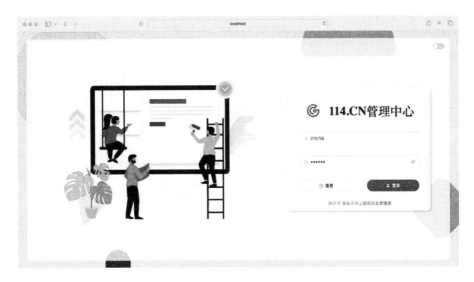

图 2　账户权限模块的登录界面

　　二是仪表盘模块。本模块可以查看用户端历史访问总量、用户端今日访问量、用户端昨日访问量、用户端最近 24 小时每小时的访问量、用户端最近 15 天的每天访问量、科室电话数量统计、员工电话数量统计、员工职务分布图等统计信息。仪表盘模块的数据统计界面如图 3 所示，仪表盘模块的曲线图展示界面如图 4 所示。

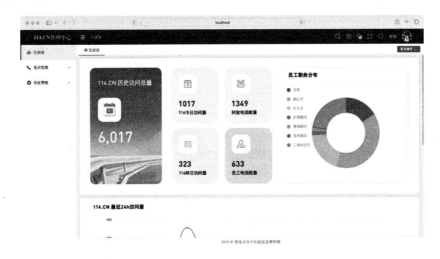

图 3　仪表盘模块的数据统计界面

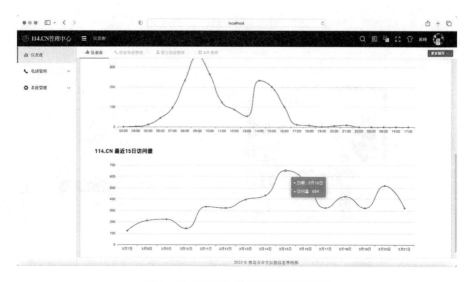

图4 仪表盘模块的曲线图展示界面

三是电话管理模块。本模块包含科室电话管理和员工电话管理功能，可对科室和员工电话进行条件搜索、分页查看、查看电话详情、新增电话、删除电话、更改电话搜索状态、导出全部电话 Excel 表格、打印自定义的电话信息、电话排序与自定义列显示等高级操作。电话管理模块的界面如图 5 所示。

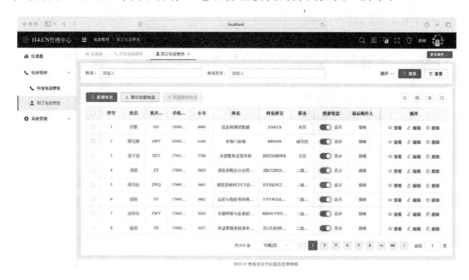

图5 电话管理模块的界面

　　四是系统管理模块。本模块包含账户管理、接口管理和服务监控功能。其中,账户管理功能仅对超级管理员和管理员开放,可以进行条件搜索账户、创建账户、查看账户,也可以依据角色权限对下级账户进行修改状态、重置密码、修改账户基本信息等操作;接口管理功能自动获取后台接口信息,可对接口进行分类查看并执行测试;服务监控功能即 Spring Boot Admin 管理,可对系统后台服务的运行状态、错误日志、实时性能等进行监测。用户管理界面如图 6 所示,接口管理界面如图 7 所示。

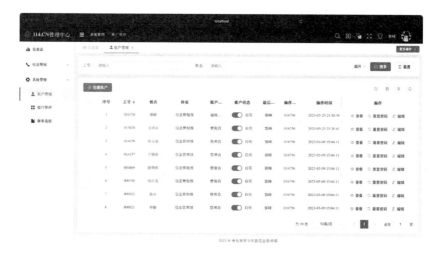

图 6　用户管理界面

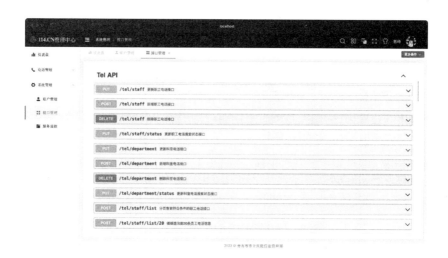

图 7　接口管理界面

（四）用户端实现

本系统的用户端采用 HTML、SCSS、JavaScript 等语言并基于 VUE 3 框架开发。下面简要介绍用户端实现的主要功能。

一是系统资源入口模块。本模块按照使用人群分为普通员工系统资源导航（见图 8）和信息管理部系统资源导航（见图 9）两大类；按照系统资源网络划分，则可分为内网与外网可用、仅内网可用、仅外网可用三大类。

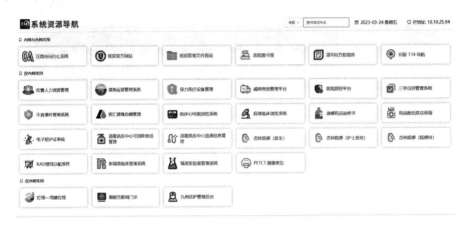

图 8　普通员工系统资源导航首页

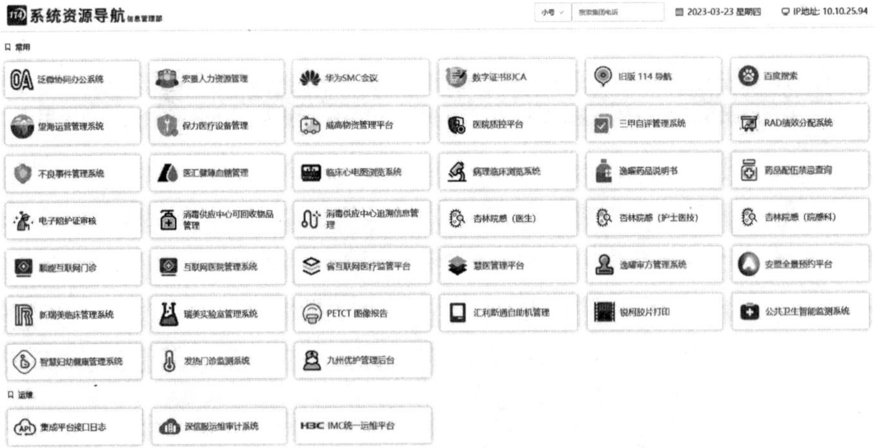

图 9　信息管理部系统资源导航首页

二是集团电话查询模块。该模块实现了本部、东院、西院多院区查询,智能识别 IP 自动填充院区,减少了用户操作步骤。另外,该模块可以查询小号,小号信息还包含集团中层员工的科室、职务等信息。所有查询均支持模糊搜索(见图 10),即输入汉字、拼音首字母、号码等关键字便可快速查询。

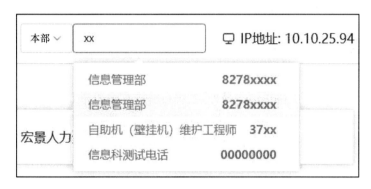

图 10 集团电话模糊搜索功能

三是日期与本机 IP 地址显示模块。员工可快速提供本机 IP 地址,信息管理部进行远程维护。

四、系统实施策略

(一)测试结果

对系统的测试包括稳定性测试、功能性测试、兼容性测试和性能测试。

(1)稳定性测试结果:本系统有完善的异常处理与提示机制,经过长时间运行监测,发现系统可以非常稳定地运行。

(2)功能性测试结果:本系统经过充分的黑盒测试,发现所有的功能点均可正常使用。

(3)兼容性测试结果:本系统对 Google Chrome 88 及其更新版本、Microsoft Edge 88 及其更新版本、Firefox 84 及其更新版本、Apple Safari 14.1 及其更新版本的浏览器兼容性较好,系统 UI 完整一致,操作反馈友好;本系统仅支持现代浏览器,不再支持 Internet Explorer 浏览器;当屏幕宽度缩小时,本系统 UI 可以响应式地自动适应屏幕宽度。

(4)性能测试结果:本系统采用 Jmeter 进行压力测试,模拟 5 秒内发送 6000 次请求,所有请求均响应成功,可满足全院员工的使用需求。

（二）部署运维

本系统通过青岛市市立医院运维审计系统进行私有化部署，发现符合院内的网络和数据安全规范。用户端和管理端通过 Nginx 反向代理接入，后台服务打包成 Jar 文件后执行启动。

五、总结与展望

本系统的构建技术栈比较先进，系统稳定性良好，在功能上可以满足日常使用的需求；优秀的架构和接口设计保证了优良的拓展性，精心规划的操作逻辑和一致的 UI 保证了操作性。另外，系统由医院信息管理部自主研发，可以把握系统的可控性，提升信息管理部敏捷开发的能力，快速精准地实现院内需求。

在计算机信息化日新月异的今天，未来可以做的事情还有很多，例如通过 Docker 部署系统资源，减轻运维的压力；在优秀的架构和开放的接口下，可以对系统功能进行迭代升级；可以在用户端集成更多的系统入口，方便员工使用；后期也可以评估医院的各个系统，进行多系统统一认证登录的设计与建设。

"三高共管、六病同防"慢病管理平台应用案例

青岛市城阳区人民医院　赵良昆　王芸

为深入推进紧密型县域医共体建设,持续优化医疗资源配置,加强县域医疗卫生机构专科能力和信息化建设,青岛市城阳区推广了"三高共管"工作经验,建立了以区医院"三高中心"为支撑,以卫生院或社区卫生服务中心"三高基地"为纽带,以家庭(全科)医生"三高之家"为基础网底的"三高共管、六病同防、医防融合"慢病综合管理服务模式,给"三高"慢病患者提供了全方位的医疗服务,建立了集预防、保健、医疗、康复、健康管理于一体的慢病管理体系。

一、"三高共管、六病同防"平台的功能

青岛市城阳区通过互联网打通了"三高共管、六病同防、医防融合"慢病综合管理服务模式的所有通道,建立了"三高共管、六病同防"慢病管理平台,实现了区医院和基层卫生机构的门诊电子病历、实验室信息系统、慢病随访箱系统的互联,让患者可以有效地上/下转院。

"三高共管、六病同防"平台的功能主要有以下方面。

(一)医疗与预防分离,由"以治病为中心"转向"以健康为中心"

对在基层医疗机构就诊的患者进行居民健康档案管理,通过"易感人群管理"记录高血压、高血糖(糖尿病)、高血脂三项指标的情况,并根据指标数值设置患者的"三高"级别为"易感"或"正常"。对"易感"患者制订年度复诊计划,并监控患者的"三高"情况,判断是否将患者移入"三高患者管理"。在年度复诊计划中,明确患者的复诊时间、复诊内容、负责机构,由复诊医生对患者进行复诊操作,并查看患者的复诊结果。

实现"易感人群管理"功能后,可帮助医疗机构对就诊患者进行"三高"预防管理,实现医疗与预防分离,由"以治病为中心"转向"以健康为中心"。

(二)患者的医疗数据信息共享

将基层医疗卫生机构、医院信息系统、家庭医生签约系统互通互联,让医生实时掌握全区在管患者的就诊信息,为患者制订精准的治疗方案。在"三高共管、六病同防"慢病管理平台中设置了"三高患者管理"模块,包括城阳区所有在管"三高"患者,三级医疗机构均能查看这些患者的既往病史等信息。所有在管"三高"患者的所属基层医生每年对患者进行评估,生成年度复诊计划,复诊计划中确定复诊项目的实施机构。患者就诊时,医疗机构在"复诊"中对患者开具相关检查,结合复诊结果判断患者是否达到协诊标准,将患者转诊到上级或下级医疗机构。平台对复诊记录、评估记录、协诊记录等数据进行统一管理,使三级医疗团队可以共同为"三高六病"患者实行一体化慢病健康管理。

(三)分级诊疗与"六病同防"管理

为协同"三高之家"对"三高"患者进行治疗,治疗困难时启动"三高中心"的协同诊疗,系统平台设立了分级诊疗与"六病同防"管理模块。下级医生遇到难治复杂病例时,通过向上绿色通道寻求帮助,接诊医生调整完善诊疗方案和健康管理方案,患者病情稳定后转至三级基地,通过下级协同诊疗进行管理。系统平台的"三级协诊"中显示来自其他医疗机构的转诊患者列表,对患者进行接诊,给出用药指导和复诊建议;也可以通过查询功能搜索相关患者的协诊记录,或查看所有协诊患者的协诊记录,实现三级协诊、分级诊疗。

系统平台评判患者的"三高"指标级别,标记患者的并发症类型,便于医生对患者的并发症进行筛查和评估,结合患者的病情指导患者规范用药、定期取药,并给出复诊建议。

二、案例执行过程

(一)制定服务指南和标准化操作手册

服务指南的内容包括高血压、高血糖(糖尿病)、高血脂的综合防治,明确了一、二、三级医疗团队应具备的基本条件、技术要求、工作职责、工作实施标准、分层分级管理和双向转诊的标准、流程,规范了监测、筛查、诊断、评估、急救、治疗、康复、随访管理的流程及质量控制、考核评估等,使一、二、三级医疗团队在慢病综合防控工作中能够协同合作。

(二)数据库的创建与管理

建设"三高"共管信息化管理系统,制定了数据库管理规范、使用细则及监督管理制度,并有数据审核制度,确保了数据库的真实、客观、准确,同时配备专职或兼职的数据管理员,对相关人员进行数据库使用方法和相关制度的培训,所有在管"三高"患者的诊断、用药情况、检测、随访事件等资料数据均可溯源。

(三)培训与教育

为使"三高共管、六病同防"所涉及的各有关部门、人员全面了解模式运行的主要目标和运作机制等,需对相关人员分阶段进行诊治原则、协同和管理机制、实施细则的教育和培训,明确职责和任务,不断推动"三高共管、六病同防"工作质量的持续改进,最终形成良好的区域协同双向转诊制度,做到"疑难杂症诊治在三级,慢病管理在基层"。同时,通过定期举办讲座或健康咨询活动,为"三高"患者提供有关的疾病治疗、并发症识别及预防、在家测血压/血糖的方法及频率、定期随访等相关内容的培训。

(四)质量控制

确定关键性效率指标和预后指标的目标值,定期评价和分析效果。通过召开联合例会、质量分析会和定期调度例会等,协调二、三级医疗团队及协同基层医疗团队各相关部门的立场和观念,对运行过程中的阶段性宏观数据进行分析,发现存在的问题并制定改进措施。

三、案例效果

(一)案例实施后,提高了医院的工作效率与效益

本案例实施后,青岛市城阳区的"三高"管理率、规范管理率和控制率不断提高,有效降低了"三高"患者心脑血管病变、肾脏病变、周围神经病变和外周血管病变等并发症的发生率,并降低了由这些并发症引起的致死率和致残率。

截至 2021 年年底,被纳入管理的"三高"患者共 91156 例,其中区医院给予协诊的患者 32037 例。据统计,实施"三高共管、六病同防、医防融合"慢病管理服务模式后,2021 年,青岛市城阳区"三高"患者的管理率、规范管理率和控制率较 2019 年有了明显提升,2019 年和 2021 年,高血压管理率分别为 41.27％和 56.98％,规范管理率分别为 32.76％和 45.36％,控制率分别为 34.10％和 48.95％;高血糖(糖尿病)管理率分别为 50.92％和 65.23％,规范管理率分别为 34.14％和 47.22％,控制率分别为 35.86％和 50.37％;高血脂管理率分别为 15.61％和 23.45％,规范管理率分别为 18.56％和 30.21％,控制率分别为 20.91％和 34.37％。

(二)案例实施后,提升了医院的行业影响力

该案例以签约服务为抓手,创新开展"三高共管、六病同防、医防融合"慢病

管理服务模式,被国务院深化医改领导小组确定为医改重要成效,被纳入科技部主动健康重点专项,"三高共管"的三级协同管理方法还获得了专利。

2021年年初,青岛市城阳区人民医院的"三高共管、六病同防、医防融合"慢病管理服务模式在青岛市全市推广,下一步准备在山东省全省进行推广,山东省各地区也纷纷邀请案例相关人员开展"三高共管"三级协同的工作推广。

四、案例价值

通过"三高共管"信息化平台,互联互通了青岛市城阳区全区医疗团队的病历系统、实验室信息系统和公卫项目的慢病随访箱系统,强化了顶层设计,促进了医疗、医保、医药多部门协作联动,构建了分级诊疗的长效激励机制,打造了"三高共管、六病同防、医防融合"一体化的慢病防治体系,在对"三高"患者及高危人群的并发症筛查及管理、三级医疗团队协同诊治、随访服务等方面的优势日趋显现,一个闭环的医防融合体系正在逐渐形成。"三高"管理率、规范管理率和控制率的不断提高,有效降低了"三高"患者心脑血管病变、肾脏病变、周围神经病变和外周血管病变等并发症的发生率,进而降低了这些并发症引起的致死率和致残率。

云视频技术在医院的应用场景探讨

青岛海慈医院　　王剑

随着智能手机和移动互联网的不断提速,云视频技术也在逐渐兴起。云视频技术的相关应用场景正逐渐融入医疗领域。最初,云视频技术在医院主要用于视频会议和远程会诊等专业场景,后期则逐步扩展到了可视化门禁和医护对讲等领域。

病房是患者接受治疗的重要场所,在病房人员流动量大、身份复杂的现实情况下,为最大限度地保障住院患者的就医环境,对进入病房的人员进行管控是非常有必要的。此外,像重症监护(ICU)等管理要求更高的病房,在最大限度地降低干扰和交叉感染的同时,也给家属探视造成了不便。在这种情况下,打造一套远程探视系统,就能给家属提供与患者"面对面"交流的安全通道。

云视频技术在医院的应用场景如下:

(1)探视呼叫、通话授权。家属通过探视房间内的探视家属分机呼叫护士站主机,得到授权后,呼叫请求转接至病房端分机,患者接听后,就可与家属端进行全双工高清可视对讲。

(2)监听监视、插话强切。系统可设定探视时长,可到时提醒和挂断;护士站可对探视双方进行插话提醒或终止探视。

(3)记录统计。系统可对呼叫、接听、通话事件进行记录统计。

(4)手机端居家远程探视。系统具备手机端居家远程探视功能,家属通过手机端应用程序进行预约登记,获得授权后可在规定的时段内与患者分机接通进行音/视频通话,护士站可全过程监控。

云视频探视技术的优势如下：

(1)打破了空间距离的限制,提升了家属的探视体验。云视频探视可减少家属往返病房的劳累,打破空间距离的限制,利用云视频技术拉近家属和患者的距离,即便远隔千里,仍可实现"面对面"的通话。依托 5G 网络,云视频探视的画面清晰、低延迟,在满足家属多形式探视诉求的同时,作为个性化服务,也提升了医院的社会形象及服务价值。

(2)规范病房探视管理。医护人员通过探视预约和时长设定,规范家属的探视管理;利用插话和打断功能,对家属的探视过程进行实时管控。

(3)提高探视效率。云视频探视方便规划和科学管理探视时间,提高了探视效率,改变了原有的自由探视方式,探视时段结束后,护理人员不需要线下找家属,从而有效降低了探视的管理难度。

(4)提升医院的服务价值。云视频探视既符合医院的管理要求,又满足了家属多形式探视的诉求,其作为一项个性化服务,既能提升医院的社会形象,又能改善医患关系,实现医患双赢。

浅析输血管理信息化

青岛阜外心血管病医院　　邢岩

一袋袋珍贵的血液从血站运输到医院,经过工作人员的认真核对后,井然有序地储存在有温度监测的专用冰箱中,等待着救治患者以完成其使命。因此在临床上,需要科学、合理、安全地用血,并借助信息化手段规范输血管理,这样才能让每袋血液的价值最大化。

青岛阜外心血管病医院除心脏外科手术过程中采用自体血回输外,大部分临床用血遵循申请、配血、备血、发血、输血、回收等一系列常规业务流程。依据《临床输血技术规范》和《医疗机构用血管理办法》等有关临床用血法律法规的要求,青岛阜外心血管病医院对住院期间的输血(紧急输血除外)数据流进行了重新审查,对发现的问题及时完善关键信息环节,以规范临床输血管理,保障临床用血安全。

一、建设背景及目标

就住院输血的情况来说,青岛阜外心血管病医院在未启用信息化管理前,任何一名住院医生都可以开写电子输血申请单,并且没有设置上级医师在医生工作站的审核签发环节,缺少授权及系统控制环节带来了一定的风险性。另外,当输血科通知临床取血时,护士不需要打印相应的领血单,这可能存在输血管理上的漏洞。虽然前期已建立护士 PDA 输血管理应用,但护士更习惯于原先的纸质记录方式,这也对实际记录时间是否准确造成了隐患。为改变这一现状,完善输血管理信息化是有必要的。

通过模块升级,主要可以实现对医生输血管理的授权,打印的输血申请单上的医生手写签名改为有效的电子签名,同时通过系统配置备血、输血流程,加入了输血前八项系统控制管理及上级医师的审核。另外,为提高输血过程中的数据真实性和准确性,推进了护士 PDA 输血管理应用,对有输血不良反应的患者及时登录不良事件上报系统,形成闭环。

二、常规输血流程

青岛阜外心血管病医院的常规输血流程如图 1 所示。

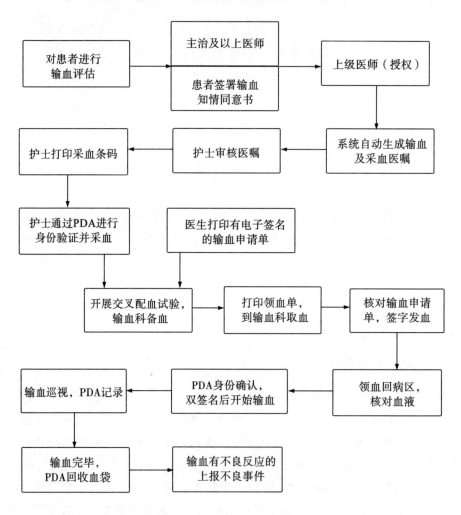

图 1　青岛阜外心血管病医院的常规输血流程

三、用户的具体工作

（一）医生输血申请环节

医生在对患者进行输血评估后，需要与患者谈话，并让患者在输血知情同意书上完成电子签名，然后通过住院医生站分配的权限启用电子输血申请单的开写，系统会自动根据输血前八项的检验项目是否已下达给出提醒。当有授权的医生下达输血申请时，系统会自动按照配置的流程进行上级医师、科主任等审核签发，同时医生站后台生成一条用血医嘱及交叉配血试验的采血医嘱，医生打印具有电子签名的临床输血申请单并交给护士。

（二）护士采血与输血环节

护士通过信息系统审核医嘱后，打印采血条码贴于试管上，并手持 PDA 扫描患者的腕带与采血条码，通过 PDA 确认患者的身份无误后进行采血，并将采血试管与输血申请单交于输血科进行交叉配血试验。

通知取血时，护士需打印领血单前往输血科领取。回病区输血前，需要对患者和血液进行核对，通过 PDA 进行输血管理。双签名后开始输血、输血过程中巡视、规定时间内完成输血、血袋回收等一系列过程全依赖 PDA 进行记录。

（三）输血科备血与发血

输血科根据输血申请单进行相关血液及血制品的备血，通过血库系统办理血液入库。通过对患者血样与供血血样进行交叉配血试验后，输血科工作人员与前来取血的人员双方核对签字，签完字后发血，通过血库系统减库存，以保证库存的有效性。

四、系统配置及可持续完善的内容

系统配置方面，除了原有输血单申请模板设置及输血单规则配置外，系统主要增加了三项新配置：一是系统支持根据人员账号或职称，分别设置开单医生、审核上级医师、科主任等授权；二是系统支持备血、用血流程配置，根据用血量等形成审批环节的设置，用于输血申请单的审批；三是系统支持输血前八项、血型鉴定设置，用于下达输血单时的提醒控制。

系统可持续完善的内容方面，主要是查询血液实时库存的便捷性及领血单完善，以期能够根据 PDA 执行记录自动生成输血单记录并归档。

医院多院区之间信息化整合管理建设实践经验

青岛大学附属医院　　辛海燕　李楠

多院区信息化建设受制于医院整体的管理模式，这是在建设信息系统之前必须梳理清楚的事情，如医院各院区的财务管理模式是否独立，各院区间住院患者的流转模式是转院还是转科，医技类检查检验是否可以跨院区预约，各院区的职能部门管理业务流程是否同质化，等等。类似这些问题，在系统建设前，梳理规划得越好、越完整，越有助于做好多院区信息建设的顶层设计。

一、医院多院区概况

青岛大学附属医院是一家省属的综合性三甲医院，始建于 1898 年，是一所百年老院。医院现有五个院区，分别是市南院区、崂山院区、西海岸院区、市北院区和平度院区。

目前，青岛大学附属医院的市南院区、崂山院区、西海岸院区、市北院区、平度院区共开放床位 5955 张，全院年门/急诊量 722 万人次，出院 28.3 万人次，手术 15.6 万例，四级手术人数排全国第 3 位；医院拥有国家级临床重点学科（专科）3 个，省级临床重点专科 34 个，精品特色亚专科 3 个，临床医学一级学科入选山东省一流学科；医院已获批临床医学一级学科博士点及博士后科研流动站、口腔医学一级学科专业学位博士点。

二、多院区管理模式

医院五个院区的人事、医务、护理、医疗设备、卫生耗材、信息化管理、后勤等都是同质化管理；各院区的网络是互联互通的，通过多家通信运营商的光纤进行互联,保证系统连续、稳定、可靠地运行。每个院区都设有独立机房,市南院区设置核心机房;为满足不同业务的需要,其他院区还设置了灾备、数据备份等不同类型的机房,因为平度院区离市南院区较远,为保证系统连续运行,在平度院区设置了独立的数据机房。青岛市区的院区为保证信息系统的一致性,采用相同的 HIS。

(一)业务层信息共享

从业务流程层面来说,医生面临几个院区轮岗值班的问题,患者也可能会在几个院区内流转,因此五个院区的业务系统必须实现数据共享。各院区采用相同的 HIS 和相同的临床数据中心,可将多院区的数据汇集到一起,通过 360 集成视图供医务人员调阅。

(二)网络安全同质化

网络安全是信息化建设的核心问题,尤其对于青岛大学附属医院这种多院区信息化管理模式,网络安全更是重中之重。为保障网络安全,青岛大学附属医院在每个院区都根据不同的业务情况配置了不同的网络安全设备,如在市南院区部署了核心的防火墙,在不同分院区部署了防火墙和 IPS/IDS 等网络安全设备,等等。

为了让网络系统更加安全可靠地运行,医院还安排专业团队的工程师驻场,对全网系统进行 7×24 小时的守护,定期进行攻防演练,对可能存在的漏洞提前处理,避免出现问题。医院还按照相关要求,配合网警部门定期进行攻防演练,定期进行等级保护测评。

(三)运维管理同质化

支撑青岛大学附属医院业务系统运行的相关核心 IT 硬件,如小型机、不同的存储设备、虚拟机、服务器和各种网络设备有近 1000 台,运维工作量比较大,也比较烦琐。为保证每台(套)信息系统设备始终处于良好的运行状态,医院部署了信息运维管理系统,对每个院区所有的软/硬件系统及设备进行统一管理;同时,医院信息管理部专门建立了部门级的运维系统,在多个院区协同运维工作中取得了非常好的效果,满足了信息管理的连续性、一致性要求,为医院信息系统更好地运行提供了非常好的保障。

(四)统一组织架构

医院设置了信息管理部,该部门是职能部门,下设三个业务科室,分别是计算机中心、项目开发中心和网络中心。计算机中心负责桌面运维,项目开发中心负责软件全生命周期管理,网络中心负责机房、网络和安全等事项。

三、小结

"一院多区"信息平台建设的特点为物理空间分离、服务同质化。青岛大学附属医院将不断完善公立医院多院区的管理模式,按照医院的管理模式和特点,建设让多院区真正发挥效率的信息平台,助力医院高质量发展,做好医院业务流程的同质化管理。

基层医院基于 5G 的远程超声
协助诊断技术的发展与应用

平度市第二人民医院　刘思全

在医学领域,超声技术主要是发挥诊断和治疗功能。超声诊断是对超声信号特性的应用,超声治疗是对超声能量特性的应用。远程超声技术是远程医疗技术的重要组成部分,目前以远程超声诊断为主。远程超声诊断是指医疗机构(邀请方)邀请其他医疗机构(受邀方),利用现代通信网络、互联网、人工智能、云计算、5G 等技术,借助远程超声诊断系统,将动态图像和医生的检查手法同步传输给受邀方医疗机构,后者的专家可以根据传输过来的动态图像以及医生的检查手法,远程给予指导或者反向操控等,从而对疑难杂症患者做出正确的诊断。

超声的远程会诊对图像传输的时效性和速度要求很高,通过平台也可看到高保真、低延时的超声图像和扫查手法视频,而且可以基于云 PACS 实时出具会诊报告,协助基层医务人员快速制订更加科学的治疗方案,为患者提供性价比更高的医学超声诊断服务,减少患者的等待时间,对减缓医疗成本增长、促进分级诊疗、加快医疗资源下沉、缓解医疗资源分布不均和提升基层医疗效果具有重要意义。

一、远程超声技术的发展概况

在远程医疗方面,国外已有 40 多年的发展历程。美国、德国、意大利、俄罗斯、日本等国家都制定了相应的远程医疗国家研究目标,相继开展了多种形式的远程医疗工作,包括研究远程超声技术。尤其是美国,在远程医疗的几乎所有方向上都进行了探索研究,2004 年,美国布什政府提出了医疗信息技术建设的十年规划方案,奥巴马医改方案更是进一步刺激了美国远程医疗服务事业的发展。截至目前,欧盟国家也已建立了覆盖全域的数字医疗体系。

我国在远程医疗方面起步相对较晚,2018 年,国家卫健委发布了《远程医疗服务管理规范(试行)》,提出要发挥远程医疗的积极作用,推动远程医疗技术持续健康发展。国务院办公厅发布的《关于促进"互联网＋医疗健康"发展的意见》要求,推进医疗卫生机构通过互联网信息平台开展远程医疗等业务,鼓励和引导远程医疗走进社区。根据《中国远程医疗行业战略规划和企业战略咨询报告》的统计数据,2012 年我国远程医疗市场规模为 18.6 亿元,2016 年增长至61.5 亿元,2017 年增长至 79.8 亿元。

目前,我国的老龄化人口不断增多,慢病患者人数增长迅速,但我国的医疗资源分布不均,基层医务人员业务水平相对偏低,对协同服务的需求较大,市场对具有远程医疗功能的医疗产品需求不断增加,预计 2023 年的市场规模将突破 230 亿元。远程超声诊断是远程医疗的重要组成部分,国内多家医疗机构和企业近几年都在超声远程诊断方面有了显著的发展,国内许多科研单位在这一方面也有了一定的技术进展。

二、远程超声技术的应用与实践

(一)需求分析

平度市第二人民医院医疗集团成立于 2020 年 2 月,由一家牵头医院下辖三家基层卫生院组成。由于基层卫生院缺乏资深的超声医生,处理急诊和疑难杂症的能力薄弱,不能满足当地患者的实际需求。通过建立远程超声协助诊断系统,在基层卫生院配置超声影像采集设备,实现了对患者数据的采集、上传、存储与集中管理,充分发挥了牵头医院超声专家的操作和诊断能力,实现了跨区域、跨医院的质量管控和业务指导,保障了基层卫生院医生超声检查手法的规范性和合理性,辅助基层医生进行超声医学诊断。

为了实现上述目标,2021 年 3 月,平度市第二人民医院医疗集团开始建设基于 5G 技术的超声远程会诊系统,基本内容包括前端患者及基层医疗机构和移动体检车、五台内置 5G 模块的数字化超声设备、多部 5G 手机和平板电脑(PAD)、计算机网络平台和数字医疗软件组成的远程超声协助诊断系统,以及后端的牵头医疗机构。该建设项目的基本功能包含以下方面:

(1)手法指导:实时呼叫牵头医院的超声专家,超声专家远程视频查看并指导基层医生的操作手法和超声设备画面,解决基层医生超声检查手法方面的问题。

（2）实时沟通互动：牵头医院的超声专家和基层医生能进行实时的高质量音/视频沟通互动。

（3）系统录制：牵头医院的超声专家和基层医生在进行远程超声会诊的同时，系统能对远程会诊的过程进行录制保存。

远程超声诊断工作流程如图1所示。

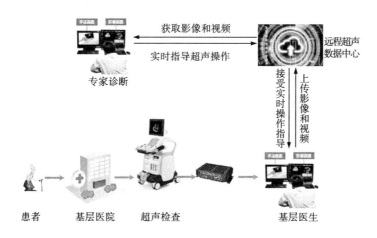

图1 远程超声诊断工作流程

（二）技术设计

远程超声诊断是基于5G无线网络信号实现的，流媒体平台及图像融合由基层卫生院向受邀方提出申请，在受邀方的指导下进行实时超声检查，并出具诊断意见及报告的诊断过程。技术设计方案在整体上将三家基层卫生院和移动体检车上的超声图像及基层医生的操作过程实时、高清、安全地传输到会诊端（包括电脑、智能手机、iPad等），受邀方的上级超声诊断医生对超声图像与其他检查结果进行综合评判，并通过语音、视频、标注等多种形式指导基层床旁超声医生进行操作，以便制订更加科学的治疗方案。

视频传输系统支持单台终端同时编译多路视频流，并将多路视频流同步经医疗视频核心通信平台按需交付到需求端。超声终端侧的临床超声医生给患者做检查时，产生的超声影像和医生的操作手法经实时5G无线网络信号通信服务器中转，传输到会诊终端侧，中间产生的延迟要求低于100毫秒。系统采用支持业内先进的SVC自适应技术视频清晰度的优先策略，设置流畅度和清晰度优先策略开关，以满足对音/视频传输策略的要求。

通信平台采用智能 AEC 算法,能更好地保障多方实时沟通的清晰度,并适配多种类型的移动会诊终端设备,支持目前流行的多种浏览器格式。通过提供 SDK 接口供软件应用系统调用,解决了超声设备选用不同视频接口类型的视频采集设备的问题。

系统的音/视频解决方案提升至四个屏幕同时显示四位与会者的共享内容,要求支持三屏 4K 或者四屏 1080P 高清显示,同时每屏支持十六分屏且均可定制。云平台架构扩展到 4K 支持,客户端支持 4K 的编解码,特别是基于个人电脑(PC)的 4K 编码能力达到软编 4K 的算力。基于移动端的 SDK 技术在智能手机上要求实现软编 1080P@30,支持三路 1080P@30 的视频编码能力,能同时共享一路桌面数据 1080P@10。

四路媒体流相互独立,而非合成画面;支持每路声音采用不同的处理策略,同时发送两路声音,并可对医学诊疗级声音进行无降噪的处理,以确保满足 5G 超声设备声音传输的要求;按实时交流的要求进行降噪,处理医生和患者的声音,以满足声音实时通信交流的要求;基于先进的音/视频架构,实现了会议多人同时共享数据流。对于 PC 客户端,每个终端支持同时共享一个应用和一个桌面,共两个数据流。通过自适应视频分层技术,根据网络带宽能力、视频窗口大小、终端处理能力和呈现需求,服务端动态地转发相适应的视频分辨率,以实现视频流和数据流的按需缩放。

(三)实际应用效果

经过一个月的建设实施,平度市第二人民医院医疗集团基于 5G 的远程超声协助诊断系统成功安装并调试上线。自启用之日起至 2023 年年初,该系统总共协助三家基层卫生院完成远程急诊及疑难杂症病例超声诊断 286 例,其中由上级三甲医院专家协助诊断 67 例,协助诊断结果阳性病例 178 人。

通过 5G 传输技术,平度市第二人民医院医疗集团达到了质控的目的,实现了"同质化"治疗,达到了与国家级医院同等质量的医疗服务。对于基层农村患者来说,不必再来回奔波于三甲或二甲医院,在基层卫生院就可以获得专家的会诊,既节省了时间,也节省了金钱。对平度市第二人民医院医疗集团下属的三家基层卫生院的医生来说,通过与上级医院的资深超声专家共同会诊,临床经验得到了较快的提升。对于上级资深超声专家来说,很多病种都有地域性,参与会诊也可以让他们接触到很多疑难杂症。

总之,平度市第二人民医院医疗集团基于 5G 的远程超声协助诊断系统帮助该集团中的四家医疗机构实现了超声数据的异地实时共享,是评估和监测患者病情的有效方法,有效降低了超声医务人员的感染风险,节约了医疗资源。

三、总结

综上所述,5G 通信传输技术的发展应用正在深刻改变人类的医疗模式。在 5G 技术的赋能下,凭借高传输速率和低时延的技术优势,远程超声诊断在临床医学的多个领域被证实是可行和有益的,且具有强大的生命力。远程超声对医学影响巨大,能够实现各级医院医疗资源的互联互通,平衡各地各级医疗资源和患者的分布,大大提高医疗人力和设备资源的可及性、医疗质量及性价比。

在实际运用中,远程超声技术也暴露出了一些问题,包括尚未建立远程超声协助诊断的医保制度;部分偏远地区 5G 信号弱或没有;部分医院缺少开展远程超声协助诊断的整体规划;集团下属的四家医疗机构尚未形成利益分配和鼓励机制;患者对远程超声协助诊断的认知度不足,一些医生的参与热情也不高;等等。

在未来,我们需不断总结开展远程超声协助诊断的经验,吸收先进理念,提高远程超声诊断技术的标准操作规程,优化运行模式和管理机制,推进建设互联互通、医疗资源共享的体系,同时加强培养相应的人才队伍;完善远程诊疗收费标准和纳入医保等政策,制订远程医疗超声诊断的绩效评价指标和医疗机构间的利益分配方案;充分调动各级医疗机构及医务人员的积极性、主动性,提高医务人员和患者参与远程超声诊断的主观意愿及认可度,结合先进的通信技术,更好地推动远程医疗超声诊断的持续开展。

合同信息化管理在提高合同流转效率和降本增效中的应用

青岛市城阳区人民医院　江旭昉　张艳

随着"互联网＋医疗"在医疗领域中的广泛应用和医院规模的不断扩大,实现医院行政办公管理的数字化、规范化、一体化和智慧化,已经成为医院信息化建设、规范医院内部管理的重要一环。本文主要阐述了青岛市城阳区人民医院如何建设智慧综合办公管理平台,实现与应用信息化合同管理,分析了综合办公管理平台的功能,并提出了相应的展望,以期为医院实现综合办公管理赋能。

一、项目概述

经过前期的信息化建设,青岛市城阳区人民医院已初步建立起集人事档案管理、科研教育培训管理和职称职务竞聘管理为核心的人力资源一体化管理系统,基本实现了职工在职信息的全面、可追踪、动态化管理和部门间的信息共享利用。

本项目定位为智慧综合办公管理平台,项目目标为充分发挥移动互联网、大数据等技术的应用优势,进一步规范医院的内部管理,提升医院的组织管理效能和行政后勤办公效率,提高系统的集成性和融合性。项目范围包含综合办公集成门户平台、采购管理工作信息化、合同管理信息化、人力资源管理和 OA系统。

二、项目中合同管理的实现与应用

合同管理系统采用 resin4 中间件、前后端分离的系统架构、jersey 和mybatis 开发框架。客户端通过浏览器对数据库进行访问,主要的模块包括合同申请、合同流转、合同管理、统计分析。该系统实现了电子化合同存档管理,合同起草联审通过后自动生成合同卡片,将合同信息归档至合同库中,形成统一的合同数据源,方便后续其他业务可直接关联到合同。

本项目以医院合同管理为背景,结合医院的实际工作进行设计开发。通过合同管理系统的部署,青岛市城阳区人民医院建立了4336份合同台账,内容涵盖了一般合同、药品合同、耗材合同等,实现了合同审批的网上流转。合同审批时间从7~10天缩短至3~4天,提升了审批效率,缩短了审批时间。

通过建设合同网络管理平台,对合同的管理、签订等关键环节进行把控,实现了全过程闭环管理,规范了合同管理模式和管理流程。通过对一系列模块的不断完善,借助信息化技术和手段,切实提升了医院合同管理工作的效率。

三、项目意义

该项目的意义有以下方面:

(1)综合了办公集成门户平台。系统实现了全面数字化管理,由过去单一的办公自动化系统逐步演变为信息协同、流程管控、知识管理、数据分析、智能办公等多方面管理要素聚合的信息化数字管理平台,办公系统不仅是"代步工具",还有内部管理的"健康诊断""资产储蓄"等先进功能。

(2)统一了用户管理。系统实现了全院多级组织员工的分层次管理,为每一位员工提供了身份标记,构建了全集团统一的岗位体系和权责体系,逐步构建了全院整体人才库。

(3)统一了门户构建。系统将全院人事档案管理、科研教育培训管理、职称职务竞聘管理、采购招标业务管理、合同管理等整合到"统一门户"的概念范围内,实现了资讯分发平台的统一,使全院资讯能够有效传递给全院各层级和部门,实现了"统一门户",解决了用户操作复杂烦琐的问题,大大提升了用户体验。

(4)实现了全面移动化。系统的所有应用能够快速迁移到移动端,一次设定多平台使用,实现了在手机移动端随时随地处理办公和工作沟通,并逐步实现了业务管理的全面移动化。

(5)实现了合同管理信息化。系统实现了合同准备、合同审批、合同归档的全过程线上电子化管理。合同线上电脑/微信审批,解决了"楼上楼下来回跑""微信电话预约难"等纸质签批问题,大大提高了业务运转效率;所有的审批记录线上留痕,审阅人员添加水印,严格地进行科室权限控制,大大提高了合同信息的安全性；合同到期前提醒、灵活的全字段查询台账等大大提高了合同管理的效率。

总之，综合办公管理平台充分发挥了移动互联网的技术优势，实现了医院行政办公管理的数字化、规范化、一体化和智慧化，从根本上提升了医院内部管理的信息化水平和能力。

四、小结与展望

未来，青岛市城阳区人民医院将搭建一体化办公管理平台，融合办文、办事、办会等业务，打通费用报销、申请办理、药剂/设备申请等各个环节，解决各部门之间流转不畅、数据关联度不高、系统覆盖面不全等问题，有效提高医院的办事效率和服务能力；通过平台及契约锁功能，实现采招业务的院内及外部供应商签约、履约的线上接轨，统一全院内诸如公文、内部邮件、车辆等的综合办公类应用，再次提高信息化对管理效率和工作质量的提升作用。

传染病智慧化监测预警管理系统的应用

青岛市疾病预防控制中心　由励　王晗　王沛

一、项目背景

青岛市作为全国首批沿海开放城市和国际性综合交通枢纽,多种因素导致人口流动性强,发生突发公共卫生事件的风险较高。参考青岛市历年来报告的突发公共卫生事件可以发现,突发公共卫生事件中传染病类占比较大。传染病监测预警系统可以尽早发现传染病发生的苗头,并迅速发出预警信息,快速采取应对措施,这对预防及降低传染病的暴发流行有重要作用。青岛市传染病智慧化监测预警管理系统对于传染病的早期预防和早期发现具有重要意义,为"十四五"期间优化青岛市的传染病监测预警功能、制订科学有效的预警监测策略和防控措施提供科学依据。

二、建设目标

新冠肺炎疫情给公共卫生体系带来了前所未有的冲击,对传染病监测预警系统及突发公共卫生事件应急响应也提出了重大考验。本项目旨在借助传染病智慧化监测预警管理系统,进一步完善监测预警体系,提高传染病监测预警能力,初步建立起传染病早期探测和自动预警机制,作为早期预警传染病流行暴发趋势的重要辅助手段。

三、应用效果

（一）传染病监测预警

增强早期监测预警能力是健全公共卫生体系的当务之急，要完善传染病疫情和突发公共卫生事件监测系统，提高评估监测敏感性和准确性的要求。青岛市传染病监测预警系统依托疫情专网，实现了中国传染病与突发公共卫生事件监测信息系统中的传染病报卡信息实时回落本地，这是各级疾病预防控制机构有效分析利用传染病报告信息，管理系统数据，尽早探查传染病暴发的有效方法，为大数据形势下构建敏感、高效、有力的传染病监测体系提供了新方式。

对于甲类或参照甲类管理的传染病以及较为罕见或高度关注的传染病，国家传染病网络直报系统采用的是固定阈值法。青岛市传染病监测预警系统根据各区、市的不同情况，对达到区级及以上报告响应标准的事件，采用自定义阈值的方式，对医疗机构上报的法定报告传染病监测数据进行自动分析计算，将探测到的疾病异常增加、聚集信号或迟审、漏审等情况通过手机短信发送给各级疾控机构传染病疫情监测人员，使之成为疾控机构与医疗机构之间的一条快捷通道。系统解决了全国统一的突发公共卫生事件报告管理信息系统阈值较高的问题，针对可能会演变为突发公共卫生事件的各类突发事件开展监测，提前一步进行应急应对，有效控制事件的波及范围。

系统采用交叉表、时间序列和回归模型对人群的疾病分布情况进行分析和预测；通过建设协同综合、灵敏可靠的公共卫生监测预警体系，牢牢织密城市公共卫生安全防控网络，显著提升城市疫情监测、预警和响应能力，为疾病防控提供在线实时监测监控，形成多点触发、动态灵敏的预警研判模式，实现科学、可视化的早期预警和发病趋势预测。传染病三间分布可视化展示如图1所示。

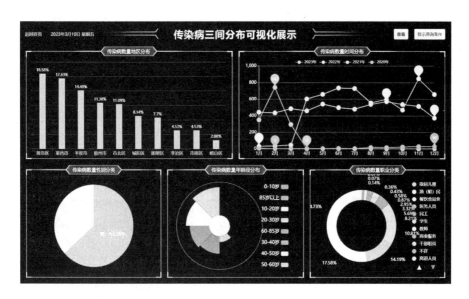

图 1 传染病三间分布可视化展示

（二）智慧化流行病学调查管理系统

2020 年 6 月 2 日,习近平总书记在公共卫生专家学者座谈会上强调,要把增强早期监测预警能力作为健全公共卫生体系的当务之急,进一步完善传染病疫情和突发公共卫生事件监测系统,提高评估监测敏感性和准确性。青岛市传染病监测预警系统是依托国家疫情专网建立的,各级医疗机构上报至中国传染病与突发公共卫生事件监测信息系统中的传染病报卡信息,通过专网实时回落至本地,有利于各级疾控机构充分分析、利用传染病报告卡数据,是尽早、尽快预测判断传染病暴发流行的有效手段。在信息化发展的新阶段,青岛市借助大数据信息技术优势,逐步构建了适合青岛地域特点的敏锐、高效的传染病监测体系。智慧化流行病学调查管理系统如图 2 所示。

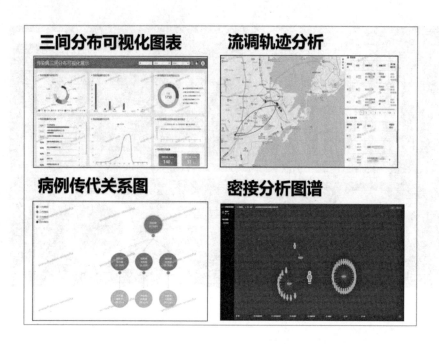

图 2　智慧化流行病学调查管理系统

（三）重点人群管理信息系统

通过与国家大疫情系统对接，实现了重点人员省外协查函、协查工单和发往外省协查工单、本地排查出的乘坐火车/飞机人员的信息和协查报告的流程化、精细化流转，实现了对重点人员集中隔离日常监测、隔离人员上层接触者维护、本土未做核酸人员（管控区、封控区）赋码、隔离人员转阳性之后次密升级为密接的转阳功能、隔离人员统计分析、协查报告折线图、密接报告统计分析和隔离点管理等功能，可实时将重点人群信息推送至市级一体化疫情防控平台，并共享至其他各工作组。重点人群管理信息系统如图 3 所示。

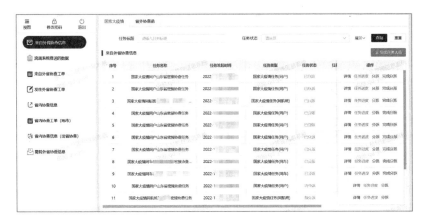

图 3   重点人群管理信息系统

区域健康人群全景分析展望

青岛市第八人民医院　孟庆森

目前,体检是医疗市场化程度较强的一个领域。从体检机构开始,可以搭建医疗健康互联网信息服务平台,逐步过渡到也能服务医疗机构,打通医疗机构与体检机构及康复服务机构之间的障碍,利用互联网/物联网监测终端、大数据、云计算等技术,结合慢病和健康管理医学等业务管理技术,构建健康信息服务平台,对接医院、体检机构,实现医患信息互动,研发基于互联网的健康管理服务质量保障标准体系,建立基于移动互联网的慢病管理新模式,服务社会大众,提供线上/线下整合的连续性健康服务,实现以区域为中心的健康人员健康图谱全景分析。

一、实现线上与线下相结合的互联网服务网络

体检机构在能力水平上的差异没有医疗机构那么明显,通过互联网化的健康服务能迅速积累客户,形成对三级医院的体检机构(包括专业体检机构)的竞争态势。因此,大部分体检机构的互联网化有其内在的迫切需求。

医疗机构可以实现对慢病的确诊。患者来医院确实有"痛点",医患间的医疗知识信息不对称是常态;另外,西医更多的是"专科专病",而患者患病后更需要从营养、运动、药物、心理等多角度进行全面的养病和康复,他们也希望得到更多的信息解读服务和其他帮助服务。可见,除了在医院就医时的短暂服务外,患者还有很长的时间迫切需要信息服务、营养咨询服务、健康管理服务、康复服务等服务,因此,医疗机构可以通过某种方式的引导,让患者进入健康服务信息平台,为其提供良好的院前、院后服务。

互联网化该如何让医疗机构将其患者引导到后续的健康服务上去？笔者认为，首先是让体检机构与医院谈合作，让医院认识到健康服务的价值，形成一个推荐意见，在患者同意的情况下，将其基本信息导入平台，或者在医院树立广告牌，通过二维码等方式实现对体检机构的访问、注册等；其次是给医院提供互联网服务或通过卫生局等机构提供互联网服务，实现移动互联网的预约挂号、报告查询、医患互动等模式，从而换取患者信息的导入。

二、构建面向医患互动的互联网医疗健康服务信息平台

构建面向医患互动的互联网医疗健康服务信息平台的步骤如下：

（1）依托体检、就医机构的对接导入，形成医疗健康服务信息平台的管理对象。

（2）面向管理对象的痛点和需求点，开展互联网健康管理服务，包括知识查询服务、专业信息提供服务、咨询服务、科普教育服务、专业解读服务、线下论坛服务、专业讲座服务、导医服务、康复促进服务、个性化服务等，梳理基本免费服务和个性高端收费服务。

（3）通过相关平台，凭借健康服务实现互联网人群的聚集聚合，依托健康管理服务信息平台，综合保险、医疗、体检、护理等众多健康服务机构，利用互联网信息服务，实现医患之间的有效对接，构建多主体互利共赢的生态圈。

利用互联网开展健康管理服务，是典型的"O2O"互联网服务模式。O2O全称是"online to offline"，即将线下服务与互联网结合在一起，线上提供信息服务，包括个性化筛检、专业解读、科普教育、导医、健康指导等服务，线下实现体检、就医、锻炼、专业论坛、主题讲座等服务。

另外，在政府的规划和架构中，社区卫生服务中心承担着健康管理的任务，在未来发展的医疗联合体中，是以三级医疗中心为核心、社区医疗服务为支撑的体系架构，可以在适当的地区，让这样一个组织架构和服务使用健康管理服务平台（通过政府购买服务或者租用的方式来使用）。

上述构想立足健康服务业，以提高国民健康水平为目标，通过健康管理的有效手段产生社会效益。相关资料显示，健康管理可以节约大量医疗费用（达90%），可以促进"健康兴国"国策的落实，提高社会群体的健康水平；健康管理还可以推进健康事业从治疗为主向预防为主转移，提高"治未病"水平。健康管理的发展可以规范保健品市场，促进部分保健品公司向健康管理转型，促进相关产业和国民经济的发展，培养造就一大批健康推广与健康管理方面的优秀人才。

浅谈急救中心的网络安全管理

青岛市急救中心　　王衍勋

近年来,我国卫生健康领域不断加强全民健康信息化服务体系建设,推动"互联网＋医疗健康"便民惠民服务向纵深发展,院前急救行业持续优化创新、改善服务,以"智慧急救"为建设目标的院前急救信息化系统给人们带来了极大的便利。同时,随着互联网在急救中心信息化系统中的不断扩展,网络安全带来的威胁也日益显现。据统计,自 2018 年以来,每年医院遭受网络攻击的案件数量居高不下,内部网络信息系统遭暴露的医院近千家,就连急救中心也未能幸免,导致医疗机构网络安全事件频发。在网络安全问题日趋严重的今天,急救中心同样面临着严重的网络安全威胁与挑战,如何做好网络安全管理,已成为急救中心高质量发展道路上面临的重要课题。

一、青岛市急救中心网络安全管理存在的问题

(一)网络安全体制机制不健全

青岛市急救中心因规模较小,网络安全建设工作起步较晚,导致网络安全管理经验缺乏。虽然成立了网络安全管理机构,但并未充分发挥其应有的职责和作用,在网络安全应急响应、监测预警、自查自纠、资金保障、人才培养等方面未建立体系机制,网络安全主要工作依赖于信息科,缺乏统一领导,机构内部缺乏沟通和反馈机制,网络安全工作多部门间统筹协调不畅,推动网络安全工作落实缺乏力度;对网络安全的宣传和培训力度也不足,对信息系统使用者的网络安全教育缺乏,部门间安全职责的划分不明确,工作人员网络安全意识薄弱,信息系统出现安全隐患和漏洞无法及时发现。

（二）网络安全专业人员缺乏

管理层对网络安全工作缺乏足够的重视，网络安全专业技术人员配备不足，信息部门缺少网络安全管理经验，对网络安全工作的关注度不高，投入精力不大，网络安全运维及管理落实不到位。网络安全应急演练的开展次数较少，专业度不高，参与人员覆盖面小，网络安全应急处置能力和经验不足。

（三）网络安全经费保障不足

青岛市急救中心作为事业单位，发展经费需严格执行财政预算管理审批制度，用于网络安全管理方面的经费也较少，导致网络安全设备设施落后，安全设备特征库不能及时更新，网络安全等级保护测评不能按法定频次开展，信息系统业务安全设计滞后于业务应用设计，网络安全防御能力得不到保证，导致攻击面扩大。

二、青岛市急救中心加强网络安全管理的对策

（一）建立健全网络安全管理制度体系

做好网络安全工作，管理制度先行。要从青岛市急救中心信息化建设的实际情况出发，建立科学、合理的网络安全制度体系，并充分发挥制度的保证、约束、督促作用。

1.网络安全管理制度建设

从网络安全资产管理、从业人员管理、系统建设与运维管理、数据安全管理等几个维度建立健全网络安全管理制度，内容涵盖网络安全人才建设、应急响应、监督检查、宣传培训、资金保障、绩效评价等内容，使网络安全工作统一规划、统一领导、统一推进有制度保障，机制化、规范化、体系化统筹协调各个部门强力开展网络安全相关工作。

2.强化网络安全责任制

强化网络安全意识，明确安全责任主体，按照"谁主管谁负责，谁使用谁负责"的原则，成立以青岛市急救中心主要负责同志为组长的网络安全和信息化领导机构，加强和规范网络安全信息汇集、分析、研判工作，明确"一把手"为网络安全的第一责任人，分管领导为网络安全的直接责任人，信息科为网络安全的管理责任部门，并拟定责任清单，同时明确网络安全管理人员和信息系统使用人员的责任，实行网络安全"网格化"管理，树立全体、全局的网络安全责任意识，并建立责任追究制度，确保所有人员明晰自己的安全责任，提高所有工作人员的网络安全风险和防范意识。

（二）加强网络安全设备设施建设

按照国家标准化管理委员会发布的网络安全等级保护制度 2.0 标准"一个中心、三重防护"的纵深防护框架，以安全管理中心为基点，完成计算环境、区域边界、通信网络三个方面的信息安全保障。依据安全规划顶层设计，搭建分层、分域的安全模型，针对网络安全、主机安全、身份安全、应用安全、数据安全等，分别制订相应的网络安全技术架构设计，满足网络安全防护的需求。在每个安全域边界，可根据实际情况部署合适的网络安全设备，如防火墙、网闸、堡垒机、入侵检测 IPS、防火墙、安全网关、安全准入、网络日志审计、数据库日志审计、态势感知设备等。安全设备部署完成后，要根据业务运行情况设置详细的安全策略，保证每个安全域的网络安全。此外，要关注网络安全设备特征库的时限，定期升级特征库，以确保能识别新型网络病毒和安全威胁。

（三）加强网络安全运维管理

1.建立网络安全运维团队

青岛市急救中心应当建立网络安全运维团队，可以自己组建，也可以外包给第三方服务机构。网络安全运维团队既要有丰富的网络安全运维经验，又要有较强的学习能力，保证能及时更新网络安全知识结构。此外，网络安全运维人员必须有强烈的责任心，要严格按照既定的管理制度完成网络安全运维工作。

2.做好网络安全运维工作

网络安全运维工作要充分运用安全技术与设备设施，做好网络安全服务体系的运行管理，落实好安全岗位人员对资产、风险、基线、漏洞扫描、渗透、演练重保等各项安全任务的有效执行，对运维结果及时分析，形成安全运维体系的持续改进机制。要从全局视角采集全网多源安全数据，通过数据挖掘、数据融合，研判全网安全态势，及时发现网络中存在的安全威胁，增强信息系统的安全保障能力。

3.定期开展网络安全应急演练

要结合业务实际情况制订网络安全应急预案，并定期开展覆盖人员范围广、针对性强的网络安全应急演练。通过演练，让职工熟悉自己的应急角色，提高职工及早发现网络安全隐患的能力，提高应急队伍开展应急响应和处置的能力，进一步检验、改进网络安全应急预案，提高青岛市急救中心处置网络安全突发事件的能力。

三、总结

随着"互联网＋"与院前急救业务的不断融合，网络信息系统在为人们带来优质、高效服务的同时，也对青岛市急救中心的网络安全管理工作提出了更高的要求。我们要充分认识到自身在网络安全管理方面存在的问题和面临的风险挑战，建立健全网络安全管理制度体系，强化网络安全责任制，加强网络安全设备设施建设，做好网络安全运维，定期开展网络安全应急演练，提高应急处置能力，保障网络信息系统的安全稳定运行，助力院前急救事业的高质量发展。

参考文献

［1］胡海民.网络安全等级保护2.0背景下医院网络安全建设研究［J］.无线互联科技,2022,19(23):153-155.

［2］刘翰腾,王毅,陈宗耿,等.现代医院网络安全管理面临的挑战和对策［J］.中国信息安全,2022(7):55-58.

［3］黄彪.探究医院信息化建设中的网络安全与防护策略［J］.网络安全技术与应用,2022(12):104-106.

院前急救移动支付及财政电子票据管理平台设计

青岛市急救中心　王衍勋

为全面贯彻落实数字中国、数字强省、数字青岛的规划部署,进一步提升信息化便民、惠民服务水平,聚焦群众的痛点、难点、堵点,让市民"少跑腿",数据"多跑路",为患者提供更加高效、优质、便捷的院前急救服务,结合事业单位收费管理相关规定,青岛市急救中心设计了院前急救移动支付及财政电子票据管理平台。

一、建设目标

建设院前急救移动支付及财政电子票据管理平台,是为了在完成院前急救服务后,患者可通过手机扫码的方式支付院前急救服务费用,相关费用直接进入财政专户。支付系统后台自动生成对账单,供财务人员对账使用。收费结束后,救护车上的医务人员通过移动终端实时为患者开具电子票据,电子票据可发送到患者的电子邮箱,或通过微信公众号等互联网平台供患者下载。

二、系统设计

（一）技术架构

院前急救移动支付及财政电子票据管理平台的技术架构(见图1)包括展现层、应用层、数据层和物理层。

1.展现层

展现层为系统用户操作网络界面及手机端的操作页面。平台用户通过系统网络界面进行票据库存管理、开票、票据核销等相关的业务操作,而交款人通过手机端进行缴费、获取票据等相关的业务操作。

2.应用层

应用层的核心功能包括基础信息管理、票据管理子系统、票据交付子系统、票据核对子系统、票据入账管理子系统、执收单位自动打票系统、监控分析子系统及连通电子票据管理系统的外部接口。

3.数据层

数据层主要是数据信息的存储,包括 FastDFS 小文件存储、业务信息数据库和基础信息数据库。

4.物理层

物理层表现为实体的系统载体,包括自助打票机、签名服务器、应用服务器、数据库服务器等物理硬件设备。

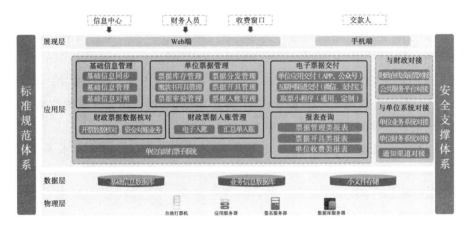

图 1　技术架构

(二)技术路线

部署签名服务器、院前急救移动支付及财政电子票据管理平台服务器,通过金宏网与青岛市财政局的相关系统联网,并与院前急救调度指挥系统、财政局相关系统数据互联互通。院前急救服务完成后,医护人员通过移动信息终端,经调度指挥系统向院前急救移动支付及财政电子票据管理平台发起收款请求,平台返回收款二维码,患者通过手机扫码支付费用。支付成功后返回电子票据,并经签名服务器签字盖章后,发送至患者"电子票夹"小程序和电子邮箱。

157

（三）系统流程

1.移动支付

移动支付的系统流程如下：

（1）"单位业务系统/App"根据实际情况进行费用计算，请求生成缴款二维码。

（2）"院前急救移动支付及财政电子票据管理平台"生成缴款二维码并返回至"单位业务系统/App"，"单位业务系统/App"出具缴款二维码并给到交款人。

（3）交款人扫描缴款二维码，进入"统一支付平台"支付页面，在网页上显示应缴信息及可用的支付方式（包括微信、支付宝、银联等），缴款人确认缴款信息无误后选择支付方式进行支付。

（4）"统一支付平台"根据用户选择的支付方式跳转到相应的支付渠道的缴款页面，交款人进行支付。

（5）支付完成后，支付渠道将支付结果反馈给"统一支付平台"，平台进行缴款确认。

（6）"统一支付平台"通知"财政非税电子票据管理系统"，确认缴款。

（7）"财政非税电子票据管理系统"通知"院前急救移动支付及财政电子票据管理平台"，确认缴款。

（8）"院前急救移动支付及财政电子票据管理平台"通知"单位业务系统/App"缴款完成。

2.开具电子票据

开具电子票据的系统流程如下：

（1）"院前急救移动支付及财政电子票据管理平台"进行缴款确认，并开具电子票据。

（2）电子票开具后，通过票据信息回写接口，将电子票据信息回写"单位业务系统/App"，并异步请求财政监制。

（3）交款人通过登录"电子票夹"小程序，获取电子票据。

3.票据通知

电子票据可以通过电子邮箱、"电子票夹"小程序等方式交付给交款人。

4.退费处理

退费处理的系统流程如下：

（1）缴款人向收款人提交退付申请。

（2）收款人审批通过后，工作人员在"单位业务系统"中提交退付申请，并将相应审批资料上传附件,"院前急救移动支付及财政电子票据管理平台"接收退付申请,并将退付申请及审批材料推送到财政部门。

(3)财政部门的工作人员进行审批,审批通过后,根据退付规则生成退付报文,并发送报文给适配器,适配器转发退付报文给相应的代理银行,代理银行执行相应的退付指令,退款给交款人。

(4)退款后,代理银行向适配器反馈退款结果,适配器向财政非税票据管理系统反馈退款结果,财政非税票据管理系统向"院前急救移动支付及财政电子票据管理平台"反馈退款结果,"院前急救移动支付及财政电子票据管理平台"向单位业务系统反馈退款结果。

(5)收款人在接收到退付结果后,用户操作单位业务系统,调用"院前急救移动支付及财政电子票据管理平台"系统冲红接口,完成票据的冲红。

5.票据冲红

票据冲红的系统流程如下:

(1)电子票据未换开纸质票:在这种情况下,业务系统通知"院前急救移动支付及财政电子票据管理平台"该笔业务已退费,需要对对应的电子票据进行冲红处理。平台收到通知后,将电子票据状态修改为"已冲红",同时开具一张红票。

(2)电子票据已换开纸质票:在这种情况下,单位首先需要收回已换开的纸质票据,盖作废章。同时,业务系统通知"院前急救移动支付及财政电子票据管理平台"该笔业务已退费,需要对对应的电子票据进行冲红处理。平台收到通知后,将电子票据换开的纸质票进行作废,同时将电子票据状态修改为"已冲红",同时开具一张红票。

(3)部分退费:在这种情况下,除前面两种情况所描述的收回已换开的纸质票据进行作废,对电子票据进行冲红处理外,还需要开具一张未退费金额的电子票据。

系统流程如图2所示。

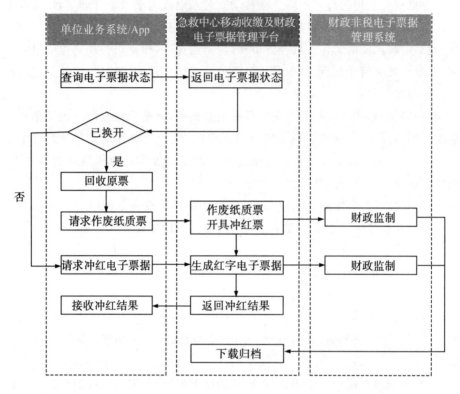

图2 系统流程

三、总结

院前急救移动支付及财政电子票据管理平台上线后,方便了患者支付院前急救服务费用,规范了青岛市急救中心的资金管理,患者可通过互联网获取院前急救服务电子票据,避免了患者因票据丢失需要补开而跑腿的烦恼。

急诊儿科挂号系统流程优化

山东大学齐鲁医院(青岛)　王志祯

2020 年以前,山东大学齐鲁医院(青岛)考虑到给患者提供便捷的就医环境,将儿科急诊放到了急诊中心。急诊中心位于医院东侧,包括急诊预检分诊、急诊内科、外科、神经内科、留观、收款、药房等科室和部门,已经建立了完善的急诊信息系统。

疫情期间,患者就诊数量明显增加,为分流患者,减少交叉接触,医院决定把儿科急诊从急诊科分离出来,迁至医院门诊楼西侧的儿科门诊中心,并在门诊儿科诊区建立了儿科急诊的诊室和留观室。为此,医院信息系统需配合为急诊儿科重新建立预检分诊和挂号信息化流程。

一、增加床位

新增急诊儿科留观室为医护工作提供了便利,但在医院信息系统中,留观室的床位需要与急诊留观抢救室的床位分开,单独成立急诊儿科留观室,在医院信息系统中新增相应床位,在急诊系统中同步设置床位。为了工作方便和实现统计功能,系统增加了留观室分类。

二、预检分诊

患儿及其家属到达急诊儿科后,由预检分诊护士通过"一看、二问、三查体"的方式收集病情资料,进行初次分诊,具体步骤如下:

(1)在系统中登记患儿基本信息,包括姓名、年龄、检测体温等信息。

(2)结合国内儿科急诊就诊现状,系统制订了五级预检分级系统界面和

PAT 分诊评估表,包括患儿一般情况(如意识、面色、反应等)、呼吸系统情况(如呼吸频率、呼吸深度、呼吸音等)、循环系统情况(如皮肤温度、皮肤湿度、毛细血管充盈时间、尿量等)。

(3)实现信息数据共享,预检分诊信息可以自动传输到医生的电子病历系统中。

三、打印分诊码

急诊儿科与门诊儿科护士站共用电脑,安装热敏打印机用于打印分诊码;在调试配置文件中指定打印机。

四、挂号

急诊科的挂号流程是先预检分诊,打印分诊码,患者持分诊码到人工窗口挂号。但在本案例中,新成立的急诊儿科诊区与急诊科相距较远,新建立的区域没有急诊收款等辅助科室,患者分诊后再到急诊收款处挂号十分不便。为了方便患者及其家属就诊,在急诊儿科增加了两台自助设备,因此在信息系统中优化设计了如图 1 所示的自助挂号流程。

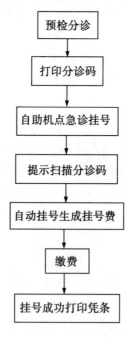

图 1　自助挂号流程

在大数据时代,电子信息系统正广泛应用于各医院,山东大学齐鲁医院(青岛)儿科急诊顺应时代需求,优化了信息化分诊系统。经试用,优化后的系统流程完整,适用于儿科急诊应用环境,解决了儿科急诊独立区域的接诊需求。建立新流程后,信息化分诊系统在山东大学齐鲁医院(青岛)儿科急诊中发挥了积极作用,收到了良好效果。

系统更换过程中商业目的统方防范策略

青岛市第六人民医院　孙珍娟　傅申龙

《医疗行业九不准》第六条明确规定,不准为商业目的统方,即严禁医疗卫生人员利用任何途径和方式为商业目的统计医师个人及临床科室有关药品、医用耗材的用量信息,或为医药营销人员统计提供便利。商业目的统方触犯了《中华人民共和国刑法》第二百八十五条,将构成非法获取计算机信息系统数据罪。

商业目的统方不仅在商业贿赂的链条中充当了不光彩的一环,还会对医院的公众形象和社会满意度产生恶劣影响,是医院工作人员不能触碰的法律红线。随着此类问题的不断发生,各类医疗机构都在不同程度上采取了措施进行防范。青岛市第六人民医院于2022年7月进行了医院信息系统的更换,更换过程中就防止商业目的统方谈以下几点体会。

一、梳理更换的系统中涉及统方数据的点位

梳理更换的系统中涉及统方数据的点位如下:

(1)部分业务终端操作人员。部分业务终端操作人员能接触到统方数据,如收款处可以查询收费明细,各药房模块能查到处方信息,医生站、护士站可以查询收费的详细信息,物资模块操作人员有高值耗材的出入详细记录,收费办可以查询所有患者的收费明细。

(2)能访问数据库的人员。主要是信息科数据库管理员和收费、药品、耗材等业务模块的工程师,他们能直接访问数据库,且了解数据库结构,又具有计算机语言操控能力。还有一部分终端操作人员可以通过软件中带有的脚本编写

工具进行数据库查询。

（3）攻破医院网络防护的非法入侵人员。这类人员包括那些能通过互联网攻破医院网络防护的非法入侵人员、通过医院内网端口非法接入网络的人员和能访问数据库并解析里面的数据的人员。

二、建立防范策略

（一）制度约束

青岛市第六人民医院采取的制度约束措施如下：

（1）建立医院防统方管理制度，建立了《青岛市第六人民医院防止违规统方管理实施细则》，定期对医院全体员工进行培训，加强员工的风险意识，让工作人员牢固树立"商业目的统方是不能触碰的法律红线"的意识。针对信息科工作人员加强宣传，每季度开展一次专题培训。让相关人员学习商业贿赂方面的制度，学习医院因商业目的统方的案例，吸取教训，提高科室工作人员的风险意识。此外，还让信息科工作人员和各业务系统工程师每半年签订一次保密承诺书。

（2）开展医院网络安全培训，让大家都知道医院内网与外网实行物理隔离，内网终端不能接入 U 盘、移动硬盘等外设，不能私自接入终端，不能给外人提供接入的便利，防止出现内部人员提供非法接入的情况。

（3）规范权限管理，各终端操作人员的权限分工明确，由各对口部门进行权限配置，如医务科管医生权限，护理部管护士权限。对于因业务需要进行的统方行为，申请科室填写查询申请表，请科室主任、科室分管领导、信息科主任、信息分管领导、监察科主任签字后，指定终端进行查询。把纸质申请送监察科备案，申请人员签署保密协议书。

（二）技术防范

青岛市第六人民医院采取的技术防范措施如下：

（1）对于正常业务系统中能接触到统方数据的，从软件系统上做好防范，只提供必需的明细字段，尽量减少工作人员获取完整统方数据的途径，不提供数据导出功能。如对这方面的数据可以逐条翻看明细，但不能进行信息汇总，不提供导出功能。能实现统方内容的报表做到专人专责。

（2）对于能访问数据库的技术人员，信息科工作人员的数据库管理跟服务器管理分开，每位操作人员都有独立的登录账号，新系统的数据库只能通过堡垒机访问，可以留痕，能进行回查；开启了数据库日志审计，定期回查有无统方的异常行为。

（3）加强医院网络安全性建设，所有内网、外网终端登录都需要安装准入软件，获取准入权限，安装杀毒软件，防止公共区域的端口被外来设备接入，访问内网的情况。定期升级杀毒软件、防火墙，做好网络防护。所有的业务终端实行 MAC 地址绑定 IP 地址的模式，一旦出现统方行为，可以准确追溯到主机。

（三）技术监督

技术监督措施方面，及时接入医院防统方软件，在更换系统前做好接口对接，等系统更换完成后可以直接切换物理链接。新旧系统的核心交换机是不同的，切换要在第一时间完成，防止新旧系统切换缺少监督的空档过长。防统方设备旁路接入核心交换机，所有的数据查询都通过防统方软件。监察科是防统方软件的监督执行部门，每天查询防统方软件的报警提示信息，逐项排查出现的涉及统方的内容，正常业务流范围内的予以通过，异常的逐条梳理，核对数据产生的源头。新系统切换后，尤其是切换初期，需要梳理排除业务流中报警的非统方行为语句。

三、结语

以上种种都是笔者在此次系统更换过程中整理的防统方防范内容，目的就是从制度上、技术上、监督上杜绝统方行为的发生，使工作人员做到不能统、统不到、不敢统，提高信息化服务水平，提高医院的行业风气建设水平，更好地服务患者。

基于深度学习的卡证信息识别系统研究及应用

青岛市黄岛区中心医院　李守艳

由于移动互联网的迅速发展,移动支付已经成为当前主流的支付方式之一。在生活中,很多场景会涉及银行卡和身份证的绑定与识别。随着实名制的普及,生活服务和各大网络应用软件皆要求用户输入身份信息或上传身份证图片来核实用户信息。

随着经济的发展,各大银行推出的银行卡种类日渐繁多。虽然这些银行卡最终都可被归为储蓄卡和信用卡两类,但在需要输入卡号的场合,其纹理与字体常常给用户造成不必要的麻烦。银行卡卡号本身冗长烦琐的无序数字分布,加之上面所述的纹理和字体问题,常导致卡号读错、键入错误等,这些问题都大幅降低了用户体验,以人工输入为主的身份信息录入也增加了流程的烦琐冗余。

银行卡不同于身份证、证券等具有固定版画和数字分布格式的卡片,用户拍摄的银行卡图像存在光污、卡号字面凹凸、数字不同、银行不同等问题,情况复杂。因此,针对我国的银行卡情况设计一个有针对性的、基于深度学习的卡证识别系统具有重要的实际应用价值。

一、相关技术研究

(一)传统图像算法

2012 年之前,字符识别的主流算法依靠传统的图像处理技术和统计机器学习方法来实现,即利用光学技术和计算机技术将印刷或写在纸上的文本读出来,再将其转换为计算机可接受和人们能理解的格式。传统的字符识别方法可

167

分为图像预处理、字符识别和后处理三个阶段。

在图像预处理阶段,有完整的文本区域定位、文本校正、字符切割等处理,图像预处理一般包括灰度化、二值化、倾斜检测与校正、线词分割、平滑、归一化等,核心技术包括连通域分析、区域特征提取、仿射变换、图像二值化、投影分析等;在字符识别阶段,对切割字符的识别通常使用人工设计特征(如 hog 特征等)或 CNN 特征,然后使用机器学习分类器(如 SVM 等)进行识别;在后处理阶段,大多使用规则、语言模型对识别结果进行校正。

传统的字符识别方法可以在简单的场景中取得良好的效果,但每个模块的参数需要在不同的场景中独立设计,相关的工作烦琐,而且在复杂场景中很难设计出具有良好泛化性能的模型。

(二)深度学习算法

随着计算机视觉领域中深度学习的应用范围不断扩大,图像文本识别在不同场景下的应用也在不断拓展,出现了很多非工业场景下的应用,比如医药包装的文字、各类金属零部件上的文字、集装箱表面喷印的文字、商铺 Logo 的个性化文字等。

目前,文本识别的重点已经逐渐从传统的识别方案转向深度学习。在深度学习时代,文本识别框架越来越简单,目前主要有两种方案:一种是两阶段文本识别方案(两阶段分别是文本行检测和文本识别),另一种是端到端文本识别方案。

1.两阶段文本识别方案

在该方案中,首先定位文本行位置,然后确定已经定位的文本行的内容。文本行检测主要分为基于文本框回归的分割、基于案例的分割以及基于回归和分割的混合方法。在检测能力上,两阶段文本识别方案也逐渐从多向矩形框发展到多边形文字。目前,两阶段文本识别方案的研究重点是解决任意形状文本行的检测问题,文本识别已经从单词检测发展到文本序列识别。文本序列识别主要分为基于 CTC 的方法和基于注意力的方法。

2.端到端文本识别方案

虽然两阶段文本识别方案可以实现场景文本识别,但其合并两步方法的结果仍然需要大量人工干预,并且会增加时间消耗。端到端文本识别方案可以同时完成检测和识别任务,大大提高字符识别的实时性。通过该方案,可以实现文本行检测和文本识别的任务,还可以提高文本识别的实时性,因为这两个任务是在同一个模型中训练的,两个任务可以相互促进。

二、数据技术点分析

数据技术方面的困难主要针对银行卡卡号本身冗长烦琐的无序数字分布和银行卡复杂的背景及纹理字体问题。网上提供的数据为少量监督性标记四位元数据组,无完整标记卡片数据组,无法有效地进行深度学习网络特征挖掘训练,层卷积参数搜索困难,定位精度偏差难以消除,且数据凸起卡片和数据平滑卡片无法使用传统的阈值适应法进行背景噪声消除。

识别系统需要满足客户多场景使用的实际需求,因此需要考虑到模型数据的增强部分,为此需要结合多种场景进行分析,比如光照、阴暗、卡片磨损、字体差异等。原始数据给出的四位元数据格式单调,难以满足高泛化性模型训练的需求。

数据的数量不足需要进行大批量模拟数据扩容,但是过多的增强数据会扰乱数据空间分布的合理性,使数据的规模与质量之间难以找到合适的平衡点。因此,大任务量的清洗与硬合理性回归运算操作是不可避免的。

三、系统设计

（一）数据处理模块

通过分析发现,数据基本都是由四元字符组构成的简单且无噪点的数据。在查阅了大量资料之后,笔者采取了基于分割旋转融合实现任意角度检测的方法和基于卷积区域生成网络(RPN)改良的文本检测网络。其中,前者的典型代表是 R2RPN 提出的多角度旋转候选框结构;后者的典型代表是在 2016 年计算机视觉国际会议(CCV 会议)上发表的经典的"垂直锚点检测＋文本线连接算法"检测模型。

针对数据不足、泛化性噪声数据缺失、环境真实模拟数据稀少以及大幅度依赖增强数据导致的数据池质量变差等问题,笔者采取了以下措施:

（1）Selenium 模块化爬虫样本扩容,纵向暴力加深数据池。

（2）多环境场景分析式数据大倍率扩容,再次横向拓容数据池。

（3）噪声方法随机添加,加强模型对低分数据的识别稳定性。

（4）应用笔者和他人共同设计的多 Mask 池方法,粗清洗大样本数据池,再进行传统数据回归工作,从而保证了整个数据池的数据可靠性。

（二）模型检测与识别算法

在进行了四次大规模训练记录模型实验后,观察实验结果进行任务适应性评估,将在实验中得到良好测试结果的文本检测网络(CTPN)作为主体进行参数调整。

在识别部分,选择基于深度抽取的架构进行优化,在整个改造过程中,识别部分遇到的结构调整与损失优化问题包含:①背景的高泛化性需求,难以适应的多主题差异性变化;②使用当前流行字体的银行卡增多,卷积观察层的参数分布震动较大;③银行卡种不同造成的不定长序列识别问题。

针对以上问题,采取的解决措施有:①粗分类预处理,避免大类别卷积特征适应震荡;②多尺度提取特征,融合多种尺度上的字体边缘效应特征,进行乘方放大;③不定长权值补充调整权衡,送入调整权值恒重的序列补长损失函数,进行 BP 自优化计算。

在初步分析数据时,针对实际生活中的银行卡往往存在污损、拍摄环境光照多变、卡号字体难以界定等识别难题,笔者选择对这部分数据进行模拟扩容,构建增强管线(pipline),进行数据的批量可控倍率增强。采用随机灰度覆盖模拟卡号污损,随机旋转一定角度模拟拍摄微倾斜,随机像素三通道值域微调模拟不同的光照条件,多噪声随机加取制造模糊图像,部分像素采用超像素表示。检测增强示例如图 1 所示。

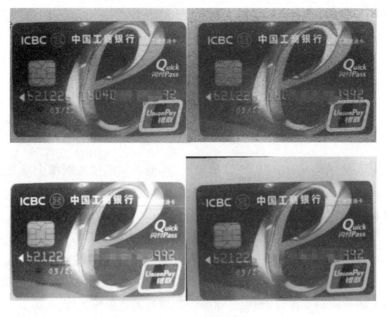

图 1　检测增强示例

　　分析当前的任务可知,由于图像的文本目标往往在整个图像中占比15%~19%,与传统文本检测中以10%~15%为检出分割、融合候选域的初衷设计有很大的不同。单字的高鲁棒性特征提取设计反而会给高占比连续目标检出图像造成一定的精度损失。另外,此类文本识别业务涉及的大部分场景均为任意角度变化峰值较小的场景,在这样的前提下,对大倾斜、大角度旋转设计的多点拆分检测架构带来的广义上的性能提升,将影响针对当前任务匹配的场景模型任务适应性。

　　架构中的BLSTM语意抽取则将文本行看成一个字符序列,而不是一般物体检测中单个独立的目标。同一文本行上,各个字符图像间可以互为上下文,在训练阶段让检测模型学习图像中蕴含的上下文统计规律,可以在预测阶段有效提升对文本块的预测准确率。图2所示就是一个此类识别案例。

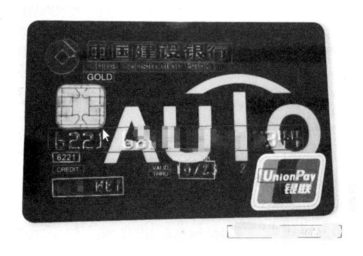

图2　红色置信度高检出框占比较大,且位置较为精准

四、总结

　　在本文中,笔者针对手动输入卡证信息效率低,卡证自动识别在存在光污、凹凸字、银行卡版画等情况下识别效果不佳等问题,设计并实现了一个基于深度学习的卡证信息识别系统,构建了Incept多尺度融合改造与经典序列检测模型,实现了自主式的精准卡号匹配读取。使用人员可以简单地将用户的公开信息照片批量收集后导入上传系统,实现便利、快速地将信息录入征信数据库的目的。该系统具有良好的跨平台性,并搭建了高可用性的数据库存储系统。

参考文献

[1]董延华,陈中华,宋和烨,等.改进特征匹配算法在银行卡号识别中的应用[J].吉林大学学报(理学版),2018,56(1):126-129.

[2]包艳艳,张雨烟,赵婷.图像处理技术在银行卡识别中的应用[J].长江信息通信,2022,35(8):119-121.

[3]贾树林,郭磊,马双宝,等.基于模式匹配的银行卡卡号定位与识别算法[J].武汉纺织大学学报,2021,34(6):60-65.

[4]邸平.基于卷积神经网络的银行卡数字识别研究[J].电脑与信息技术,2021,29(5):7-10.

[5]徐毓凯,杨国平.基于Sobel算子的银行卡号识别研究[J].计算机与数字工程,2021,49(8):1672-1675.

[6]陈乙麟.场景文字识别系统的设计与实现[D].北京:北京邮电大学硕士学位论文,2020.

[7]姚妮,刘传博,高政源.基于深度学习的银行卡号识别系统[J].信息技术与信息化,2020,247(10):100-103.

[8]阮章媛,陈丽娟.基于深度学习的银行卡号识别系统[J].网络安全技术与应用,2020(10):61-63.

[9]胡潇晗,杨立.基于深度学习的银行卡号识别系统设计与实现[J].信息技术与信息化,2020(1):76-78.

[10]董延华,陈中华,蔡喜欣,等.基于OpenCV的银行卡号识别算法研究[J].吉林师范大学学报(自然科学版),2017,38(3):120-123.

基于知识图谱的医疗知识问答系统研究及应用

青岛市黄岛区中心医院　李守艳

在飞速发展的互联网时代，人们的学习、工作和生活中无不充斥着网络的身影。在医疗产业迅速发展的背景下，结合国内现阶段的医学水平，看病难和信息过载的问题日益显著，如很多患者排号看病要等很长的时间等。此外，随着人民生活水平的提高，对医疗知识的科普也日益成为人们关注的重要问题，如养生保健等已经逐渐成为人们的日常话题。然而，大多数社区医院或乡镇卫生室的宣传画册过于专业，普通大众并不能通过此种方式来解答自己的疑问，这就使更多的人倾向于通过互联网搜索医疗健康相关的知识和信息来满足医疗咨询和自我诊断的需求。

在"互联网＋"医疗和信息时代的冲击下，搜索引擎成了满足人们需求必不可少的工具。而在一般情况下，当人们通过搜索引擎进行医疗咨询和自我诊断，搜索疾病和健康等其他相关内容时，其得到的结果大多无法满足用户的真正需求，而且现在比较通用的医疗网站大多过于专业、复杂，对于普通用户来说，在使用方面可能有些困难，这导致普通用户需要花费大量时间和精力去在大规模的数据中筛选查找自己需要的信息，但即便如此，有时用户也无法得到自己想要的结果。

为了解决上述问题，使人们能够通过人机交互完成简单的自我诊断与治疗，满足人们对医疗养生知识的科普需求，笔者设计并开发了一个基于知识图谱的医疗知识问答系统，将网页的医疗文本数据以及其他权威书本内容进行了收集、汇总与总结，构建了知识图谱来存储实体及实体间的关系，搭建了简单的医疗知识问答系统，对问句进行医疗实体类别提取，使用用户常用的问答类型进行问句筛选与匹配,针对问答类型查询数据库,将查询结果展示给用户。

一、相关技术研究

(一)知识图谱

知识图谱是结构化的语义知识库,用于迅速描述物理世界中的概念及其相互关系,图谱中的节点表示实体或概念,边表示属性或实体间的关系,二者共同构成一张语义网络图。知识图谱通过对复杂的文本数据进行有效加工、处理、整合,转化为清楚简单的"实体一关系一实体"三元组,最后整合大量知识,实现知识的快速响应与推理。

从用途的角度来看,知识图谱能够用来帮助人们快速简便地发现信息;从技术的角度来看,知识图谱包含了知识建模、知识获取、知识存储、知识应用等一整套的相关技术;从数据模型的角度来看,知识图谱其实是一种结构化的语义知识库,其基本组成单位是实体一属性一关系,即一个具有有向图结构的知识库。当前,人工智能(AI)技术可以粗略地划分为感知智能和认知智能两大领域,知识图谱技术就是认知智能领域的主要技术之一,是 AI 技术的重要组成部分。知识图谱也是位于智能大数据研究前沿的课题之一,它以独有的技术优势(比如渐增式的数据模式设计、现有 RDF 和 OWL 等标准的支持、良好的数据集成等)顺应了信息化时代的发展需求,同时具有较强的语义搜索能力和知识推理能力。

在智慧医疗医学应用领域,随着区域卫生信息化及网络医疗信息系统的出现与发展,人们积累了海量医学数据。对这些海量医学数据进行处理,从中提炼所需信息并加以管理维护和共享应用是实现智慧医疗、推动医学智能化的关键所在,也是实现医疗科普检索、电子病历、临床诊断、医疗质量管理及健康档案智能管理和处理的基石。就目前来看,医学是知识图谱技术应用最广泛的垂直领域之一,上海曙光医院构建的中医药知识图谱就是这方面的典型代表。

(二)问答系统

问答(Q&A)系统是一种综合了多种技术的复杂系统,是信息检索系统的一种高级形式。针对问答系统的研究包含三个基本问题:第一,怎样分析问题;第二,怎样依据分析结果缩小答案范围;第三,怎样从可能出现答案的信息模块中抽取答案。问答系统采用自然语言处理(NLP)技术,其特点是对用户问句的理解更加人性化,同时可以更加高效地检索信息来生成正确答案。

问答系统的体系结构可以分为问题处理、信息检索和答案抽取三部分。第一部分问题处理是对用户给出的用自然语言表示的问题进行预处理,分析问句的词性、句法、语义等信息,得到用户问句中的关键词、问句的关注点、问句所属的类型等;第二部分信息检索是通过使用传统的信息检索技术获取答案可能存在的文档并进行排序;第三部分答案抽取是对筛选出的候选文档进行词性、句法和语义等方面的分析,根据得到的用户问句所属类型查询数据库,抽取出答案后回馈给用户。

(三)网络爬虫技术

抽象地说,网络爬虫是指按照一定的方法或规则,自动抓取网络信息的一种脚本或程序。形象地说,如果把互联网比喻成一张"网",那么可以将网络爬虫视为在这张"网"上来回爬行的"小虫子",这些"小虫子"通过网页链接地址查找网页,通过特定的搜索算法确定搜索路线。确定的搜索路线通常从网站的某个页面开始,读取网页内容,在该网页中查找其他链接地址,然后通过这些链接地址查找下一个网页,反复循环,一直持续到该网站的所有网页都被抓取结束为止。

二、医疗知识图谱的设计与构建

医疗知识图谱的设计主要包括对预处理数据结果格式的设计和对数据库实体及实体间关系的设计。医疗知识图谱的构建主要包括数据的处理和存储,其中数据处理主要是对半结构化数据的处理,处理后的数据最终存储在 Neo4j 图形数据库中,从而完成对知识图谱的构建。

(一)数据存储结构设计

从医疗网站上抓取数据之前,首先要对医疗网站的结构有一个深入的了解,确定需要提取的数据信息,再进行网络爬虫脚本的实现。本项目对选用的医疗网页的半结构化数据进行提取、处理并封装成 json 文件,json 文件的主要内容如表 1 所示。

表 1　json 文件的主要内容

名称	含义
name	疾病名称
description	疾病简介
categories	所属科室
prevent	预防措施

名称	含义
cause	病因
symptoms	症状
medical_insurance	医保情况
susceptible	易感人群
prevalence_rate	患病率
complication	并发症
infection_way	传染方式
treat_department	就诊科室
cure_way	治疗方式
cure_time	康复时间
cure_rate	治愈率
cost	花费
inspect	要做的检查
recommand_drug	推荐药物
common_drug	常用药物
recommand_food	宜食
tabu_food	忌食

（二）知识图谱源数据获取

1.数据获取流程

设置要爬取的网页 url 信息，设置浏览器请求头部，创建 data 字典用于存放抓取的原始数据信息。借助 urllib 下载获取 html 文本内容，使用 lxml 库解析出 xml 内容，按照网页布局，根据需求在 data 字典中主要存储 url、basic_info、cause_info、prevent_info、symptoms_info、inspect_info、food_info、drug_info 等关键字信息；按照设计需求，使用 xpath 在 xml 文档中查找并解析所需要的信息，对获取的每条信息进行数据清洗，去除多余的空白字符。

医疗网页中的并发症属性属于非结构化数据，需要对其进行中文分词提取关键字处理。在这里，笔者采用基于规则字典的分词方法，结合双向最大匹配算法完成对并发症属性的提取。使用 mongodb 数据库对处理好的数据进行存储。然后,对 mongodb 数据库中的数据按照设计的 json 文件字段格式进行二次处理并存储,生成 medical.json 文件。数据处理的详细流程如图 1 所示。

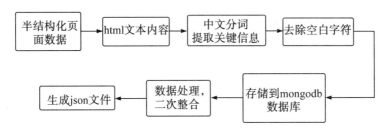

图 1　数据处理过程

2.数据获取的实现

笔者以获取基本信息 basic_info 为例来说明对网页半结构化数据的处理。设置 basic_data 字典用于存储疾病名称、疾病简介、疾病所属科室等信息。由于网页的半结构化数据容易获取疾病名称等信息,因此在获取疾病名称后,将网络爬虫抓取到的疾病名称信息导出到 disease.txt 文件中作为数据字典。在获取并发症信息时,采用基于规则字典的中文分词方法,将获取的 html 信息进行双向最大匹配,提取关键字,确定并发症名称,并存储到 mongodb 数据库中。

完成上述步骤后,基于 json 文件设计属性,对数据进行二次清洗和处理。设置停用语料库 stop_words,创建 data、data_modify、key_dict 三个字典,停用语料库 stop_words 中包含字母 a～z、数字 0～9 以及人工标注的停用词如"的""啊""唉""嗯"等,用于对数据进行二次清洗和处理。key_dict 字典是人工创建的属性为中文—英文对应关系的字典,data 字典用于记录中文属性与中文内容的对应关系,而 data_modify 保存的是英文—中文内容键值对。data 字典经 key_dict 字典转换和规范化处理得到 data_modify 字典。将整理好的结构化数据存储到数据库的 medical 集合中并导出 txt 文件,用于问答系统问句,分析检索中提取的关键字等信息。

(三)构建知识图谱

1.知识图谱的设计

构建医疗知识图谱前,首先要设计好知识图谱的三要素,即实体、属性和关系。本项目基于网络爬虫获取并处理得到的结构化数据,根据大众患病后对疾病查询的需求以及人们对健康膳食和养生的关注度,设计了 7 类知识图谱节点和 10 种实体间关系。知识图谱的 7 类节点如表 2 所示,知识图谱的 10 种实体间关系如表 3 所示。

表 2　知识图谱的 7 类节点

实体名称	含义
drugs	治疗药物
disease	疾病名称
foods	食物
inspects	疾病要做的检查
departments	疾病所属科室
producers	治疗药物大类
symptoms	疾病症状

表 3　知识图谱的 10 种实体间关系

关系名称	含义
belong_to	属于
has_symptoms	症状
accompany_with	并发症
drugs_of	生产药品
need_inspect	要做的检查
recommand_drug	推荐药物
common_drugs	常用药物
recommend_food	宜食
tabu_food	忌食
recommend_recipe	推荐菜谱

2.知识图谱的构建

整个知识图谱的构建过程可详细分为数据整合、知识抽取、知识融合、构建模型等步骤。前面的数据预处理阶段已经完成了数据整合、知识抽取和知识融合三个步骤,下一步需要将数据预处理得到的 json 文件作为构建知识图谱的源数据,根据知识图谱实体—属性—关系的设计,创建实体和实体关系边,存储到 Neo4j 图形数据库中,即可完成知识图谱的构建工作。数据库可视化可以得到构建的局部知识图谱。

（四）算法模型评估

本项目中,在综合考虑关系和实体标识预测的前提下,采用精确率、召回率和 F1-Score 来对算法模型进行评估,各类评估指标的计算方法如下。

$$P = \frac{C}{S} \tag{1}$$

$$R = \frac{S}{G} \tag{2}$$

$$F1 = \frac{2PR}{P+R} \tag{3}$$

式中,P 表示精确率,R 表示召回率,$F1$ 表示 F1-Score,C 表示识别正确的数量,S 表示识别出的数量,G 表示总的数据数量。

本项目共收集数据 8809 组,其中 80% 作为训练集,20% 作为测试集,基于规则字典的双向最长匹配算法模型评估测试结果如表 4 所示。

表 4　基于规则字典的双向最长匹配算法模型评估测试结果

模型	P	R	$F1$
最长匹配	90.21	93.52	91.84

显然,基于规则字典的双向最长匹配算法的效果是可观的,匹配速度较快,方法简单可控,但对于词语歧义以及字典新词问题并没有很好的解决办法。

三、问答系统的设计实现

问答系统的设计实现主要包括对问句进行实体特征解析、问句类型解析以及问答系统的实现。

（一）对问句进行实体特征解析和问句类型解析

对问句进行实体特征解析的主要任务是进行命名实体识别,具体包括人工标注、向量字典构建、BiLSTM-CRF 模型构建与训练、模型预测与测试。对命名实体识别任务的语料进行 BIO 序列标注,标注标签序列如表 5 所示。

表 5 BIO 序列标注标签序列

实体类型	编号	含义
O	0	其他字符
B-disease	1	疾病实体首字
I-disease	2	疾病实体中间/尾字
B-symptom	3	症状实体首字
I-symptom	4	症状实体中间/尾字
B-drug	5	药品实体首字
I-drug	6	药品实体中间/尾字
B-inspect	7	检查实体首字
I-inspect	8	检查实体中间/尾字
S-disease	9	单字疾病实体
S-symptom	10	单字症状实体
S-drug	11	单字药物实体
S-inspect	12	单字检查实体

随机选取数据处理后存储的疾病名称、症状名称、食物名称及检查名称文本文档,人工构造问句并进行人工标注,对其进行命名实体识别和词嵌入处理,详细实现过程如下:

(1)采用 BIO 三元标记,首先封装好 BIO 标签,初始时将每个句子的每个汉字打上 O 标签。

(2)人工标注类别(B-、I-、O-)、开始位置、结束位置、属性(疾病名称或检查名称等),统计标签数量,封装好 BIO 标记。

(3)提取词边界和词性特征。首先将训练集文本的每个字标记为"M"(表示中间字),使用 jieba 进行带词性的分词,判断拿到词的长度,若长度为 1 则表示是单个字,将其标记为"S"。

(4)提取偏旁部首和拼音,利用 cnradical 库实现对汉字偏旁部首和拼音的提取并进行存储。

(5)将字、边界、词性、实体类型标签、偏旁部首、拼音作为特征进行解压整合,每存完一个句子,插入一个标记列表进行分割,对换行符、空格等空白字符进行处理,用特殊符号对文本中的数字进行处理,用户提高泛化能力。最后,将处理好的数据存储成 csv 格式的文件,标注结果如表 6 所示。

表 6　人工特征标注结果示例

索引值	0	1	2	3	4	5	6	7	8
文本字符	百	日	咳	进	行	血	液	检	查
实体标签	B-Disease	I-Disease	I-Disease	O	O	B-Inspect	I-Inspect	I-Inspect	I-Inspect
字典特征	B	I	E	None	None	B	I	I	E
词性	n	n	n	v	v	n	n	nv	nv
偏旁	白	日	口	辶	行	血	氵	木	木
拼音	bǎi	rì	ké	jìn	háng	xiě	yè	jiǎn	chá

　　处理后的文本数据需要进行词嵌入,将文本的每一个属性映射成词向量后,方可送入模型进行训练。BiLSTM-CRF 模型具体分为三层,分别是词嵌入层、BiLSTM 层和 CRF 层。对处理后的文本进行词嵌入并进行模型构建与训练的过程如下:

　　(1)词嵌入层:词嵌入层的作用包括构造字典,统计各种属性的属性值频率并进行排序,将构造的字典保存为 pkl 格式文件,用于把数字转换成下标。为使传入模型的同一批次的句子长度大致相同,可以按照句子长度进行排序,使用特殊字符 PAD 将短句补齐,保证其与同一批次中最长的句子长度相同。根据排序值,将每一句话都转换成对应的 id,并将每一句话分成一个单独的列表保存,然后合并成一个列表并映射成下标,将下标送到模型中执行。

　　(2)BiLSTM 层:BiLSTM 层的作用包括特征嵌入、双向循环神经网络 BiLSTM 编码和输出映射三部分。特征嵌入的过程是将所有特征的 id 转换成向量,指定每个特征映射成的向量长度,确定特征数量 m 及每个向量的长度 n 之后,构成大小为 $m \times n$ 的矩阵字典,然后将每组特征进行词嵌入,最后得到将所有特征的 id 转换成固定长度的向量。调用 BiLSTM 算法提取句子特征,将词向量作为算法的输入,将每个时刻正向学习得到的特征向量与逆向学习得到的特征向量进行 combat 拼接;BiLSTM 层输出句子的每个词所有标签的各自得

分矩阵 P,$P_{i,j}$ 表示词s_i映射到tag_j的非归一化概率,作为原始 CRF 模型的参数。

(3)CRF 层:CRF 层的作用是增强实体标签的关联性,输出全局最优的概率。转移概率矩阵 M 是 CRF 层的参数,标签 i 转移为标签 j 的分数用$M_{i,j}$表示,则 CRF 模型对序列 tag 的标签预测为 y 的预测分数为

$$score(tag,y,\xi) = \sum_{t=1}^{T}(A_{y_{t-1},y_t} + M_{t,y_t}) \tag{4}$$

式中,ξ 为网络参数,T 为句长,t 为标记位置。利用 Softmax 函数,为每一个正确的 tag 序列 y 定义一个概率值,利用梯度下降法进行学习,得到最优参数 θ,最终获得标签序列的概率。每个位置的标注分数之和等于整个序列的分数,每个位置的分数取决于 BiLSTM 层的预测分数和 CRF 层的参数矩阵分数,从而得到全局最优解。

具体的 BiLSTM-CRF 模型参数如表 7 所示。

表 7　具体的 BiLSTM-CRF 模型参数

参数名	参数值
句子填充	PAD
维度	100
句子截断长度	20
标签数目	14
学习速率	0.00075
batch_size	100

BiLSTM-CRF 模型结构如图 3 所示。

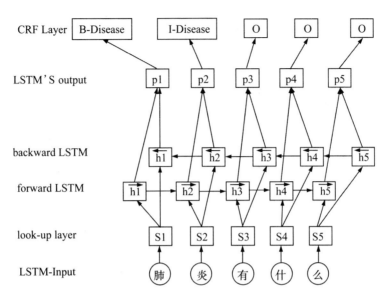

图 3　BiLSTM-CRF 模型结构

　　用前期处理好的训练集数据训练模型并进行测试,从而从用户问句中提取出医疗实体类型信息。

　　(二)问答系统的实现

　　问答系统的具体实现过程如下:

　　(1)问答系统获取用户问句进行问句解析,如分析问句类型并解析医疗实体特征类型,entity_dict 为医疗实体类型字典,question_type 为问句语义类型,得到如下的字典结构:

　　{'args':{'百日咳':'disease'}, question_types:[disease_do_food]}

　　由此即完成了对用户问句的解析过程。

　　(2)得到问句类型后,将 args 和 question_types 两个属性拆分并分别存储,调用并拼接 question_parser.py 文件中事先写好的 sql 语句,采用 neo4j 的 cypher 查询,实现数据库的查询操作。将查询到的结果进行组合并返回给用户,由此完成一轮问答。

　　部分具体的数据库查询语句设置如下:

　　if question_type= = 'disease_do_food':

```
sql1= ["MATCH(m:Disease)-[r:do_eat]-> (n:Food)where m.name= '
{0}'return m.name, r.name,n.name".format(i) for i in entities]
    sql2= ["MATCH(m:Disease)-[r:recommand_eat]-> (n:Food)where m.
name= '{0}'return m.name,r.name,n.name".format(i)for i in enti-
ties]
    sql= sql1+ sql2
```

四、算法模型评估

本算法模型评估综合考虑了关系与实体标识预测,同样采用精确率、召回率和 F1-Score 来对 BiLSTM-CRF 模型进行评估。共收集了 363 组数据,每组数据标记字符 7000 字以上,其中 80% 的数据作为模型训练集,20% 的数据作为模型测试集。BiLSTM-CRF 算法模型评估测试结果如表 8 所示。

表 8　BiLSTM-CRF 算法模型评估测试结果

模型	P	R	$F1$
BiLSTM-CRF	92.35	94.16	93.25

BiLSTM-CRF 模型精确率较高,但模型训练前准备工作复杂且容易出错,要求较高不易实现,不过双向长短期记忆网络由于会保留需要长时间记忆的信息,因此在长序列的处理中仍保持着优势。

五、总结

随着人工智能的快速发展,智能问答系统已经逐渐成为人机交互的新方式,受到业界人士的广泛关注。随着人民生活水平的日益提升,医疗健康问题也越来越受到关注,"智慧医疗"已经成为人们研究开发的新方向。本项目研究并设计了基于知识图谱的医疗知识问答系统,旨在方便用户咨询疾病问题、丰富健康知识,更好地享受生活。

针对数据处理与存储的问题,本项目使用 Python 爬虫脚本获取网页中的半结构化数据,设置停用词字典库对数据进行过滤,根据数据存储结构设计需求,对数据进行二次过滤清洗,使用基于规则字典的中文分词方法,采用双向最大匹配算法对数据进行切分并存储为 json 文件,用作构建知识图谱的源数据。

针对构建知识图谱的问题,本项目设计了需要存储的实体类型以及实体关系,对处理好的源数据进行了实体、属性及实体关系划分,并存储到 Neo4j 图形数据库中,完成了对知识图谱的构建。

最后,本项目搭建了问答系统,实现了对问句特征的类型解析;构建了问答疑问词字典,实现了对问句类型的解析;最后结合这两步返回的结果进行数据库查询,并将数据库查询结果返回给用户,从而完成问答。

参考文献

[1]李荣耀,徐倩,吴雨璐,等.基于《本草纲目》的多模态知识图谱的构建研究[J].现代计算机,2022,28(13):10-17+24.

[2]和文斌,董永权,赵成杰,等.基于学科知识图谱的教育知识服务模型构建研究[J].数字教育,2022,8(6):21-28.

[3]王赫楠,孙艳秋,张柯欣.知识图谱在中医药领域应用研究[J].辽宁中医药大学学报,2022,24(8):182-185.

[4]刘燕,贾志杰,闫立华,等.知识图谱研究综述[J].赤峰学院学报(自然科学版),2021,37(4):33-36.

[5]刘柳.知识图谱的行业应用与未来发展[J].互联网经济,2018(4):16-21.

[6]吴灵慧.问答系统研究综述[J].科技传播,2019,11(5):147-148.

[7]毛先领,李晓明.问答系统研究综述[J].计算机科学与探索,2012,6(3):193-207.

[8]雷海龙.基于知识图谱的领域问答系统构建技术的研究与应用[D].成都:电子科技大学硕士学位论文,2022.

[9]王蕾.面向医疗健康领域的智能问答系统的设计与实现[D].北京:北京邮电大学硕士学位论文,2020.

[10]李飞.基于知识图谱的问答系统研究与实现[D].南京:南京邮电大学硕士学位论文,2022.

[11]ROSPOCHER M,VAN ERP M,VOSSEN P,et al.Building event-centric knowledge graphs from news[J].Journal of Web Semantics,2016,37-38:132-151.

[12]YIN W,SCHUTZE H,XIANG B,et al.Abcnn:attention-based convolutional neural network for modeling sentence pairs[J].Transactions of the Association for Computational Linguistics,2016,4(4):259-272.

医院信息化建设规划的原则与策略探讨

青岛市中医医院(青岛市海慈医院)　王剑

与医院的其他投资项目相比,医院的信息化建设具有预算投资大、建设周期长、涉及部门多、影响领域广的特点,而且由于软件系统所具有的技术特质,导致信息化建设的效果和建设质量只有在系统上线后才能逐步体现出来,因此必须在理清医疗行业特点的基础上,重视对信息化规划环节的把控,制订好信息化建设的规划原则和建设策略。

一、医疗行业的特点

与其他行业相比,医疗行业具有以下四个特点。

(一)政策性

由于医院属于民生行业,面对的是患者的健康和生命,人命关天,因此国家对于医疗行业非常关注,针对医疗的各个方面都制定了相应的法律、法规、政策,以规范医院的诊疗、管理、运营等各个领域。对于这些法律、法规、政策,医院必须遵照执行。因此在信息化建设方面,必须考虑国家政策要求,提前做好与国家政策的对标工作,不能脱离政策环境。

(二)垄断性

医疗行业具有天然的垄断性,受医护人员执业登记、医疗设备区域规划等政策制度的制约,社会上的专家资源、医护资源、大型医疗设备资源都集中在医院,患者生病后,只能到医院救治。这种垄断性使医院具有不同于其他行业的特点,对医院的信息化产生了深刻的影响。

（三）区域性

医院是一种特殊的服务行业,医护人员必须面对面才能为患者提供诊疗服务,其服务半径不能像其他行业那样无限度地扩大。这个特点也影响着医院信息化的规划与建设。

（四）公益性

自古以来,医院就有非常强的救死扶伤的公益性。医院在信息化建设中,虽然某些系统从财务和经济角度上看投入-产出比较低,但仍需要建设,这就是医院公益性的体现。

二、信息化规划原则

基于医疗行业的特点,在进行信息化规划时,应遵循以下原则。

（一）政策需求、战略需求与业务需求并重

医院在进行信息化建设规划时,必须摆脱单纯的临床信息化的局限,要在充分对标国家相关政策的前提下,让信息化建设和规划符合医院的长期发展规划和发展战略,为医院的主营业务提供坚实的信息化基础和支撑;要考虑到临床与运营管理方面的需要,以人为中心,充分考虑患者、医护人员以及医院职能部门和管理者的信息化需求。

（二）信息系统的功能建设与数据治理同步

当前社会的信息化已经逐步迈入大数据时代,我们在进行信息化建设规划时,不但要考虑功能建设,满足系统的使用需求,还要重视数据层面的建设,在进行功能建设的同时,同步实施数据的标准化和数据治理,保证数据质量,实现数据的一致性和数据的资产化。

（三）实施核心信息系统的一体化模式建设

医院的信息化系统数量众多,各系统的应用场景零碎,业务流程复杂,系统间交互与互操作繁多。为了实现信息化的整体功能与应用效果,实现数据一元化,在信息化的核心系统建设领域实施一体化建设模式是一条最佳路径。通过一体化建设,可以有效提升建设效率,减少系统间的数据转化难度与工作量,节省系统的运维成本。

（四）摆正评级政策与医院内涵需求的关系

国家卫健委在总结医院信息化建设时提出了"以评促建,以评促改,评建并举,重在内涵"的要求。这就需要我们在做信息化规划时,摆正评级要求与医院业务需求的关系,将医院的医疗安全、医疗质量、服务体验与工作效率等业务内涵需求作为建设规划的重点,尤其需要关注信息化在医院的质量监控、成本管控与业务创新方面的功能建设,提升信息化的应用效果。

三、信息化建设策略

(一)合理进行投资分析

由于信息化技术同时兼具失效性低与功能退化的双重特点,因此在进行建设规划时,应当重视对现有系统进行全面评估,评估维度要尽量全面客观,包含需求满足性、功能实现性、数据联通性、业务扩展性、操作易用性、系统稳定性、响应及时性、信息安全性、服务配合性等多个维度。对于那些架构陈旧、功能缺失、覆盖度低、安全性差的系统,坚决进行更换。

(二)重视风险应对

风险识别与风险应对是信息化规划的重点工作,一定要充分考虑政策环境风险、建设资金风险、技术选型风险、实施管理风险、运营维护风险等,提前做好风险应对策略和预案。

(三)健全团队组织

在进行信息化建设时,应当健全组织建设,其中既包括厂商的建设实施团队,也包括医院的协调管理团队。一个健全的信息化建设团队应当包括需求团队、协调团队、建设团队和咨询团队。

(1)需求团队。在信息化建设中,需求理解与需求分析是保证建设效果的最重要的基础工作,需要组织完整的需求团队,团队的组成人员应当以一线的医护人员为主,并且对医护人员进行基础的信息技术培训,便于医护人员与信息技术工程师之间的沟通。

(2)协调团队。协调团队主要以医院的信息管理部门为主,总包厂商(或核心系统承建厂商)配合,协调在建设实施过程中出现的各类问题。

(3)建设团队。建设团队以厂商的信息技术人员为主,需要严格按照项目管理制度,保证项目的建设周期、建设质量和建设成本符合项目建设要求。

(4)咨询团队。咨询团队是信息化建设实施过程中不可或缺的组成部门,其主要职责是将医院领导层和决策层的建设思路完整、准确地传达到各个相关部门和单位,以保证建设方面不发生偏差,实现医院信息化与医院战略和医院业务需求的匹配。

(四)避免建设误区

医院的信息化建设误区主要有两点,一是"部门信息化",即医院的信息化严重倾斜于某一部门或领域,结果造成该部门或领域的信息化水平较高,但由于其挤占了大量信息化投资,结果影响了全院的信息化水平;二是"严重异构化",即太多数量的厂商参与信息化,造成院内系统异构严重,交互效果不好,影响医院的信息化应用。

综合考虑以上因素,我们在进行医院信息化建设时,或许能取得事半功倍的建设效果。

互联互通建设实践及思考

青岛市第三人民医院　　王晓航　　吴峰

2019 年年初,青岛市第三人民医院构建了医院的信息集成平台和数据中心,从此开启了互联互通的建设之路。经过医院及厂商的努力,实现了 52 类文档共享,建成了标准的交互服务,拥有了医院自己的患者主索引(EMPI)和移动设备管理(MDM),通过集成平台联通了医院的各大业务系统,包括公众服务、医疗服务、管理服务。

下面主要针对青岛市第三人民医院的 EMPI、MDM、共享文档和交互服务进行重点介绍。

一、EMPI

EMPI 主要包含两部分功能:一是交叉主索引,二是患者的基本信息管理。青岛市第三人民医院 EMPI 的应用范围主要集中在 HIS、体检系统和患者 360 系统,其他的系统都是直接使用 HIS 的 ID 域,不和 EMPI 直接发生关系。HIS 和体检系统将患者信息注册到 EMPI 系统,EMPI 系统对患者的信息进行管理,并对患者信息进行相似度评分。EMPI 系统开启了自动合并功能,身份证号码和姓名相同的患者信息将自动合并为一名患者。人工可以拆分和合并患者信息,并对合并拆分日志进行记录。被认为是同一位患者的病历信息以时间为轴,展示在"患者 360"软件上。

EMPI 的患者基本信息这块,青岛市第三人民医院只是收集了 HIS 和体检系统的信息,病案首页的信息没有接入。按照医院的设想,在住院登记时,涉及的患者基本信息(包含联系方式、家庭住址等)的管理和复用都将为办理住院、填写病案首页节省时间。

青岛市第三人民医院有两套 ID 域（HIS＋体检），两套系统发生交互时，利用了 EMPI 的交叉索引功能。交叉主索引是一张索引表，其中记录了系统的 ID、患者的在用 ID 和 EMPI 值。发起请求的源系统将本系统 ID 和目标系统 ID 和在本系统中的患者 ID 值传给主索引查询服务，主索引查询服务返回接收系统的患者 ID。体检系统和 HIS 就是这样交互的，但对于体检系统和检验系统，则没有通过 EMPI 的 ID 域进行相应的转换，导致体检患者和门诊患者在检验系统中是两套 ID。

系统投入运行后，青岛市第三人民医院进行了 HIS 的更换，利用 EMPI 系统，就不再需要将老系统的 ID 导入新系统中，减少了历史 ID 值对新系统的限制。EMPI 的基本信息中，一个重要的细节在于不同基本信息的权值设置，需要判断哪一个场景获取到的哪一个维度的患者信息更可靠，然后可以将该场景下的这个系统的值的权重调高，优先级调大，以此为准。例如，因为医生会严格记录患者的家庭住址，住院登记则可能由于患者情况紧急而粗略描述地址，因此患者的家庭住址以病案首页的地址信息为主；住院处通过读卡获取患者的身份证信息，因此患者的身份证信息以住院登记系统为主；电话号码可能会因患者变更联系方式而改变，因此以住院登记系统为主。

EMPI 系统在功能上有很多细节，认真研究实践，必能够获得非常多的益处。以患者为核心，在系统上就是以 EMPI 为核心，EMPI 就是纲，没有这个纲，后面的一切都谈不上。

二、MDM

MDM 是医院所有公用字典及术语的管理系统，也是标准化建设的核心功能。在建设应用 MDM 的过程中，我们遇到了很多问题：第一个问题是将哪些字典和术语配置在 MDM 中，第二个问题是 MDM 和各业务系统应该如何交互，第三个问题是 MDM 中的信息应该如何更新，第四个问题是 MDM 是否支持回溯。

针对第一个问题，因为单点登录要用到人员、科室，因此 MDM 中首先管理的是人员和科室字典。其次，因为要生成共享文档，则根据共享文档的开发先后顺序，陆续将关联的字典纳入 MDM 的管理中。共享文档中的术语及字典应该全部来源于 MDM，只有统一了字典，才不存在二义性。共享文档就像是各系统的上级部门一样，一定要按照上级部门的要求提供信息。医院需要结合自身特点,不断发展需要的字典。

针对第二个问题,理论上有两种解决方式:第一种方式是所有系统需要的字典在使用时实时和 MDM 交互;第二种方式是将 MDM 的字典自动或手动下载到业务系统,各业务系统进行对照。在第一种方式中,业务系统和 MDM 频繁交互,造成了资源的消耗,也容易影响异构系统内部的运行效率。对各业务系统来说,将某些字典废弃掉,使用新的字典的改造工作量是巨大的。因此,只能是对 MDM 中的字典进行下载,下载后和原有系统进行对照,系统内部使用原来的字典。如果对系统外部提供数据,则需要根据对照,转换之后再提供。在 MDM 的应用中,下载更新 MDM 也遇到了问题,就是某些字典太大了,通过拉取的方式获取更新后的字典往往需要消耗非常多的计算资源和时间,比如说价表,几千条数据通过接口下载下来,往往需要几个小时的时间,对于比较紧急的价格无法即刻生效,影响了正常工作。因此,通过增量拉取和订阅发布的方式更适合业务场景。

针对第三个问题,MDM 不是字典和术语的唯一维护入口,是根据字典和术语的更新频率的特点,需要融合到业务系统中。对于更新频率比较频繁的业务系统,可以构建更新等交互服务,为 MDM 数据提供更新。以人员信息为例,人事系统需要负责人员字典的更新、修改、废弃,科室信息则是由 HIS 负责更新。有些字典是不怎么变动的,比如说性别表,这种字典让 MDM 管理员一次性导入就可以了。结合业务场景及更新频率采用不同的方式,这就是对"分而治之"思路的运用。

针对第四个问题,MDM 不是简单地将业务系统的表上升到 MDM 这么简单,其中的字典及术语需要能查询其版本的变更历史,特别是对于 ICD9、ICD10 这种术语的更新,往往是需要这样回溯的,什么时间更新的版本应该能查询得到。

三、共享文档

共享文档就是患者的电子病历,采用 CDA 的结构设计,在这个结构下,在全国范围内解析、编码共享文档成为可能。结合国家在 2011 年发布的建设规范,按照对规范的理解,"患者 360"软件中至少包含 52 类共享文档解析后的电子病历的内容。即使是外院过来的共享文档,也可以挂接在"患者 360"的历史诊疗记录上。

2020 年,对共享服务进行了更新,但共享文档自 2012 年以来便没有更新过,其中涉及护理计划等文档,这些文档已经在临床工作中停用很长时间了。建议上级部门将共享文档升级一下,使之更加符合临床工作。青岛市第三人民医院的共享文档都是通过数据中心后期生成或者夜间批处理生成的,其时效性也受到了一定的影响。

我们设想,在新的电子病历等系统切换时,要求建立两种生成共享文档的方式,一旦医生签名之后,共享文档就需要通过共享文档的校验规则,满足规则的注册到文档库,同时解析的数据展现在"患者360"软件中。同时,系统留有外部接口,能够解析来自外院的共享文档。

统一管理共享文档,就是统一管理患者的电子病历信息。扩展开来想,数据是患者的,无非是在医院产生而已,随着区块链技术的发展,患者的就诊资料总有一天会为患者所有,医院通过患者授权获取患者全生命周期的就诊记录。在这种情况下,全国的医院肯定要遵循同一套标准进行编码和解码,这样,共享文档的作用就真正体现出来了。

四、交互服务

在共享服务这一块,主要是抽象出来的一些公共服务,以及一些状态的回写。在实际应用中和集成平台的对接,远远不止标准交互服务这些服务,还需要医院根据自身的发展要求设计一些服务,目的在于将系统设计为面向服务的系统。整个平台就是一个功能、服务的集合,整个平台为某个系统提供服务,同时每个系统又为平台提供服务及功能。我们充分利用、复用、发展了已有的服务,不再像之前没有集成平台那样,为每个系统创建独立的服务。

在交互服务方面,工程师经常和笔者沟通的是要"推"还是要"拉"的问题。二者各有优缺点:"拉"的优点在于需要时获取,不容易丢失数据,出现问题可以及时地再拉一次;缺点在于效率低,数据量越大越消耗时间。"推"的优点在于及时推送,效率高;缺点在于容易丢数据,或者产生重复推送的问题。这些需要工程师在设计程序时,结合接口的特点做好补偿机制,该推推,该拉拉,推拉结合。

关于医嘱的追踪这块,结合着状态变化服务,对临床有特殊的意义,能够及时打开医嘱流转的"黑盒子"。医生通过医嘱的状态变化,可以知道这条医嘱在时间轴上到底进行到哪一个节点了。这就好比我们坐地铁时需要知道我们在哪里,还有几站到达终点。对于临床医嘱,时间质控也有特殊的意义。

只有 EMPI、MDM、共享文档和交互服务这些基础建设扎实推进,构建在这些基础上的应用(比如"患者 360"软件、业务协同、数据上报、BI)才能发挥更大的作用。青岛市第三人民医院将不断总结建设过程中的经验教训,结合医院的实际情况,拓展互联互通工作的使用范围,向着以患者为中心、互联患者所有电子病历的方向不断努力。

医院软件如何上得好

青岛市第三人民医院　吴峰

随着各医院对信息化的重视程度逐渐加深,各医院在院内进行了大量软件上线更新工作。在上线的过程中,由于缺少科学方法,导致软件要么上线失败,要么上不了线,项目搁置的问题时有发生。经常存在这样两种情况:第一种情况,信息中心的人员并不了解科室的业务流程,科室和信息中心直接依赖厂家进行软件实施;第二种情况,临床科室较为强势,会要求厂家按照临床人员的理解调整软件流程,这样得出的流程往往是对线下流程的照搬或者根本无法实现。

那么,是什么原因导致了上述两种情况呢?笔者认为,主要是信息中心不参与,完全依赖厂家,而厂家不了解医院的特殊性;或者厂家能够了解,但由于院方没有要求,厂家为了省事,也不愿意改动软件。软件的流程往往是结合了标准的线上流程,以及某些医院的特殊流程的混合体。这样,就将软件中某家医院的特殊地方也给临床配置上了。软件不是孤立的,是需要其他软件和业务流程来配合的,软件不适应现实的流程,就表现为使用起来不方便。临床科室对自身的业务非常了解,但不了解信息系统,信息系统不是对现实环境的照搬,电子化的流程和线下的流程既有区别也有联系。如果完全按照医院的流程来设计软件,就会干扰软件中的电子化流程,而这部分恰恰是软件的核心。这样设计出来的软件就会越用越麻烦,越用越乱。

前文所述的两种情况是对现实上线过程的抽象,软件的功能繁多,上述两种情况在某些软件中往往是既有一又有二,表现为我中有你、你中有我。

一、为什么会出现这样的问题

临床科室跳过信息中心,信息中心的工作人员没有掌握医院的情况,没有了解软件的情况,没有分析这款软件同已有软件、已有流程的关系。情况没有搞清楚,没有弄明白、研究透,自然不可能成功上线。

二、怎样解决前述问题

如何能够让软件在医院成功上线呢? 笔者认为可采取下列方法:

(1)信息中心的工作人员在临床科室的帮助下,获取流程标准文件,比如说科室的规章、制度、规程、流程的文件,因为科室的规程、流程等都是科室根据国家、省、市的规范性文件制定的,是临床科室结合标准量身打造的流程体系,是标准性的资料。

(2)信息中心的工作人员需要了解科室的工作需求,需要充分调研医院的现状。例如,临床科室在没有软件之前是怎样运转的? 或者之前的软件是怎样工作的? 什么角色干什么工作? 流程是怎样的? 特别是和其他科室交叉的流程是怎样处理的? 信息中心的工作人员需要同科室进行充分沟通,并观察临床科室的工作流程。

(3)信息中心在临床科室的帮助下,了解其他医院同类软件的上线情况,如软件的功能、有哪些流程、应用得怎么样、优点和缺点是什么,等等。

(4)软件选定后,工程师入场,通过工程师的介绍、提供的资料和软件演示,让科室充分了解软件的功能及流程。要更加重视流程,如内部流程顺不顺畅,是否符合标准,和其他科室、其他系统联系的接口方不方便,等等。

(5)站在青岛市第三人民医院整体软件的架构上,思考如何将软件接入医院的软件体系中,是否符合智慧医院的建设要求,这款软件能起到什么作用。也就是说,不是单纯的上线,而是接入,这在整体软件和流程的思考分析中是少不了的。

信息中心的原则是规范的业务流程排在第一位,方便性和统计排在第二位,能兼顾则兼顾,兼顾不了选择规范的业务。对于科室提出的需求需要仔细分析,看是否符合科室的规范,是否和软件中一般的流程相冲突,如果存在冲突则拒绝科室的需求。对于厂家坚持不调整的部分,需要判断是否影响规范的核心流程,是否更加符合医院的特点,更加简化、便利。对于拿不准的可以先不改,根据软件运行的实际效果再决定是否修改。

在软件上线过程中,临床科室、信息中心和厂家都是重要的角色,每个角色都要充分发挥自己的作用,充分参与、配合,才能将一款软件成功上线。信息中心是连接科室和厂家的桥梁,信息中心的桥梁作用发挥得好,软件上线就容易成功,否则软件上线就容易失败。

PACS 运维经验分享

青岛市第三人民医院　　王明康

近年来,各大医院对患者检查报告的出具都有了明确的时限要求。PACS作为医院的核心系统,运维压力也随之增大,对系统图像的采集、传输、归档调阅的时间要求进一步提高。在日常运维过程中,经常遇到图像传输异常的情况,在窗口压力下,要求信息中心的工作人员快速精准定位问题并进行处理。下面,笔者将根据日常运维工作的实践,阐述医院 PACS 的常见问题及解决方案。

一、放射设备图像上传故障

放射科 PACS 一般通过 DICOM3.0 国际标准接口,将 CT、放射检查(DR)、磁共振(MR)等多种医学影像以数字化的形式保存,提供授权方式查看和调回,并提供一些辅助诊断管理。出现图像上传失败或者上传速度慢、缺图等问题时,一般从 DICOM 服务入手分析,进一步排查网络故障和服务器故障等。

(1)DICOM 服务故障。此类故障一般是图像数量太多,导致传输堵塞,表现为此服务下面的所有设备都无法上传图像。如果 DICOM 服务卡住,无法将文件插入数据库,则重启 DICOM 服务一般可解决问题。也可以部署多线程传输,将患者图像通过相关的多线程服务存储在不同的磁盘,避免堵塞。

(2)网络故障。局域网环路、交换机故障、服务器网卡故障等网络问题都会出现图像文件传输不全等问题,部分高级设备的重传机制会持续重新向DICOM 服务发送图像。如果此时继续丢包会陷入无限重传,对图像传输造成巨大影响。出现网络故障时,首先用设备工作站 PING PACS 图像传输服务器、

PING 网关、终端互相 PING 等方法观察是否丢包,进一步分析判断终端交换机故障和楼层交换机、核心交换机等网络故障。

(3)服务器故障。DIOCM 传输服务、WORKLIST 服务与服务器版本的兼容性问题、服务器磁盘输入/输出异常、服务器网卡异常等情况都会导致图像异常,需要根据遇到的具体情况进行分析,对症下药。

二、彩超、内镜等设备图像采集故障

发生彩超、内镜等设备图像采集故障时,需要从设备图像源输出、视频连接线、电脑采集卡、采集踏板、PACS 采集参数设置等多方面进行排查。

(1)首先检查彩超、胃镜等图像设备的图像输出是否正常。可以将电脑端视频传输线用转换接头插到电脑显示屏,如果显示正常说明设备输出和视频线正常。

(2)排查电脑端视频采集卡故障。此类故障一般分为采集卡驱动故障和采集卡硬件故障。若是采集卡驱动故障,可以尝试重装驱动,如果电脑设备管理器中没有该采集设备,则拆开电脑采集卡,用橡皮擦拭金手指氧化层,插入重试;如果还不行,可尝试更换采集卡,进一步确定是主板故障还是采集卡故障。

(3)采集踏板故障。此类故障可直接使用 PACS 采集快捷键观察能否采集成功,排查采集踏板与快捷键对应是否出错。

(4)PACS 采集参数设置。检查 PACS 采集窗口视频采集源是否为对应采集卡、视频压缩编码等采集信息。

解决 PACS 运维问题主要看各家医院的具体情况,遇到问题需要具体分析,不断从问题中积累运维经验,才能保证影像的高速传输、安全存储,让信息更好地服务医疗。

移动护理系统在医院中的应用

青岛市即墨区中医医院　　陈治刚

现代医疗对护理工作的要求越来越高。目前,很多护理工作已经可以应用传统信息系统在床旁完成,但仍有很多护理工作无法利用信息化设备开展,比如患者血压等生命体征的采集、医生医嘱的执行情况记录等,只能是先在纸上记录,执行完成后再到护士站录入系统,这样不但效率低下,而且增加了医疗安全隐患的发生率。

移动护理系统使用 PAD 等移动智能终端,以无线网络(医院自建无线网络或运营商 4G/5G 网络)为平台,全面支持护士移动作业,能进一步提高护理的安全性,加强护理质量控制,提高护理效率,使医嘱执行具有实时性和提示功能,自动完成护理记录、用药记录、用药安全查询,改变了以往护理记录字迹潦草及遗漏的问题。此外,移动护理系统还能规范护理行为,追溯护理责任,护理中心大屏还能实时掌控科室动态,可显著降低医疗差错及事故的发生率,减少护理人员往返护士站的次数,增加护理人员与患者接触的时间,提高患者的满意度。

移动护理系统能够集成各类医疗物联网设备,对患者的临床体征数据可以自动采集、自动上传至信息交互中心。控制中心则通过对医嘱信息、护理信息和物联网设备采集的信息进行整合重组等,实现信息的可视化显示。

移动护理系统可做到同步医嘱下达,医嘱审核、医嘱分解、医嘱执行、医嘱记录等的同步,做到医嘱分类查询和医嘱开具时间查询;配置医嘱分解的各种法则;打印瓶贴;完成摆药检查和今天新开检查;扫描瓶贴识别码、患者腕带进行识别检查;查看医嘱的执行记录,对每一份医嘱的执行过程及结果都可以全程跟踪。此外,还能完成药品发放核对,床旁检查落实护理工作项目和各类护理文书(包括护理记录单、三测单、压疮风险考核单、跌伤/坠床考核单、日常生活能力考核单、疼痛考核单、血糖化验单等)的录入、输出、打印等。

2016 年,青岛市即墨区中医医院引进了移动护理系统,基于移动终端设备的便携性和腕带标签的智能识别,实现了对患者身份的无差错识别和用药无差错,护理工作做到了规范化。

患者入院 2 小时内,移动护理系统便可协助护理人员对患者进行床旁评估,评估内容包括既往史、过敏史、中医望/闻/问/切(包括神色、形态、呼吸等),对患者进行安全评估(包括压疮、跌倒/坠床、深静脉血栓、自理能力等评估),完成对患者的入院宣教,将患者信息录入移动护理系统,实现信息共享,提高了护理人员的工作效率。

在患者住院过程中,护理人员对患者进行的所有治疗操作都实现了移动护理终端扫码核对,保证了"给正确的患者以正确的治疗",同时使用移动护理终端系统对患者进行分级护理巡视。

护士站的护理信息大屏实时智能显示病区患者的整体信息,如患者出入院信息、分级护理信息、特殊护理操作信息等,确保了数据核实的准确性、信息显示的专业性、信息显示的及时性、条码核对的准确性和数据采集的实时性及共享性。

自引入移动护理系统以来,青岛市即墨区中医医院提升了护理智能化,护理人员的工作效率得以提高,节省了护士的文书处理时间,并对护理质控起到了很大的支撑作用,减少了对纸张的消耗,为医院节省了成本,降低了医疗差错和医疗事故的发生率,带来了更好的经济效益和社会效益。

以云计算为关键技术的智能医学影像云平台建设

青岛市妇女儿童医院   付旭东

随着医疗技术的不断发展,医学影像在临床医疗中的应用也越来越广泛,各类影像检查已经成为疾病诊断、治疗和预防的重要手段,在临床上发挥着越来越重要的作用。智能医学影像云平台作为医疗信息化建设的重要组成部分,其规划和建设已成为当前医院信息化发展的趋势和必然。

一、背景与目的

(一)背景

2023 年 3 月,国家颁布了《关于进一步完善医疗卫生服务体系的意见》(以下简称《意见》)。《意见》中指出,要把保障人民健康放在优先发展的战略位置,发挥信息技术的作用,加快推进互联网、区块链、物联网、人工智能、云计算、大数据等在医疗卫生领域的应用。为了积极贯彻《意见》精神,响应国家发展"互联网＋医疗健康"的号召,提高医院的医疗服务水平,提升患者的就医满意度,满足医院对于各类影像数据科学管理的切实需求,青岛市妇女儿童医院依托本院云服务资源和数据中心,建立了智能医学影像云平台(以下简称"影像平台")。

(二)目的

青岛市妇女儿童医院建设影像平台的目的有以下几个:

(1)实现医学影像数据的集中管理。影像平台可以将各类医学影像数据进行集中管理,包括数据的采集、清洗、存储和调阅等。通过对医学影像数据的集中管理,可以更好地提升医学影像数据的安全性和可靠性,同时方便医生对患者的病情进行全面了解和分析。

（2）促进医学影像数据的共享和传输。影像平台可以促进不同检查科室之间的影像数据共享和传输。通过影像平台，不同检查科室可以方便地共享和传输影像数据，提高医学影像数据的共享效率和准确性，为患者提供更好的医疗服务。

（3）提高医疗服务水平和效率。影像平台可以提高医疗行业的服务水平和效率。医学影像数据的集中管理和共享可以使医生更快速地获取患者的医学影像数据，从而更快地做出诊断和提出治疗方案，提高医疗服务的质量和效率。

（4）降低医疗成本。影像平台可以降低医疗成本。通过影像平台，各检查系统的影像数据可以实现共享，避免了重复采集和处理导致的成本增加；同时，影像平台可以方便医护人员和患者访问调阅，提高了医疗服务的效率，降低了医疗成本。

（5）推进医学科研的发展。影像平台可以推进医学科研的发展。医学影像数据的共享可以为医学科研提供更为全面和准确的数据支持，从而促进医学科研的进一步发展，推动医学领域的科技创新。

二、主要做法

青岛市妇女儿童医院建设影像平台的主要做法如下：

（一）采用 DICOM 及 HL7 标准

医学数字成像和通信（DICOM）旨在提供医学影像数据传输的标准化协议，提高不同品牌、不同设备所产生的医学影像数据的可交互性。DICOM 被提出后，已经逐步成为被广泛接受的标准的医学影像文件存储标准。经过多年的发展，目前 DICOM 已经更新到 3.0 版本。

DICOM 协议规定了四个层级，各层次属性的值都有唯一标记，分别为患者信息（Patient）、检查信息（Study）、序列信息（Series）和图像实例信息（Instance）。由 DICOM 文件编码的医疗信息称为"数据集"，采用类似 JSON 的键值数据结构。DICOM 的每一个键作为一个 DICOM 标签，由 DICOM 官方组织定义，每个标签由两个十六进制数字标记，每个值又都可以包含一个数据列表，从而完成对大量影像数据的记录。检查图像压缩方式存储在 DICOM 文件头信息中，一般采用无损压缩，以避免信息丢失。除存储单张图像外，DICOM 还支持多帧图像存储。

HL7（health level 7）属于"卫生信息交换标准"的范畴，是医疗卫生行业不同应用之间电子传输的标准协议，它允许医疗数据在不同品牌、不同软件系统之间进行交互。消息中的第一个段作为消息头（message head segment），指明了发送和接收的程序名、消息类型、消息 ID 等，从而实现不同应用程序之间的交互。

影像平台的系统框架如图 1 所示。

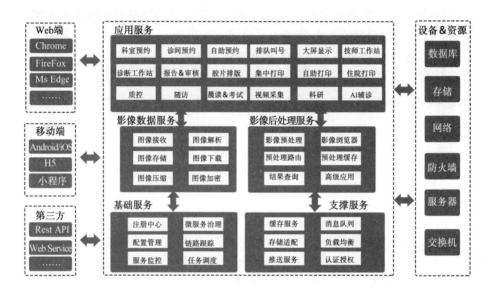

图 1　影像平台的系统框架

（二）建立采集层

采集层的主要任务是与医院各影像系统（如放射、超声、心电、内镜等）进行数据交互，并将影像数据进行数据清洗与整合后，传输到存储层。采集层可以支持多种类型的影像图像的采集，如 DR、CT、MRI、超声等；也支持多种图像格式的采集，其中既包含各版本的 DICOM 格式，也包含 JPG、PDF 等格式。

为了保证采集层具备稳定、高效的数据传输能力，确保影像数据可以准确、及时地传输到存储层，采集层以多台高性能采集服务器建立起数据采集集群，网络方面采用千兆以太网和光纤通信高速网络传输技术，确保了对大量影像数据的稳定、高速采集。此外，采集层需要具备数据清洗和处理能力，保证数据质量，并具备将非 DICOM 检查图像转化为 DICOM 格式图像的能力。在采集层设计中，影像平台还充分考虑了对影像数据的安全防护，采用加密数据传输等措施，保护影像数据的安全。

（三）建立数据存储层

存储层是影像存储系统的核心部分，主要由云存储服务器和数据库组成。云存储服务器采用了分布式存储技术，能够提高存储空间的使用率，降低数据冗余。影像平台对影像数据进行了冷热数据分离管理，对半年以来的近线"热"数据，专门配备一块高速云存储节点，用来负责对近线热数据的管理；对半年以外的"冷"数据，配置大容量云存储节点进行管理。同时，平台设置了冷热数据同步策略，在业务低峰期可将过期热数据转移至冷数据存储节点。云存储服务采用 NAS 技术，具备高速、稳定、扩展便利等特点，可以满足影像平台对存储业务的需求。

数据库负责存储影像数据的元数据信息，包括影像名称、影像类型、影像占用存储空间大小等信息。影像平台选用了 Oracle 数据库。为了提高平台的负载均衡能力和可用性，建立了 Oracle RAC，形成了一个具有高安全性、高可用性的整体解决方案。RAC 数据库由多个云服务器节点组成，每个服务器节点都独立配有网络监听器，拥有自己的数据库程序。同时，采用 ClusterWare 作为集群管理软件，主要用于对 Oracle 数据库集群的管理，避免了因单一服务器响应读写业务所带来的性能瓶颈，提高了系统对高并发业务场景的响应效率。主从模式的建立还使数据库拥有了多个容灾副本，从而可以极大地提高数据的安全性；当主库节点发生故障时，可切换至其他服务节点，提高了系统的可用性和可靠性。

安全性也是在建立数据存储层时需要充分考虑的一环。影像平台采用的方案是进行内外网分离，通过 Socket、加密和认证等技术，建立一个虚拟专用网，并且借助云防火墙技术，加强对虚拟专用网络的安全管理，有效保证了数据的安全性。

（四）建立功能层

功能层主要负责对外提供影像平台各业务功能，实现各业务场景的实际需求。为了充分保证影像平台的可用性、可靠性及后期的功能可延展性，影像平台决定采用 SOA 架构风格来建立功能层。SOA 的主要技术包括 Web Service 和 ESB 两个方面。Web Service 由服务提供者、服务请求者、服务注册中心构成，支持服务发布、查找和绑定，基于 XML 标准，由 WSDL（Web 服务描述语言，用于描述 Web 服务的接口和操作功能）、简单对象访问协议 SOAP（为建立 Web 服务和服务请求之间的通信提供支持）、通用描述发现和集成 UDDI（用于 Web 服务注册和服务查找）构成。

影像平台结合医院现有信息系统的实际情况,按照 SOA 架构风格,将功能层分为组件层、服务层、流程层、表示层、总线层和辅助层六个部分。

(1)组件层。组件层主要提供基础组件,并将影像平台所需要的各外部系统(如各检查系统)和医院数据中心等提供的必需服务封装成可由影像平台方便调用的服务,主要包括字典组件、影像组件、影像元数据组件、系统组件等。本层采用 J2EE 框架,各组件统一被封装成 Web Service,由 WSDL 提供对外描述。

(2)服务层。服务层是影像平台中十分关键的组成部分。在服务层中,根据实际需要,将组件层各业务包装成各基础服务,主要包括 EMPI 服务、消息服务、数据存储服务、数据获取服务、数据发布服务、影像服务、权限验证服务、监控服务等。

(3)流程层。流程层的任务是将服务层提供的各基础业务服务进行合理整合,使之成为可以为特定业务流程提供服务的业务流程服务单元,为特定的应用程序提供专门服务,主要包括 2D 影像业务流程、3D 影像业务流程、影像获取业务流程、结构化数据报告业务流程、PDF 报告业务流程和身份验证业务流程等。

(4)表示层。表示层负责为最终用户,包括医院工作人员以及患者提供多种形式的影像调阅、报告查询、数据统计、移动应用等业务。在具体实现上,表示层采用 MVC 模式,利用 Canvas、WebGL 等技术对检查图像进行渲染。表示层采用了业内较为成熟的前端框架,具备良好的模板、数据双向绑定、模块化、路由器、依赖注入、过滤器等功能,提高了系统上线和后期的运维效率。

(5)总线层。在通过业务分析后,影像平台借用医院现有的 ESB 作为系统的服务总线,作为各模块之间的数据和信息交换工具,并且可以高效实现异步或者同步数据交换。

(6)辅助层。辅助层主要为影像平台提供服务监控、服务注册、安全管理等业务,方便各业务服务的管理以及系统运维。

三、成效和亮点

(一)推动流程优化,实现服务创新

影像平台已经同各检查系统、医嘱系统、病历系统、"患者 360"软件和微信小程序等多系统完成对接。同原有的影像数据调阅流程相比,现在医护人员可以方便地从不同医疗系统中查阅患者的放射、超声、心电、内镜和病理等影像数据,简化了调阅流程,提高了信息系统对医护人员的辅助水平,也提升了整体工作效率。同时,患者可以在青岛市妇女儿童医院小程序中查看本人的影像数据,实现了在移动端阅览电子版影像,极大地方便了患者就医,提高了患者的满意度。

(二)推动部门协同,实现科研创新

影像平台的上线,打破了各检查科室影像数据的"信息孤岛"状态,使各影像数据可以实现统一管理。管理部门可以实时获取各检查科室的影像整体数据和业务报表,降低了过去因从不同检查系统获取业务数据而产生的时间成本,减少了重复工作,提高了管理效率。同时,影像平台为科研部门提供了大量影像数据,有力地支持了科研工作,提升了医院的科研创新水平。

(三)推动技术储备,实现技术创新

技术储备可以分两个方向:技术栈全面性和深入垂直领域。在影像平台的建设过程中,青岛市妇女儿童医院的信息技术人员全面且深入地调研了包括影像存储标准、服务器集群技术、分布式存储技术、微服务软件架构风格、图形渲染技术、网络安全等方面的技术,扩展了自己的技术栈,也加深了对重点技术的理解。在整体方案的设计中,医院信息技术人员充分考虑了医院现有的信息系统和云资源,完成了影像平台全云端方案的设计工作,实现了技术创新,也为医院后期的其他信息系统建设奠定了技术储备。

新办公平台系统提升工作效率

山东大学齐鲁医院(青岛)　于良宁

良好的办公平台系统对提升医院的工作效率非常有帮助。传统的办公平台系统(OA 系统)只能实现文件转发、邮件发送等功能,已经越来越不能满足工作需要。为了更好地实现协同办公,需要采用一套新的办公平台系统。

一、项目背景

经过半年多的调研,分别与党政办、医务部、护理部、院感部、财务部、信息中心、国资供应处、工会等多部门交流,考察了多家系统,最终考虑采用新协同办公系统。

二、系统功能概况

新协同办公系统的中间部分是链接的快捷方式,可以很容易地导航到具体的功能,主要包含我的门户、科室信息、流程审批、外部链接、下载专区、我的日程、报表信息、公告信息、院内制度、三甲评审、排班管理等信息。

新协同办公系统的主页非常简洁,分成四个版块,第一版块为常用功能,可满足日常的工作需要,主要包含发起流程、OA 邮箱、信息发布、通讯录、下载专区、公示信息等;第二版块是医院通知,系统非常友好地展示了最新通知(没有阅读的通知右上角用红色按钮显示)、医院通知、学术活动、文化生活、例会专题、部门制度等;第三版块显示待处理的信息,包括新待阅览邮件、待处理流程,同时显示已办、个人待办信息;第四版块显示日历,可以做自己的日程安排。

三、系统特点简介

在流程处理方面,新协同办公系统可以根据各部门制作不同的流程。下面以科室申请购买设备为例,展示功能的实现过程。

（一）传统方式

某科室想购买一台特殊监护仪,对心脏手术患者进行监护。传统的方式是科室写书面申请,科室负责人签字,报主管部门审批,批准后交给国资处制作设备参数,报送招标办对设备询价后报预算,报送物价科看是否符合收费标准,报送医保办看是否符合医保报销条件。纸质文件的流程是需要到不同的科室签字,时间较长,可追溯性和统计性较差。

（二）新协同办公系统方式

在新协同办公系统中,通过新建表单的方式,在网上便可实现各部门的审批,每个部门接到审批流程后,可以根据部门情况批准或者驳回。如果不符合审批条件,可以在备注中注明,系统可追溯性强,每个部门均可根据自己的权限看到流程节点,特别是申请部门,可以看到流程在哪个环节需要完善。

新协同办公系统投入使用近一年后,医院各科室普遍反映工作效率提升明显,为医院高质量发展提供了有效的工具。

紧密型医联体基层医院药品统一配送的系统设计

青岛市黄岛区第二中医医院　　魏玉友

随着国家加强推进紧密型医联体建设，探索建立双向转诊，发展"互联网＋医疗健康"，加强人才队伍建设等举措不断落实，各地也在持续推动基层医疗卫生机构提质升级，医疗卫生服务的可及性和优质服务的供给能力明显增强。国家卫健委也发布了相关通知及指导方案，要求创新管理体制运行机制，推进紧密型县域医共体建设，逐步建成目标明确、权责清晰、分工协作的新型县域医疗卫生服务体系，逐步形成服务、责任、利益、管理的共同体。

一、建设背景

紧密型医联体要求实行药品耗材统一管理、统一用药目录、统一采购配送、统一支付货款，这将改变基层医疗机构的用药习惯，同时也会引起医药企业药品耗材采购方式、支付方式、用药方式和管理方式的变革。基层医院药品供应系统是紧密型医联体建设提出的药品供应统一管理需求，该需求主要是为了减少基层医院药库管理人员在药品入库流程方面的系统操作工作量，同时对基层药品供货商的权限进行管理限定。

二、需求描述

紧密型医联体的药品统一管理主要为解决授权药品供货商提交维护药品供给目录、授权基层医院和供货商的关联关系问题，实现基层医院系统内直接向关联供货商申请需要入库的批次药品信息（如指定药品的批次、有效期、进价、售价、数量），同时供货商对基层医院申请的药品调拨单进行出库审核，减少供货商的药品库存,同步完成基层医院的系统入库审核确认,直接增加基层医院的药库系统库存。

三、需求分析

根据基层医院药品统一配送需求,结合紧密型医联体的管理需要,对于系统拟按角色和管理职能进行需求分析如下:

(1)药品管理中心。药品管理中心负责维护医联体内药品统一目录(新增、更新及停用统一目录药品),管理授权供货商指定药品目录,授权基层医院全部药品目录,科学选择药品供货商。

(2)药品供应商。药品供应商负责在系统中建立供货商对应的机构及药库科室,用于维护供货商药品的库存,准确维护药品供货商科室与基层医院药库科室的供药关联,及时审核基层医院申请的药品调拨单。

(3)基层医院药库。基层医院药库通过查询指定供货商的药品库存,选择需要的购入药品(指定药品的批次、有效期、进价、售价、数量),生成药品调拨申请单,并审核供货商提供的入库确认单。

四、业务流程图析

基层药品供应设置如图 1 所示。

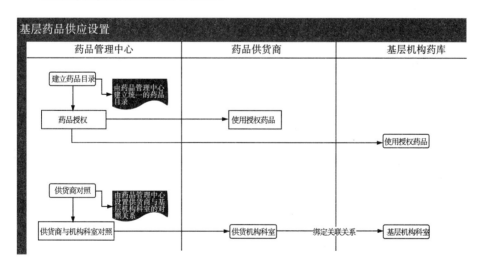

图 1　基层药品供应设置

基层药品供货流程如图 2 所示。

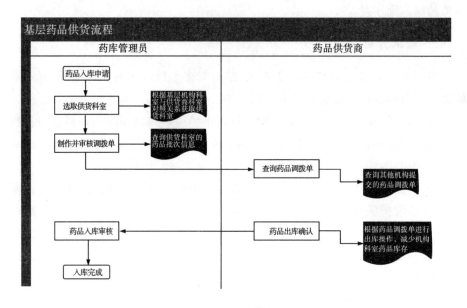

图 2　基层药品供货流程

五、业务流程实现

（一）药品统一目录

建立药品管理中心,设置统一的药品字典目录,并且根据药品供货商和基层医院的要求新增药品品种;通过药品授权功能将药品目录中的药品授权给药品供货商及基层医院使用。

（二）药品供应商

建立单独的药品供货商机构及对应的药库科室,通过药品入库新增药品供货商科室的药品库存量,采取药品批次价模式或者新建药品模式。

1.药品批次价模式

药品批次价模式是同一种药品采用唯一的药品编码,根据入库科室在验收入库中的批次、有效期、进价和售价的不同进行药品批次管理。

药品批次价模式的优势包括:①同一种药品采用唯一的药品编码,方便了药品目录的集中管理及维护;②减少了药品目录的变更,避免了很多重复数据和错误数据的出现;③方便基层医院维护常用药品,提高了诊疗效率;④方便基层医院统计药品发药量及库存量。

212

药品批次价模式的劣势包括:①基层医院进行门诊和住院发药时,无法选择指定价格的药品,系统会根据参数设置自动选择药品批次及对应的价格;②基层医院发药时会出现多批次不同价格的药品信息。

2.新建药品模式

新建药品模式的优势包括:基层医院进行门诊和住院发药时,可以选择指定价格的药品。

新建药品模式的劣势包括:①同一种药品采用不同的药品编码,不利于药品目录的集中管理及维护;②增加了药品目录的变更,增添了很多重复的药品数据,加大了药品目录维护的难度;③不便于基层医院维护常用药品,降低了诊疗效率;④不便于基层医院统计药品发药量及库存量。

(三)基层医院药库

完成机构及科室维护,建立对应的基层医院及药库科室,查询本机构药库科室的库存量。

(四)设置科室供给关系

通过跨机构调拨功能实现库存转移,设置供货商科室与基层医院药库科室的供给关系。

(五)基层医院调拨申请

基层医院科室选择关联的供给科室,查询供给科室的药品批次库存(如批次、有效期、进价、售价),选取所需的批次药品信息和对应的数量,生成调拨申请单,确认后将申请单提交给对应的供给科室(供货商科室)。

(六)供货商药品出库

基层医院调拨申请后,供货商查询所有的调拨申请单,并查看对应的申请明细,对满足要求的调拨申请单进行出库操作,生成对应的出库单,审核后减少本科室库存量。

(七)基层医院药品入库

基层医院科室查询待入库的入库确认单(供货商科室的出库单),检查入库明细后(如药品批次、有效期、进价、售价)进行入库操作,审核后增加本科室库存量。

六、系统变更控制

在上述信息系统建设的实施过程中,有政策改变或出现其他原因时,需要对系统部分或全部的功能、性能、架构、技术指标、集成方法等做出改变,这在实际建设过程中经常发生。这一方面是开始提出的需求根据政策变化而变更,另一方面也是根据牵头医院或基层医院的要求调整技术方案,以便更好地实现系统建设的根本目的。因此,系统变更控制是信息系统设计中的重要组成部分。

智慧分诊叫号系统项目建设案例分享

青岛市口腔医院　李海燕

2019年3月,国家卫健委发布了《国家卫生健康委办公厅关于印发医院智慧服务分级评估标准体系(试行)的通知》。该通知明确指出,逐步建立和完善符合国情的各级医疗机构智慧服务等级评价体系势在必行,要求科学、规范地开展和推进智慧医院建设,改善和提高医疗服务质量和水平。为了贯彻落实该通知给出的方向和目标,提升医院为患者服务的精度、广度和深度,青岛市口腔医院迎来了一场基于就医流程改造、医疗质量提升、智慧服务升级的信息化建设革命。

自2016年青岛市口腔医院成功升级三级甲等专科口腔医院以来,随着医院业务的不断发展与创新,青岛市口腔医院的信息化建设也走过了从无到有、从初级到逐步完善升级改造之路。信息化建设得到了医院领导及各部门的重视和大力支持与配合,已经成为医院的重要基础设施和提升效能、提升服务、提升医疗质量、提升管理水平的重要组成部分。目前,青岛市口腔医院已建立了覆盖面较广的信息化应用系统,如自助服务系统、排队叫号系统等,但仍不能满足医院的日常需求。例如,青岛市口腔医院的排队叫号系统还处于初级阶段,尚未完全实现智能化,部分业务环节仍需要烦琐的人工引导,无论从医务人员的实际操作出发,还是从医院管理层的工作出发,都不利于医院的进一步发展。人工引导不仅增大了医院导诊护士的工作压力,而且在高峰期容易造成人员拥挤、导向混乱,产生医患矛盾。

未来,随着青岛市口腔医院就诊业务量的日益增加,为了提升医院的服务质量,树立良好的服务形象,建设智慧分诊叫号系统迫在眉睫。该智慧分诊叫号系统建设是通过信息化技术和手段来梳理、规范医院各临床科室的就诊流程,解决具有口腔专科特点的突出问题,打造一套基于青岛市口腔医院特色业务流程、真正能满足医院日常业务需求的定制化专业系统。

一、需求分析

(一)当前系统存在的问题及不足

青岛市口腔医院本部院区的分诊叫号系统目前仍不完善,存在排号功能单一、设备点位不足、排队规则不灵活、尚未建立二级分诊等诸多问题;云霄路分院区和辽阳东路分院区还未建立起智能化的分诊叫号系统,仍处在人工叫号的阶段。随着医院就诊人流量的不断提高,门诊排队秩序问题也日益严重。

不同于其他综合医院,口腔专科医院的就诊量主要集中在门诊,门诊就诊环境是否有序,是影响患者对口腔医院满意度的最直观因素,所以本项目建设范围以门诊为主,发现的具体问题如下:

(1)排队显示点不足。青岛市口腔医院多为长廊型结构,集中候诊区少,患者多分散在各个科室附近,少数的排队叫号屏不能满足患者需求。

(2)排队信息错乱。目前青岛市口腔医院使用的系统存在排队信息错乱的问题,实际排队序列与屏幕显示序列不一致,导致门诊排队次序混乱,患者茫然。

(3)二次分诊规则不明。回诊、过号重排、自助签到等规则缺失,易造成强行插队的现象,影响其他患者就诊,导致患者之间产生矛盾,易造成患者的不满与纠纷。

(4)现场工作压力大。青岛市口腔医院缺乏良好的就诊次序管理办法,只能人工维持现场秩序,不停地解答患者的疑问,人员工作压力大。

(二)功能需求

(1)各类信息显示功能:在患者候诊区安装显示屏,除展示医院的宣传信息和提示信息外,向患者实时展示诊室信息、待诊信息、准备信息、就诊患者信息等,让患者及其家属及时了解诊疗进度。

(2)语音播报患者功能:语音系统呼叫患者的同时,显示屏同步更新诊室患者信息,突出显示当前就诊患者。

(3)医生端呼叫待诊患者:医生通过系统叫号端软件,了解本科室的患者排队信息。

(4)导诊台工作站动态监控所属科室的患者就诊情况,通过监控和管理,能够及时调整就诊科室和就诊顺序,掌握和把控患者的就诊全过程,对发现的问题及时处理调整。

(三)医院个性化需求

(1)青岛市口腔医院各临床科室针对自身医疗业务工作的特点,制订了具有本科室特色的业务管理流程,且由于对患者的检查部位和诊断方法不同,使得同科室不同诊室的诊疗速度也不一致,所以不能全院统一用一套排队叫号规则,需要每个科室自定义符合自身业务需求的排队规则。

(2)特殊人群优先制。某些特殊人群需要优先处理,如急诊患者、军人等,需优先排在诊室队列的前面。

(3)回诊排队。当患者被呼叫却不在现场时,诊室医生可通过系统操作将患者跳过,当患者回来后,可将其重新设置为有效状态,回到队列中,并按原号顺序进行排序。

(四)性能需求

通过综合分析智慧分诊叫号系统的使用环境和功能需求,认为其应具备稳定性和可扩展性两方面的性能需求。

(1)稳定性。当排队的患者人数较多时,系统突然失效会影响诊疗流程和秩序,也会对排队候诊患者的情绪产生不利的影响,同时增加系统的维护成本和压力。因此,要求系统具有较高的稳定性。

(2)可扩展性。随着医院信息系统的不断增加,对排队叫号系统的功能要求也相应提高。系统每个组成部分之间的耦合度应尽可能地小,每一个组成部分都要能根据需求的变化及时进行扩展,同时对其相关的模块产生较小的影响。

(五)建设目标

利用信息化技术与手段,优化就医流程,为患者提供舒心、有序、轻松、愉悦、满意的就医环境,更好地提升医院的智慧服务能力、服务质量和智慧管理水平,提高医院的核心竞争力。本项目旨在建设一套符合医院实际需求的现代化智能分诊排队叫号系统,实现以下目标:

(1)秩序就诊。通过合理有效的分诊导引,降低人流无谓流动带来的风险,并且让患者有序候诊。

(2)降低分诊人员的工作压力。排队信息展示更加清晰明了,完成约80%的信息咨询类业务,降低分诊人员的工作压力。

(3)避免医患矛盾。在医患矛盾发生概率最高的预约就诊、回诊重排、过号重排环节,使用信息化手段来规范流程,降低潜在风险。

(4)打造智慧服务标杆。升级医院的分诊排队叫号系统,提升医院的形象,打造专科医院智慧服务标杆品牌。

二、调研情况

青岛市口腔医院本部目前门/急诊科室已初步建立了分诊叫号系统,但当前系统功能还比较简单,不能满足患者需求,尤其是门诊科室,还处于患者挂号或缴费后自动排队的初级阶段,没有签到、回诊等排队功能;云霄路分院和辽阳东路分院的分诊叫号系统甚至尚未建立。通过对本部院区各临床科室、云霄路分院、辽阳东路分院的走访调研,发现各科室对分诊导医叫号系统的需求主要集中在以下几方面:

(1)现有显示大屏(集中候诊屏)存在显示信息混乱、字体小、不清晰等问题,希望更换或补充。

(2)走廊过长,候诊区患者无法详细了解排队序列,希望在诊室门口多增加诊间屏,以展示排队信息。

(3)在各科室增设签到机,实现患者签到、回诊、过号重排等功能,缓解人工分诊压力。

(4)各科室原有显示屏根据使用年限、性能衰减情况,进行部分旧物利用。

(5)提升门诊部的就诊管理能力,减轻导医的工作强度,提高就诊患者的满意度。

(6)随着人民群众医疗保健意识的提高,对医疗服务与健康教育的需求也越来越大,需要增加宣传途径和渠道。

(7)医院就诊人群量不断提高,门诊排队秩序的问题日益突出和严重,需要梳理和规范。

三、建设设计方案

经过调研发现,青岛市口腔医院诸多科室走廊过长,患者普遍在诊室门口候诊,无法详细了解排队序列,因此在诊室门口新增诊间屏以作排队信息展示用;在各科室增设签到机,实现患者签到、回诊、过号重排等功能;各科室原有显示屏部分进行旧物利用,剩余显示屏由于尺寸小、信息混乱、字体小,在本次改造中更换为大尺寸显示屏。

本项目建设采用行业内最先进的主流技术,系统基于 SOA 构架模型开发,所有模块通过统一的接口标准结合,提供不同的服务,子模块包括分诊排队叫号系统、嵌入式语音平台软件、护士分诊台软件、虚拟叫号器软件、终端嵌入式播控软件、数据传输存储系统等。

液晶网络一体机采用工业级LED液晶模组,具有超长的使用寿命,部署在门诊的各个区域,如公共走廊、集中候诊大厅、诊室门口等区域,液晶网络一体机采用嵌入式安卓系统,通过医院内部局域网与服务端保持连接。

各临床科室导诊台护士通过操作分诊软件,对就诊患者进行签到、查询、修改、调号等操作,并根据实际需要调整患者的排队顺序。

医生端可通过操作安装在医生工作站的虚拟叫号器软件,进行叫号、就诊完成、过号、重呼等操作,集中候诊区分诊大屏显示相对应的叫号信息,同时集中候诊区分诊大屏能够实现同步语音播报,并显示呼叫内容。

自助签到机同样使用工业级LED液晶模组,支持多点触控,正面覆盖钢化玻璃保护,内嵌身份证、社保卡、扫描平台、磁条卡等识别模块,支持热敏打印,壁挂或落地部署在中候诊区,主要帮助患者进行预约报到、初诊报到、过号报到、回诊报到等操作。

四、实施效果分析

本项目建设能够全面提升青岛市口腔医院的门诊综合服务能力,在业务流程上改善患者的就诊秩序,缩短患者的排队等候时间,改善患者的就医体验,大幅提升医疗服务质量和患者对医院的满意度。

(1)改善就医环境。使用智慧分诊叫号系统,能解决患者在就诊过程中所遇到的排队拥挤和秩序混乱等问题,改善人员拥挤、导向混乱等现象,创造一种秩序井然、环境优雅,使患者能安心等待、医生能安心看病的就诊环境。

(2)提高医疗质量。合理有序、公平公正的就诊环境,可以使患者等得安心,医生看得专心,为建立良好的医患关系提供保障。在提高医院效益的同时,大幅提升医疗服务质量和服务水平。

(3)提供决策依据。该系统可提供各类统计信息,为医院管理层决策提供支持和依据。例如,系统可根据门诊患者病情变化及时调整科室工作安排,加强重点科室的人员配备,及时调整医生的工作量。

(4)相关数据统计更加精确。通过智慧分诊系统项目的建设,可对医生出诊率和按时叫号率进行准确的统计,并大幅减少患者的平均等候时间。

综上所述,青岛市口腔医院正全面加快信息化建设步伐,通过信息化手段提升门诊服务质量,服务临床,实施诊疗流程再造,提高门诊服务效率。智慧分诊系统的上线运行,可以使医生通过出诊管理,有效减少患者的候诊时间,优化门诊服务管理,提高医院的门诊量,最大限度地满足人民群众对优质医疗服务的需求,不断提升医院的服务质量和管理水平。

安全及硬件运维篇

开源虚拟化、分布式存储和超融合系统搭建初探

青岛市中医医院　　杜丕林

oVirt(open virtualization manager,开放式虚拟化管理器)是一款免费开源的虚拟化软件,是 Red Hat 商业版本虚拟化软件 RHEV 的开源版本。oVirt 基于 KVM,并整合使用了 Libvirt、Gluster、Patternfly、Ansible 等一系列优秀的开源软件。

oVirt 目前已成为企业虚拟化环境可选的构建软件之一。相比于庞大和复杂的 OpenStack 软件,oVirt 在企业私有云建设中具备部署和维护使用简单的优势。利用 oVirt 管理 KVM 虚拟机和网络,企业可以快速搭建起一个私有云环境。

用 oVirt 搭建一套可用的私有云环境至少需要以下三部分:

第一,oVirt-engine 用于部署、监视、移动、停止和创建 VM 映像,配置存储、网络等,提供一个统一的集成管理界面。

第二,计算节点是安装了 VDSM 和 Libvirt 的 Linux 发行版,以及一些额外的软件包,可以轻松实现网络和其他系统服务的虚拟化;另外还要提供 oVirt Node(这基本上是 oVirt 的一个精简版本,包含足够多的组件以实现虚拟化)。

第三,存储节点可以使用块或文件存储,可以是本地存储或远程存储,通过网络文件系统(NFS)访问;支持 Gluster 等分布式存储技术,通过算法确保高可用性和冗余。

本文简要概述了开源虚拟化和分布式存储的架构,介绍了搭建一个可用的虚拟化超融合平台所需的分布式存储(GlusterFS)、计算节点(oVirt Node 或者安装了虚拟化组件 VSDM 的 Linux)和虚拟化管理平台(oVirt-engine)的安装

223

配置方法。

oVirt 的部署架构如图 1 所示。

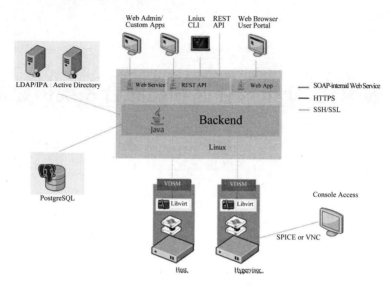

图 1　oVirt 的部署架构

oVirt 的组件架构如图 2 所示。

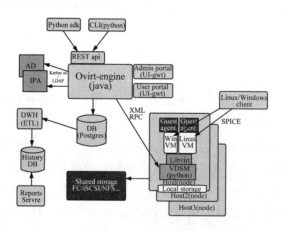

图 2　oVirt 的组件架构

一、环境准备

准备 5 台主机，做好 IP 地址分配，统一安装 Centos 8，如表 1 所示。

表 1 5 台主机的 IP 地址和用途

主机名	IP 地址	用途
gfs-1	192.168.1.101	分布式存储
gfs-1	192.168.1.102	分布式存储
gfs-1	192.168.1.103	分布式存储
oVirt-engine	192.168.1.100	管理节点
oVirt Node	192.168.1.99	计算节点

二、分布式存储 GlusterFS 安装

(一)前期配置

在 gfs-1、gfs-2、gfs-3 这三台主机上分别修改/etc/sysconfig/network-scripts/ifcfg-eth0 文件,配置好 IP 地址等相关网络信息。

每台主机依次执行以下命令:

```
nmcli connection reload   # 读取配置文件
nmcli connection up eth0   # 启用网卡
nmcli device show eth0   # 显示网络链接信息
yum clean all   # 清除 yum 缓存
yum makecache   # 重建缓存
yum-y update   # 将系统更新至最新版本
hostnamectl set-hostname gfs-1# 设置主机名
```

每台主机修改/etc/hosts 文件,命令如下:

```
192.168.1.101   gfs-1
192.168.1.102   gfs-2
192.168.1.103   gfs-3
```

每台主机添加一块硬盘并创建分区,挂载到/data1 目录下,命令如下:

```
fdisk-l   # 查看新增加硬盘信息
fdisk/dev/sdb   # 创建分区
mkfs.ext4/dev/sdb1   # 创建文件系统
mount/dev/sdb1/data1   # 挂在分区到指定目录
```

df-TH # 查看挂载情况

blkid/dev/sdb1 # 获取 blkid,写入 fstab 文件,便于下次启动自动挂载。

(二)安装 GlusterFS-server

执行下列操作:

yum search centos-release-gluster # 查询当前可用版本

在三台主机上依次安装指定版本软件源,这里选用 10,然后执行下列操作:

yum-y install centos-release-gluster10 # 安装 gfs10 的安装源
ls/etc/yum.repos.d/ # 显示增加了
CentOS-gluster-10.repo 和 CentOS-Storage-common.repo 两个安装源
yum-y install glusterfs-server # 安装 gfs
systemctl start glusterd
systemctl start glusterfsd
systemctl enable glusterd # 设置开启自启动
systemctl enable glusterfsd # 设置开启自启动

(三)配置 gfs 服务

执行 glusterfs-V 命令,查看当前服务状态,然后配置信任池。在 gfs-1 上执行以下命令,其余服务器不需要操作,集群会自动同步相关命令:

gluster peer probe gfs-2
gluster peer probe gfs-3

在所有服务器上执行以下命令:

gluster peer status # 查看状态

Gluster 支持的卷类型如表 2 所示。

表 2 Gluster 支持的卷类型

名称	说明	备注
分布卷	将文件以 hash 算法随机分布到一台服务器节点中存储	存在单点故障,生产环境中不使用
复制卷	将文件复制到 replica x 个节点中	——

名称	说明	备注
条带卷	将文件切割成数据块,分别存储到 stripe x 个节点中,类似于 raid0	将大文件分散至若干个磁盘后提升 I/O 速度,但是在实际中偶尔会出现丢失块的情况,因此与条带卷相关的所有卷模式在生产环境都不使用
分布式条带卷	分布卷与条带卷的组合	生产环境不使用
分布式复制卷	分布卷与复制卷的组合	生产环境最常用的类型,一般为三个副本
条带复制卷	条带卷与复制卷的组合	生产环境不使用
混合卷	分布卷、复制卷、条带卷三种卷模式的组合	生产环境不使用

创建一个名为"gfsvol"的卷,在任意节点上执行以下命令:

```
gluster volume create gfsvol replica 3 gfs-1:/data1 gfs-2:/data1 gfs-3:/data1 force  # 创建三副本的卷,名称为 gfsvol
gluster volume start gfsvol  # 启动卷
gluster volume info  # 查看卷信息
```

至此,GluserFS 服务器端系统已经部署完毕,并且创建了一个分布式复制卷 gfsvol。

(四)客户端安装

客户端需要安装 Gluster Native Client 软件,版本最好和服务端一致。Gluster Native Client 是基于 FUSE 的,所以需要保证客户端安装了 FUSE。Gluster Native Client 是官方推荐的客户端,支持高并发和高效的写性能。

安装客户端前,需确保客户电脑能够访问服务器的 TCP、UDP 的 24007-24008 端口,还要确保够访问 49152-49156 端口。然后执行以下命令:

```
yum-y install glusterfs-client  # 安装客户端
mount-t glusterfs 192.168.1.101:/gfsvol /fs-1  # 将 gfsvol 卷挂载本地 fs-1 目录下
```

连接 GlusterFS 任意一台主机的 IP,都可以挂载分布卷到本地并使用。如

果是在生产环境中,可以采用 Nginx 或者 F5 之类的产品实现负载均衡。然后执行以下命令:

Df-TH　# 查看挂载情况

完成上述操作后,需要验证集群卷是否起作用,能否实现三个副本。在客户端执行如下命令,在三台服务器上查看/data1 目录:

cd/fs-1 ls touch file{001..010}　# 创建 10 个空文件

(五)扩容和数据平衡等操作

在三台服务器上分别增加一块硬盘空间,并挂载到/data2 目录下,然后执行如下命令:

gluster volume add-brick gfsvol gfs-1:/data2 gfs-2:/data2 gfs-3:/
data2 force　# 扩展 gfsvol 卷

gluster volume rebalance gfsvol start　# 卷数据进行重新平衡分布

在 Gluster 建立分布卷的时候,默认要求在挂载目录下建立二级目录,加入 force 参数可以直接建立二级目录。在生产环境中建议使用二级目录。执行完上述命令后,在任意节点上查看/data1 和/data2 目录,可见目录内的文件已经进行了条带化。

三、安装 oVirt Node 计算节点

oVirt 计算节点有两种安装方式:一种是安装发行版本的 Linux,在其上安装虚拟桌面服务器管理器(virtual desktop server manager,VSDM)组件。VDSM 组件是位于节点之上的管理代理,用于收集节点之间交互的信息,促进管理控制台及主机的通信,管理虚拟机及其存储,收集有关主机及客户机的性能统计数据。另一种是从 oVirt 官网上下载 oVirt Node 镜像。oVirt Node 由 fedaro 订制而成,oVirt Node 上的许多文件系统都是 ramdisk(基于内存的 Linux 磁盘设备),系统重启后,其中的内容消失,从而保证了 oVirt Node 的无状态性。

oVirt Node 节点的安装操作为:启动安装软件后选择"安装"和"语言"(默认即可),设置网络 IP、安装分区、管理员账号等信息,安装完毕后重新启动。在客户端浏览器内输入 https://oVirt Node IP:9090,进入网络管理界面,至此 oVirt Node 节点安装完毕(见图 3)。

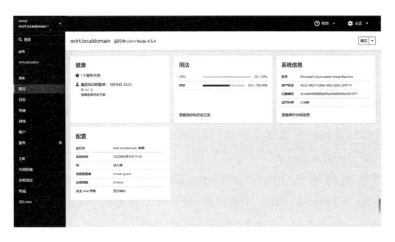

图 3　oVirt Node 节点安装界面

四、oVirt-engine 管理节点的安装

oVirt-engine 管理节点有两种安装和运行模式：一种是自托管模式，在 oVirt Node 节点的管理界面（即 Cockpit）上选择部署 engine，以虚拟机的形式运行；另一种是采用 yum 安装方式，可以将 engine 部署在一台或多台物理机上，采用 HA 的方式保持高可用，也可部署在不同架构的虚拟机上，这样部署和管理的方式更为灵活。

（一）oVirt-engine 的安装

oVirt-engine 的安装较为简单，执行以下命令即可：

dnf install-y centos-release-oVirt45　# 安装 oVirt-engine4.5 版本的源

dnf module-y enable javapackages-tools

dnf module-y enable pki-deps

dnf module-y enable postgresql:12

dnf module-y enable mod_auth_openidc:2.3

dnf module-y enable nodejs:14　# 上述为启用内置相关模块并确定版本

dnf distro-sync-nobest　# 同步已安装的软件包，以将其更新到最新的可用版本

```
dnf-y install oVirt-engine  # 安装 engine
```

（二）oVirt-engine 的配置

安装完毕后，需要对 oVirt-engine 进行配置。需要注意的是，配置 oVirt-engine 需要完整的完全限定域名（FQDN），如果没有域名系统（DNS）解析，可以在访问端电脑的 hosts 文件中进行解析。这里设置的密码就是登录 oVirt-engine 界面的密码。配置完成后，会显示所有的参数，自动进入初始化进程。

（三）访问 oVirt-engine

在浏览器内输入 https://oVirt-engine.localhost/oVirt-engine 便可对 oVirt-engine 进行访问。需要注意的是，登录 4.5 版本的 oVirt-engine 的时候，用户名 admin 需要增加@localhost，变为 admin@localhost，否则无法登录。

五、使用 oVirt-engine 管理虚拟化平台

oVirt-engine 主要为管理员和用户提供丰富的、基于网络的用户界面（见图 4），以及主机、存储和网络配置的集成管理平台，实现在主机和存储之间实时迁移虚拟机和磁盘；当主机发生故障时，提供虚拟机的高可用性。

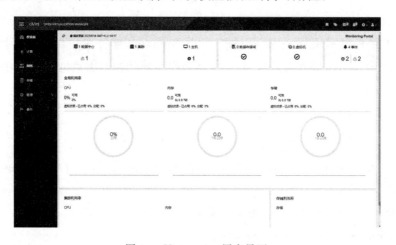

图 4　oVirt-engine 用户界面

oVirt-engine 管理界面的使用方法与其他虚拟化平台（如 VMware 的 vCenter）基本类似，在此不再赘述。

六、实现超融合

在 oVirt 平台上实现超融合，就是在每个计算节点增加分布式存储的服务，换言之，就是将计算节点和分布式存储节点合二为一。在 oVirt 平台上实现超融合有两种方式：一种是手动配置计算节点，另一种是通过 oVirt Node 节点的Web 控制台（即 Cockpit）进行自动部署。

在 此 介 绍 第 二 种 方 式：首 先 进 入 HostedEngine 页 面，单 击"Hyperconverged"向导的"Start"按钮，开始部署过程，会先部署 Gluster 再部署HostedEngine。然后，选择"Run Gluster Wizard"向导，选中"Use same hostname for Storage and Public Network"，表示为存储网和管理网使用同一个网络（因为只配置了一个网卡），在下面分别输入 Host1、Host2、Host3 的域名（见图 5），如果存储网和管理网分离的话，此处配置略有差异。

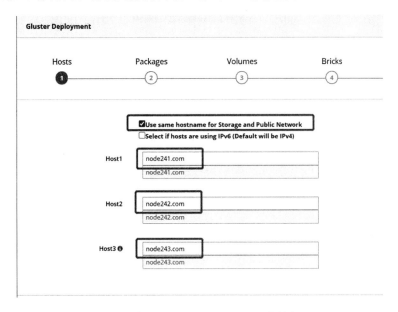

图 5　输入 Host1、Host2、Host3 的域名

对单独的一块盘来说，如果实际环境中是多块盘做的 Raid，那么就根据实际情况选择"Raid5 或者 Raid6"，"Blacklist Gluster Devices"这里默认选中即可，下面的"Device Name"要与工作环境中的实际情况对应，这里默认是"/dev/sdb"，sdb 是本案例中每台主机预留出来的一块用于部署 Gluster 的磁盘，后面的 LV Size 累加起来不能超过 sdb 的实际大小。如果有 SSD 盘的话，可以使用下面的"Configuer LV Cache"

配置缓存盘,本案例的工作环境中没有 SSD,因此不配置。

完成上述内容后,执行部署过程即可,这里选中"Enable Debug Logging",便于部署失败时查看日志排错。待 Gluster 部署成功后(见图 6),继续部署 HostedEngine。

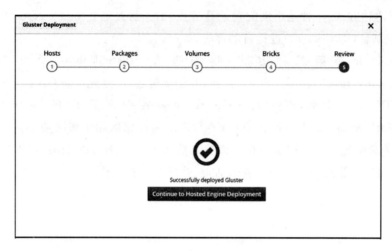

图 6　Gluster 部署成功

感染勒索病毒应急预案演练

青岛市胶州中心医院　高勇

随着医疗信息化的快速发展,医院的业务运转和医疗应用软件越来越密不可分,数据安全的重要性也逐渐凸显。不同病毒的处理方式不同,应针对不同的病毒攻击采取相应的预案。其中,感染勒索病毒的情况已在多家医院的服务器及客户端多次出现,一旦被勒索病毒感染,会导致业务运转停滞,对医院正常业务的开展和患者的就医体验均会造成严重影响。

一、演练目的

演练目的是针对医院系统主体业务因感染勒索病毒导致业务中断的问题,通过参考多个案例和推荐措施,采取快速有效的预案以进行应急补救处理,让医院主体业务尽快恢复正常运行,降低该类事件的不良影响。

二、案例预案现象的体现及预案问题处理方式

本案例中,采用双系统搭建方式开展实际演练工作。医院于 20 时 30 分接到电话,反映收费系统不能调用接口绑定检验的采血费与采血管,排查发现医院实验室信息系统(LIS)的数据库不能连接访问。LIS 的服务器数据库文件、备份文件名称及文件类型被篡改,文件本身被加密,确定是勒索病毒感染。

紧急联系集成工程师和网络工程师排查发现,入侵者通过一台心电图前置机虚机入侵,医院软件系统中的卫宁 LIS、影像归档和通信系统(PACS)、第三方手麻系统、合理用药、心电系统均被恶意加密了服务器数据库、备份数据库以及其他文件,用户客户端文件未被影响。于是,集成工程师和网络工程师当即加强

233

保护未被感染的服务器,离线备份所有未被感染系统的前台和数据库,包括 HIS、临床信息系统(CIS)、病案系统,同时导出建链接服务器脚本和建作业脚本。

21 时 22 分,接到急诊科电话反映医生站弹出授权框不能使用,紧接着排查出 CIS 服务器数据库文件与数据备份文件同时被勒索病毒加密,全院医生站系统无法使用;21 时 35 分,发现 HIS 服务器也被加密。联系集成工程师和网络工程师排查,发现安全措施严重不足,集成工程师将心电前置机虚机开启防火墙并关闭端口,最后行关机处理,但网络工程师未将心电前置机虚断网完全隔离,入侵者通过技术手段自启心电前置机虚机,实现了进一步入侵。

三、医院应急预案

(一)整体流程
医院应急预案的整体流程如图 1 所示。

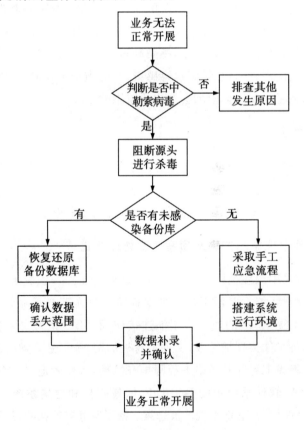

图 1   医院应急预案的整体流程

（二）当日应急工作安排

演练当天夜间,急诊业务受到的影响主要有门诊收费系统不能调用接口绑定检验的采血费与采血管,无法收费;医生站处方不能通过合理用药系统予以审查且无法保存,无法调阅医生站的检验检查报告;LIS 和 PACS 瘫痪无法使用。检查发现,主要有以下几个问题:

问题 1:通过系统关闭 HIS 参数 2291,是否调用获取医技材料费接口处理。

问题 2:通过系统关闭 CIS 参数 HT032,HP04 配伍禁忌接口处理。

问题 3:在信息科本地电脑上找到了前 3 天的数据库备份文件,还原到临时服务器,重建环境后,采用手工登记方式处理。

难点在于问题 3,LIS 备份数据库文件隔日,业务恢复难度很大,紧急抽调人手重新搭建环境的工作量等同于系统上线。

1.门诊业务系统

(1)门诊挂号收费处。在本次病毒入侵中,门诊部护士长及门诊收费组长负责总体协调,引导患者分诊就医。经判断发现,挂号收费处系统能正常使用,可按照日常操作流程正常工作,但采血材料费不能收取或者只能手工收取。

(2)门诊医生站(含急诊)。本次病毒入侵造成各医技科室系统无法正常使用,门诊医生开具检验检查申请单时,需要根据科室的不同开具多张对应的申请单,以方便各医技科室手工检验检查。另外,本次病毒入侵还造成无法查看检验检查报告,门/急诊医生需告知患者取手工纸质报告就诊。

2.住院业务系统

(1)住院医生站(CIS)。本次病毒入侵造成各医技科室系统无法正常使用,住院医生开具检验检查申请单时,需要根据科室的不同开具多张对应的申请单,以方便各医技科室手工检验检查。另外,本次病毒入侵还造成无法查看检验检查报告,住院医生需告知护工取手工纸质报告进行下医嘱等操作。

(2)住院护士站(NIS)。本次病毒入侵造成各医技科室系统无法正常使用,住院医生开具检验项目后,护士需要手工分单采血,并注明检验项目。

3.PACS 等医技检查系统

在本次病毒入侵中,各检查科室分诊人员手工登记需检查的患者信息,分配检查排队号及检查间,各检查科室技师根据医生手写的检查申请单及排队号给患者做相应的检查。完成检查后,技师保存好图像,各检查科室医生根据图像手写检查报告;根据患者的报告信息,使用医技收费系统对住院患者进行医技收费确认。系统恢复使用后,技师补充上传检查图像,各检查科室医生补录检查报告。

本次病毒入侵造成超声放射内镜 PACS 无法使用,信息科只能协调厂商进行单机版系统搭建:超声科、内镜科、病理科检查启用单机版系统,出具单机版报告,待数据库恢复以后重传数据。信息科将搭建临时服务器,搭建完成后启用临时服务器出具报告,待系统恢复后,信息科协调厂商开展数据上传工作。放射科也搭建了临时服务器,放射科人员协助开展各字典信息维护工作,使用临时服务器出具检查报告,待系统恢复后,信息科协调厂商开展数据上传工作。

4.LIS 及标本采集系统

在本次病毒入侵中,采血室、各临床护士站核对患者信息及检验申请单等,然后手工分单采血并登记相关信息后,将手工检验申请单与标本一起送检验科。检验科前台接收手工检验申请单与标本后,分到各检验组。各检验组的技师使用仪器检查后,有仪器自带系统的,根据仪器自带系统出检验报告;没有仪器自带系统的出具手写报告,并做好登记。根据患者存在的报告信息,使用医技收费系统进行住院患者医技收费确认,待系统恢复使用后,将仪器自带的检验结果上传至 LIS 生产服务器,补录手写报告。

本次病毒入侵造成相关设备无法使用,信息科协调厂商搭建了检验科临时服务器。搭建完成后,需检验科人员配合进行字典设置及接口测试,使用临时服务器出具检验报告,待系统恢复后,信息科协调厂商开展数据上传工作。

5.手术麻醉系统

本次病毒入侵造成手术麻醉系统无法正常使用,手术室需根据手术安排电话或人员通知各临床科室手术安排情况,方便临床科室开展手术操作。由于手术麻醉系统无法正常使用,因此手术室需手工填写麻醉记录单等病历。

6.自助机系统

本次病毒入侵造成自助机系统无法使用,暂时停用自助机系统,待系统恢复后再使用。

7.微信公众号系统

本次病毒入侵造成微信公众号系统无法使用,暂时停用微信公众号系统,待系统恢复后再使用。

8.体检系统

在本次病毒入侵中,部分体检系统能正常使用,体检科人员正常进行体检登记等操作,需要根据检验检查科室的不同打印多份导引单。但是,本次病毒入侵造成体检采血系统无法使用,体检采血人员需要手工分单采血,并保留一张导引单给检验科使用。此外,本次病毒入侵还造成检验检查医技系统无法正常使用,导致检验检查结果无法导入,体检科人员需要根据各检验检查科室的手工报告单,手工补录到体检系统,然后出具总体检报告。

(三)次日应急工作安排

次日,医院感染勒索病毒后第一时间无法恢复,夜间急诊业务使用的系统全部瘫痪,由医院相关部门下发通知开展紧急应急。由于医院无门/急诊应急系统,于是当日急诊采用全人工流程,具体如下:

(1)门诊部护士长及门诊收费组长负责总体协调,引导患者分诊就医。

(2)门诊收费员启用手工收费模式,收取押金并手写挂号票及发票。

(3)门诊医生根据收费处手写挂号票的顺序及本科室应急预案进行看诊,并根据患者病情手写处方单、检查申请单、检验申请单、处置单和门诊病历等。

(4)药房人员详细核查患者的手写处方单及收费发票,核查无误后手工发药并登记库存信息。

(5)检验科室人员仔细核对患者的手写处方单及收费发票,核查无误后手工登记信息并采血化验。

(6)检查科室人员仔细核对患者的手写处方单及收费发票,核查无误后手工登记信息并进行检查。

夜间集成搭建新的 HIS、CIS、服务器环境,还原昨日离线备份的数据库;重建链接服务器,重建作业,恢复了 HIS 和 CIS 业务,但此时缺少事发当日的业务数据。

1.门诊相关业务流程

(1)挂号就诊时,在挂号有效期限内,患者在提供有效挂号凭证的情况下免费挂号处理;已查检验检查报告的,需在相关检查科室打印纸质报告单。

(2)收费门诊自费患者退药退费,在提供有效凭证的情况下,可以线下退费或者留下患者的联系方式等,待数据恢复后再联系患者处理。

(3)医保患者退药退费,需留下患者的联系方式等,待数据恢复后再联系患者处理。

(4)紧急应急流程下,手工收费需提供收费凭证,待系统恢复后补录进系统打印正式发票。

(5)劫持数据恢复后,建立历史库提供查阅。

2.住院相关业务流程

(1)当日入院入区患者,因当前系统不存在,需重新办理入院入区手续,修改入院入区日期,补录医嘱数据和费用数据。

(2)当日在区未出区患者,因当前系统缺医嘱和费用,需补录医嘱数据和费用数据。

(3)当日出区未结算患者,因当前系统为在区状态,需补录医嘱数据和费用数据后出区。

(4)当日出区已结算患者统一修改状态,待劫持数据库恢复后建立历史库,提供临床查阅后再补录数据。

3.补录费用操作

(1)病区护士补记账、补录费用,医保人员审查住院诊查费和床位费的计费日期,参数设置为"补记账"(可以指定计费日期)。

(2)手术室护士使用无申请手术费用录入菜单录入手术相关费用。

4.补录医嘱数据

(1)补开当日长期医嘱和临时医嘱,开始日期的选择范围可通过相关参数设置医嘱开始提前时间。

(2)对长期的药品医嘱,若药房是静配中心的应全部停止,重开医嘱时药房为住院药房。

(3)补录当日停长期医嘱,停止时间按需要联系信息科修改。

(4)补录当日的手术医嘱使用文字医嘱。

(5)补录当日的临时医嘱审核执行时间批量修改,为保证数据的合理性,可现场使用带频次临嘱,经医务科质控确认后,将频次 ST 统一在开始时间的基础上加 10 分钟,频次为其他的加 60 分钟,参考脚本如下:

```
begin tran
UpdateCPOE_LSYZK
set ZXRQ= CONVERT(varchar(50),DATEADD(MINUTE,10,substring(KSRQ,1,
4)+ '- '+ substring(KSRQ,5,2)+ '- '+ substring(KSRQ,7,2)+ ' '+
substring(KSRQ,9,8)),112)+
CONVERT(varchar(50),DATEADD(MINUTE,10,substring(KSRQ,1,4)+ '- '+
substring(KSRQ,5,2)+ '- '+ substring(KSRQ,7,2)+ ''+ substring
(KSRQ,9,8)),108)
from CPOE_LSYZK a left join CPOE_BRSYK b on a.SYXH= b.SYXH
where a.KSRQ like '20191112% ' and  a.ZXRQ not  like '20191112% '
and a.YPMC not  like '停% ' and a.YZZT= '2' and a.PCDM= '00'
```

```
- - and b.BQDM= '9031'
- - and b.SYXH= '9031'
rollback tran
```

（四）后续工作处理

在网络安全技术专家的帮助下,被加密劫持的数据库最终陆续解密,停机系统陆续恢复使用。LIS 和 PACS 切换为原系统数据库,近期数据被导入原系统数据库中,并将临时服务器上的 HIS 和 CIS 迁至主服务器,原系统数据库建立为历史库,以提供临床查阅和作为后期补足当日数据的完整性参照。

关于打印机无法打印时的故障排查简述

青岛大学附属医院　　陈浩　祝顺东

在平时的工作中,人们经常会遇到各种各样的打印机故障。在遇到打印机不打印的问题时,除了需要更换打印机的色带、墨盒、硒鼓等耗材,或者是发生了卡纸之外,更多的是打印机与电脑间出现了连接故障问题。本文就已连接使用的打印机突发无法打印的问题,简单讨论一下对于不同连接方式的打印机,该如何排查故障。

当遇到打印机无法打印的情况时,首先检查打印机上的故障灯和状态灯是否正常。若故障灯亮,则首先排查耗材是否需要更换,是否卡纸、缺纸,或者是否为打印任务纸张类型设置错误。若状态灯为正常状态,则先查看打印机状态是否为"暂停打印",如果是,则取消"暂停打印"即可;否则需要通过判断打印机的不同连接方式,来判断接下来如何排查故障。

一、打印机通过数据线直连电脑主机

该情况下,打印机不打印的原因大多是物理端口虚接,此时打印机通常处于脱机状态,电脑上的打印机图标显示为浅灰色。该故障通常可以通过拔插打印机 USB 数据线予以解决,即拔下电脑上对应的打印机数据线后,重新插上连接,观察显示器上打印机图标的显示状态:如果打印机从脱机状态变为显示连接正常,同时显示器上图标从浅灰色变为正常的黑色,则问题解决;若打印机仍显示脱机状态且重启电脑无效,则考虑更换电脑上的 USB 接口,连接测试是否为电脑 USB 端口故障所致。若仍显示脱机,则基本可以断定为打印机数据线损坏导致打印机无法连接,因而无法打印。通过更换打印机数据线,问题基本可以得到解决。

二、网络打印机

网络打印机通常在打印机端配置 IP 地址，用以连接访问打印机并打印。首先通过打印机的控制面板，查看打印机配置的 IP 地址，然后用电脑的命令提示符窗口的 ping 指令，ping 该打印机的 IP 地址。若无法 ping 通打印机，说明该网络打印机存在网络线路通信故障，排查网线连接情况即可。最可能的情况是打印机后面的网线脱落或者打印机网卡故障。若能 ping 通打印机，则需要考虑网络打印机的打印任务是否存在拥塞，即当前打印任务被卡住，导致后面的打印任务无法执行。通常出现这种情况时，打印机故障灯会亮，提示放入某尺寸的纸张等。此时，取消该网络打印机上存在的正在打印的任务后，观察后续任务是否可以正常执行。或者为了保险起见，清空所有的打印任务后，重新打印测试页即可。

三、共享打印机

当打印机为共享打印机时，首先查看打印机直连的主机电脑是否可以打印。如果不能打印，则需要重启主机电脑的打印服务，具体操作是右击电脑桌面上的"我的电脑"图标，然后单击"管理"选项，在弹出的"计算机管理"对话框左侧的菜单列表中单击"服务和应用程序"下的"服务"图标，在右侧服务明细内找到"Print Spooler"这个服务，右击"重新启动"选项，然后观察共享打印机是否可以打印。当然，这一步操作也可以用重启打印机直连的主机电脑来替代。

若主机电脑重启后可以打印，但共享电脑仍无法打印，再查看主机电脑的防火墙是否开启。如开启，则关闭防火墙后再测试共享电脑是否可以打印。若仍然不能打印，则可在共享电脑上查看"凭据管理器"中的"Windows 凭据"内是否保存了正确的主机电脑用户名及密码。此时，多半是由于主机电脑修改了 Windows 账户登录密码导致共享打印机无法连接，只要输入正确的用户名和密码并记忆保存，即可恢复打印。

关于医院医技科室检查自助报到机的设计及使用

青岛大学附属医院　　陈浩　　祝顺东

在医院信息化建设飞速发展的时代,越来越多的流程中引入了信息化手段来改进现有的医疗流程,并提高医院各个科室的工作效率。青岛大学附属医院自 2017 年开始使用流程自主设计的自助报到机后,医院各个检查科室的工作效率明显提升,患者的就诊环境也有了明显改善。自助报到机在提高检查效率的同时,也极大地提升了科室以及患者的满意度。下面将简单叙述青岛大学附属医院自助报到机的设计思路、实现以及使用情况。

一、项目背景

青岛大学附属医院最早的检查就诊流程其实对患者并不友好。患者在门诊医生处开检查医嘱后,需要去检查科室登记台,由护士扣费并与患者约定检查时间,之后患者按照检查预约的时间再来一次检查科室,先到登记台由护士登记后,再排队等待检查。在此过程中,如果患者放弃检查需要退费,则需要再跑一次检查科室,由登记台人员退费。由于过程烦琐,导致每位患者在正常流程下都至少要与检查科室的登记护士沟通两次,因此检查科室就诊环境相当混乱,候诊区人满为患,登记台处患者排起长队的情况亦随处可见。

随着医院信息化工作的不断推进,在实现了医技预约项目功能后,患者预约检查在门诊医生站即可完成,交费也可以通过随处可见的自助机完成。在这种情况下,患者只需要在检查预约当日,按照时间去找检查科室的登记台护士登记报到,之后候诊即可。这相当于把原来患者的两次排队压缩到了一次排队。

采用新流程后,虽然检查科室登记台前的排长队情况有所好转,但对于每天几百个检查人次的科室(例如超声科)来说,登记台护士的工作量依旧很大。不少患者会出现各种各样的问题,需要护士逐一告知,大大降低了登记台的患者登记效率。因此,为了减轻检查科室登记台工作人员的压力,提高患者的登记效率,引入自助报到机便被医院提上了研发日程。

二、设计思路及实现

在接到设计自助报到机的工作任务后,我们首先需要了解患者检查就诊的全流程,以确保设计时整体思路不会出现偏差。然后,我们选择了检查模式相对比较固定的超声科作为目标科室进行调研和试点,对超声科登记台护士的工作进行了深入了解。在调研和试点过程中发现,登记台护士的工作其实是有重复性的,而且每位患者的处理流程高度一致:每位患者到登记台登记时,护士会首先检查医嘱是否已完成交费,没交费的医嘱完成现场扣费后,再登记患者信息,最后分配检查房间。完成分配后,患者在候诊大厅等候叫号即可。

总的来看,对不同的患者,登记台护士前面的工作内容近乎相同,仅在最后的分配检查房间时有所区别。这就给了我们以启发:是否可以将前面高度一致的工作整合到自助机完成,而只将最后的差异性分配工作留给登记台?这样便可最大限度地降低登记台护士的工作压力;另外,通过设置多台自助报到机同时报到,也可以避免登记台排长队现象的出现。

有了大概的思路框架后,接下来就是自助报到机流程的设计。自助报到机逻辑的设计是本项目的一个难点,因为其逻辑既要让各种情况都可能出现的患者群体完成统一的报到,又要保证不出现漏费、漏项等情况。这就要求流程的逻辑设计严密、精准;同时,报到机的工作速度也要尽可能快速,保证不存在积压患者的情况。为此,在综合了各种可能出现的情况后,我们确定了如图 1 所示的自助报到系统工作流程。

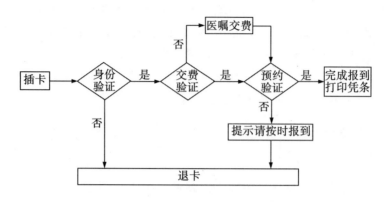

图1　自助报到系统工作流程

　　该流程从患者插卡开始,首先对患者进行身份验证,避免有患者拿错卡的情况出现。如果身份无误,由患者确认后进入交费验证环节,即验证检查医嘱的交费状态(在交费界面这里,我们在自助机上进行个性化处理,筛选了对应检查科室的相关医嘱,保证不会因为其他无关医嘱影响患者报到)。如果已完成交费,则进入下一步预约验证;如果没完成交费,则界面跳转到交费验证,引导患者完成交费后,再进行下一步预约验证。如果当前时间已经到了患者预约检查的时间,则允许患者报到,由自助机将患者的医嘱信息发送到超声系统中建立患者初始信息,并存留在患者等待区,再由登记台护士将出现在超声系统等待区中的患者分配到对应的检查室即可;如果当前时间还没有到患者的检查预约时间,则弹出提示,退出报到程序。在这套流程下,既能最大限度地降低登记台护士的工作压力,又能保留医技预约功能的错峰效果,避免等候大厅人满为患以及登记台排长队的窘境。

　　本项目的第二个难点在于协调医院 HIS、医院超声检查系统和自助机系统这三个系统的工作。此前的人工登记是通过 HIS 读取患者信息,然后发送到集成平台,由集成平台将数据传输到对应检查检验子系统当中,并同时回传验证信息,在 HIS 中确认更改医嘱状态,完成登记。现在加入了自助机系统,就需要重新梳理流程,否则流程不畅极易导致信息传输延迟,造成报到时间过长,产生排长队现象,甚至可能出现回传验证信息的丢失,造成严重后果。对此,如何构建信息传输流程就显得尤为重要。经过多方协调、商讨、测试,我们最终确定了如下流程:首先自助报到机读取患者信息后,通过 HIS 已授权的接口查询判定医嘱信息及交费状态,确认医嘱及收费状态正确后,由自助报到机向超声系统发起报到请求,超声系统判定患者的检查预约时间是否到达,若到达则直接完成报到并返回确认;若未到,则返回拒绝并在自助机端提示患者。

下面是我们设计的自助报到机实际工作情况展示。首先是自助报到机正常工作就绪界面,如图2所示。

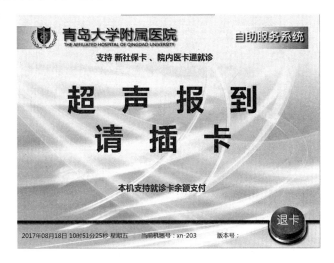

图2 自助报到机正常工作就绪界面

患者插入就诊卡后,第一步确认身份,如图3所示。

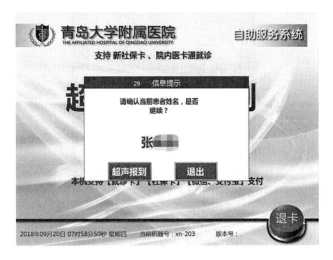

图3 确认身份

若医嘱已交费，且在预约规定的时间内，则自助报到机打印报到凭条，完成报到，如图4和图5所示。

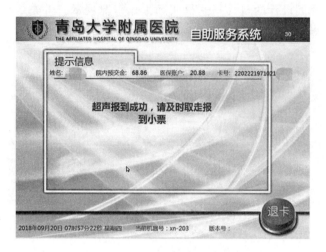

图4　自助报到机打印报到凭条

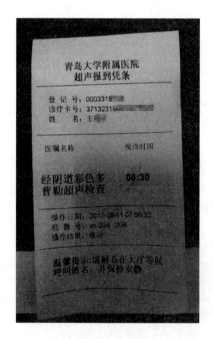

图5　打印的凭条

若患者报到时医嘱已交费但未到预约规定时间,则提示如图6所示。

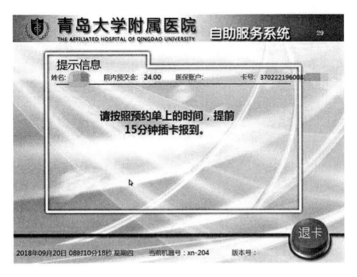

图6　患者报到时医嘱已交费但未到预约规定时间的提示

若患者医嘱没有交费,则确认患者身份后直接跳转到交费界面,如图7所示。

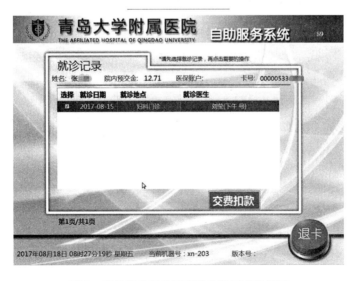

图7　确认患者身份后直接跳转到交费界面

选中开有超声医嘱的就诊记录,单击右下角的"交费扣款"按钮,会显示未交费的超声医嘱明细,如图 8 所示。

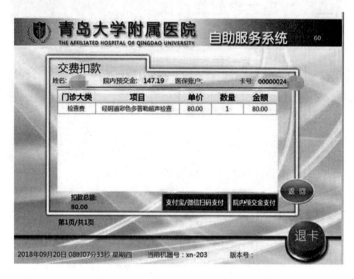

图 8　显示未交费的超声医嘱明细

如院内账户预交金足够,则单击右下角的"院内预交金支付",弹出扣款对话框即可完成支付,如图 9 所示。

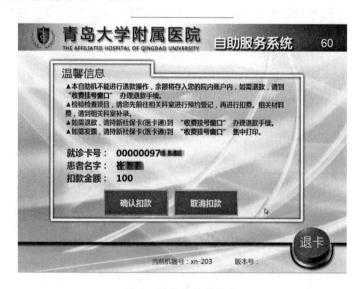

图 9　弹出扣款对话框

如选择"支付宝/微信扫码支付",则跳转到扫码支付界面,如图 10 所示。

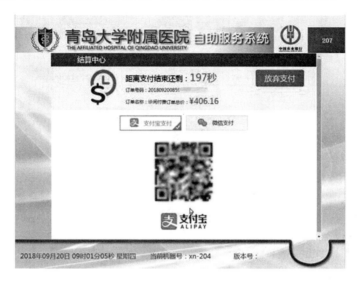

图 10　扫码支付界面

这时再单击"超声报到"按钮完成报到,如图 11 所示。

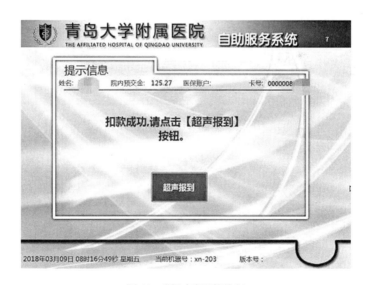

图 11　"超声报到"按钮

系统显示"超声报到成功，请及时取走报到小票"，如图12所示。

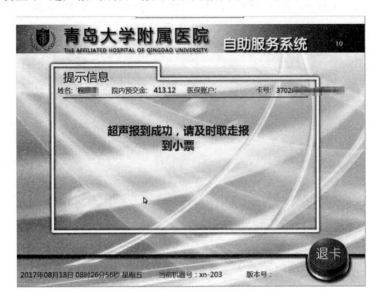

图12 系统显示"超声报到成功，请及时取走报到小票"

如院内账户余额不足，则提示"院内账户，余额不足！"（见图13），此时需要患者去门诊自助机或者收款窗口充值交费后，再回来报到。

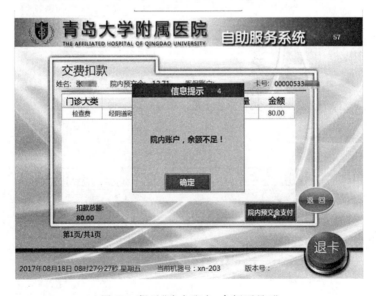

图13 提示"院内账户，余额不足！"

　　患者报到成功后，名字便会出现在超声工作界面的等待区内（见图14）。登记台护士根据实际情况，将患者分配到各个检查室的排队序列中（见图15），患者只需要关注分诊叫号屏幕，等候叫号即可。

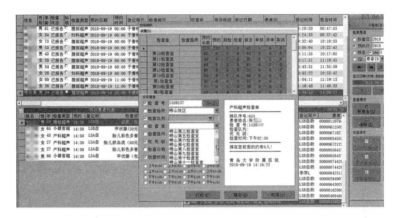

图14　患者名字出现在超声工作界面的等待区内

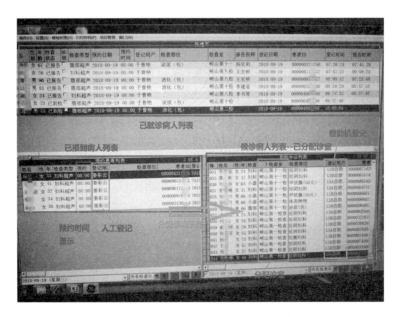

图15　患者被分配到各个检查室的排队序列中

　　患者从"已报到患者列表"被分配到诊室后，归入"候诊患者列表"，此时分诊屏幕会显示患者姓名（见图16），患者等待叫号即可。

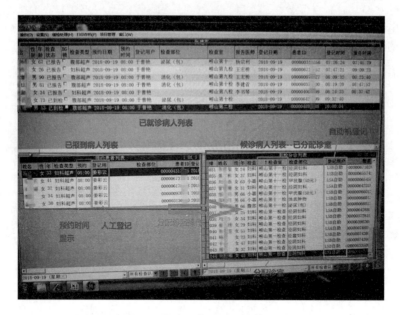

图 16　分诊屏幕显示患者姓名

三、使用情况

自助报到机在超声科试点上线以来,登记台排队患者人数大大减少,在很大程度上缓解了登记台护士的工作压力。同时,患者可以根据医嘱的预约时间,有效安排自己的就诊行程,这也让候诊大厅"人满为患"的情况得以改善。自助报到机得到了超声科的赞扬,并且很快推广到医院的各个检查科室,同时也促进了医技预约系统的推广,使医院的检查预约率达到了 90% 以上,在提高医院工作效率的同时也服务了患者,优化了就诊流程,真正做到了信息化服务医院、服务临床、服务患者的目的。

浅谈医疗系统评级要求下的医院信息化灾备建设

联想集团　杨建新　李洋

在"互联网＋"时代,传统行业模式被极大颠覆,极致、高效的客户体验成为各行业关注的焦点。坚持以人为本,全面提升医疗信息化水平,增强医院的综合诊疗能力,建立以患者为中心的医院诊疗服务系统和管理系统,是开展"智慧医疗"和"智慧医院"建设的重大挑战。

随着医院业务的增长和发展,对于信息技术(IT)系统的性能和可靠性等提出了更高的要求。同样,IT系统架构也面临着更多的挑战,如维持跨院区数据的一致性等。基于此项目,可以对医院数据中心的基础架构平台进行全局统筹设计,满足数据中心在计算、存储、网络、安全等方面的需求,并针对不同的业务系统搭建与之匹配的基础架构平台。

医院对IT系统的要求不仅是满足业务系统的正常需要,而且在数据的安全性和数据的分层管理、备份、远程灾备等方面也提出了更高的要求。

每年或每隔两年,各大三甲医院的信息部门都会为评级的事忙碌一段时间,比如迎接电子病历系统应用水平分级评价、医院信息互联互通标准化成熟度测评、网络安全等级保护测评高风险判定等,还要参照《全国医院信息化建设标准与规范》完成一系列的信息化相关建设和改造,可谓是风卷云涌、各显神通。

我们认为,对信息化灾备建设依赖最强的有两个行业:一个是金融行业,另一个就是医疗行业。用老百姓的话说就是"一个是管钱的,一个是救命的"。的确,这两个行业的科技信息类人员在其工作中容不得半点马虎。下面笔者就来谈谈这个"救命"的行业在医疗系统评级要求下的灾备建设问题。

首先,我们以三级甲等医院为例,把灾备相关的要求从各个标准里剥离出来,然后再综合去看。数据安全性和业务连续性要求的参考标准为《医院信息互联互通标准化成熟度测评方案(2020 年版)》《电子病历系统应用水平分级评价标准》《网络安全等级保护测评高风险判定指引》《全国医院信息化建设标准与规范》的三级甲等医院容灾备份要求,还要满足国标《信息系统灾难恢复规范》(GB/T 20988－2007)灾难恢复等级第五级要求。

根据互联互通评级要求,集成平台采用分布式存储或多台存储同时写入架构,确保数据在多个存储节点保存,实现冗余可满足四级乙等要求,在存储灾备能力上要求本地数据备份/恢复,异地数据备份/恢复,恢复时间目标(RTO)不超过 15 分钟,恢复点目标(RPO)不超过 15 分钟可满足五级乙等要求。医疗信息平台应具备离线存储能力,离线备份存储包括磁带、光盘、磁带库或与生产环境隔离的存储设备等。此外,医疗信息平台存储如具备连续性数据保护能力,可满足五级甲等要求。

根据以上条例和细则综合参考来看,三级甲等医院需要满足互联互通五级和电子病历四级要求,同时符合等保 2.0 三级要求、全国医院信息化建设标准与规范、信息系统灾难恢复规范。若要满足以上要求,应具有至少两个数据中心,而且这两个数据中心之间应具备较高的网络带宽和较低的网络延迟(建议采用裸光纤链路)。两个数据中心还应具有应用服务器、数据库服务器、存储磁盘阵列、集群软件和应用容灾软件,其存储磁盘阵列应具有数据同步或异步能力,具有同时满足本地容灾最低 RTO 不超过 15 分钟、RPO 不超过 10 分钟的能力。为确保此能力,最有效的解决方法是采用双活存储技术。双活存储技术的容灾切换 RPO 和 RTO 接近 0,可保证业务系统 15 分钟内上线继续提供服务。双活存储设备可部署在同一个机房,也可部署在跨数据中心(跨数据中心要求裸光纤互联)。采取双活数据中心部署时,要考虑核心网络跨数据中心集群部署并实现二层打通、应用负载均衡(满足核心应用无缝切换)、双活存储部署、数据库集群跨数据中心部署(满足核心数据库无缝自动切换)、虚拟化集群跨数据中心高可用性部署(满足核心业务系统无缝切换)等相关技术要求。

备份能力应具备核心业务系统承载集群外的本地备份和本地连续数据保护能力。本地要有备份设备和备份软件,保证本地数据可恢复且可按恢复点恢复;异地要有备份设备和备份软件,保证数据可恢复且可按恢复点恢复。有离线备份能力时,可选择集群外存储、磁带库等。

结合数据中心改造建设,需要从业务系统全局统筹考虑,充分整合院区现有的数据中心服务器和存储设备,并结合新的技术趋势,实现对数据中心核心业务系统的跨院区双活存储,并对医院信息系统底层基础架构进行顶层设计和优化,建立面向未来 3～5 年的数据中心 IT 基础架构。

下面简单谈三个核心业务系统——医院信息系统(HIS)、电子病历系统(EMR)和医疗影像系统(PACS)。

(1)医院最核心的业务系统 HIS 被视为重中之重,目前大部分 HIS 软件厂商使用的数据库以 Oracle 为主,也有 MS、SQL 和其他类型的数据库。以 Oracle 为例,数据库级别的高可用模式目前常见的是 RAC 模式,可以实现跨数据中心的多节点部署。

(2)EMR 也是医院的核心系统之一,而且有评级的要求。电子病历核心数据库有个特点,即容量需求相较于 HIS 数据库要高,原因是电子病历数据库既要存储结构化数据,也要存储 PDF 类的非结构化文档数据,所以要考虑存储规模。EMR 的数据库常用的有 Oracle、MS SQL,也可以考虑使用 Oracle RAC 或者 Always On 集群跨站点部署。

(3)PACS 几乎是整个医疗信息系统里占用存储空间最大的。以某医院的信息化改造为例,该医院进行信息化改造后,将建成两个数据中心核心业务系统的双活存储架构。在尽可能利用原有设备的基础上,依托数据中心双活技术、核心数据库集群和容灾技术、核心系统数据备份归档 D2D2T 及容灾备份技术,对业务系统运行平台实行统一规划、融合并优化,搭建共享、随需扩展的硬件基础资源池,保障各业务系统稳定运行,最终建成规划较为合理、资源较为充足,高性能、高可靠性的计算、存储、备份等基础平台,保障医院信息化系统的可靠、稳定运行。完整的架构如图 1 所示。

图 1 所示是医院两个院区实现的两地三中心架构,同院区两个数据中心之间实现双活存储,异地分院作为灾备中心。外网应用要访问内网数据库时,需要通过内外网区域间的异构边界安全设备的安全检查后才能进行。内网数据库所处内网区域不直接对外网开放,外网业务必须通过前置机或者应用服务器访问内网数据库。目前来看,外网业务数据和内网业务数据会产生越来越多的数据交互,所以 DMZ 区重点关注的对象除了广域网出口安全以外,还要遵循安全等保三级要求,做好内外网隔离。图 1 所示的架构中,外网业务采用三台超融合服务器部署虚拟机的方式承载业务系统,而且利用了服务器和存储部署备份软件,专门针对外网数据进行备份。有些医院针对外网业务数据和内网数据采用同一套备份软件,这种做法不太符合三级等保的要求,建议还是尽量采取单独备份的方式较为稳妥。

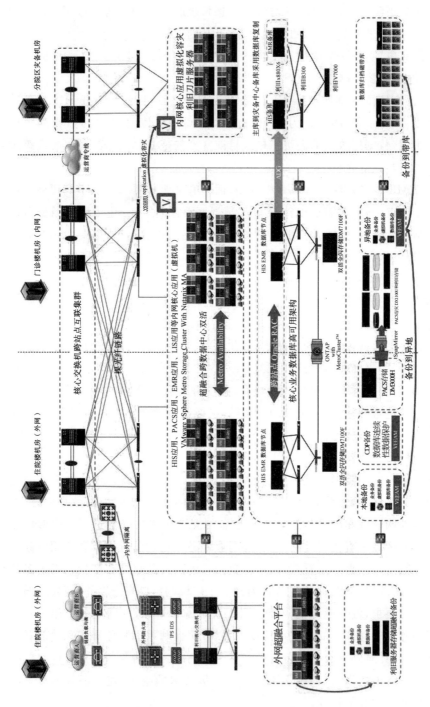

图1 完整的架构

在内网核心应用系统双活数据中心的建设中，最不可忽略的就是网络建设。目前，网络建设可采用两种方案，目的都是实现核心网络跨数据中心的二层打通：一种方案是采用硬件核心交换机虚拟化配合 VXLAN 技术，将数据中心进行二层网络打通；另一种方案是采用 SND 软件定义网络的方案来实现，例如 VMware NSX。

目前，这两种方案均有医院采用。第一种方案使用较多且相对成熟，采用四台核心交换机做虚拟化集群，采用 Overlay 技术实现 VXLAN 可实现虚拟机跨数据中心迁移且业务不受影响，投入不高而且运维相对简单。第二种方案目前使用较少，采用 Overlay 技术实现 VXLAN 可实现虚拟机跨数据中心迁移且业务不受影响，该方案的优点是可以提供非常丰富的网络功能，无论是大二层互联技术、网络安全防护技术还是负载均衡技术，都可通过一套软件来实现，灵活性高，性能好，几乎不受硬件约束。但是，第二种方案的投入会大一些，而且对运维人员有较高的技术要求，一般需要软件厂商提供较高维度的驻场服务。

本文提到的案例中，医院采用了第一种方案，两个数据中心之间采用裸光纤链路互联，四台核心交换机跨数据中心组合为虚拟化集群。业务接入网络采用每个数据中心两台万兆交换机，未来可横向扩展，接入交换机要求与本地核心交换机以及对端核心交换机交叉互联实现全冗余，业务系统网关放置于核心交换机，接入交换机只作为二层接入使用。

内网核心业务应用（除去高性能数据库服务器）均部署于一套双活存储超融合集群之上（超融合本质上就是虚拟化的一种先进的部署架构），双活存储超融合集群接入交换机，核心交换机根据最优路径判断，直接将超融合集群跨站点之间的数据同步流量下放到接入交换机二层转发，以降低延时和对带宽的占用。

超融合采用联想 HX 系列软件，为 Nutanix Ultimate 版本内置的 Metro Available 双活存储技术，以实现数据同步、数据一致性保护以及自动切换。虚拟化软件采用 VMware vSphere 软件企业增强版，其性能和稳定性均较为优秀。Nutanix 和 VMware 两大软件厂商均是在超融合领域的顶级厂商，配合联想 ThinkSyetm 高稳定性服务器（连续 7 年 ITIC 稳定性测评 x86 排名第一，仅次于小型机），三大顶级产品强强联合，使超融合平台具备了高可靠性、易部署、好管理、强扩展、高性能等特点。目前在各大三甲医院中，已有很多使用这种超融合平台的案例。

在虚拟化集群跨站点双活存储的设计中，有以下几个重点需要考虑：

（1）虚拟化集群跨站点双活存储依然依托 vSphere HA 技术，所以一旦发生站点级故障并切换后，虚拟机会从接管站点自动启动，所以站点内要预留足够的接管资源，并且要保证系统内的应用服务可以自启动。

（2）双活架构虚拟机的 HA 切换需要 5～10 分钟来实现操作系统启动，业务自启动一般在 5 分钟内可以完成。综合来看，业务 RTO≤15 和 RPO 几乎为 0，由此可满足评级要求。如果有更高的要求，可采用业务负载均衡技术，将应用集群化分别部署在双活存储的两个站点，即使触发 HA 切换业务连续性也不会受影响，真正做到 RTO 和 RPO 近乎为 0。

（3）虚拟机和站点之间的亲和关系。首先，从业务连续性的角度来讲，虚拟机在运行正常时不应发生跨站点的在线迁移（vMotion），以避免跨站点访问数据库增加业务响应的延时。其次，从容灾切换的角度来讲，如遇到单台虚拟化主机故障触发 HA 虚拟机，应有限地从本地站点其他主机上启动，而非从对端站点的主机上启动。只有在发生站点级灾难时，才从对端站点启动。所以在设计虚拟化双活存储集群时，要做好对应的虚拟机和主机的亲和策略，将虚拟机与本地主机做好绑定（vSphere DRS 内置该功能）。

除了部署在虚拟化/超融合上的业务系统之外，核心数据库是医疗信息系统的重中之重，图 1 所示架构中的数据库采用跨站点 Oracle RAC 来实现，HIS 数据库和 ERM 数据库节点均采用联想 ThinkSystem SR860 四路服务器。

Oracle RAC 跨站点部署有两种方式。一种方式是 Oracle ASM 自动存储管理，Oracle RAC 节点被拉开至两个站点后（Oralce Extend RAC），为了保证两个站点的存储数据一致，需要在所有节点的操作系统层识别两个存储，并做 LVM 镜像。所有节点通过 ASM 对 LV 裸设备或者文件系统进行读写操作。如果 SiteA 的存储作为主存储，那么 SiteA 的某一节点的写入操作需要进行如下过程：SiteA 节点写 SiteA 存储，同时跨站点写 SiteB 存储，所有存储均写返回后，代表一次写入操作完成。SiteB 的某一节点的写入操作需要进行如下过程：SiteB 节点写 SiteB 存储，同时跨站点写 SiteA 存储，所有存储均写返回后，代表一次写入操作完成。所以在这种方式下，完成一次写操作的速度取决于最慢的存储。另外，cache fusion 是基于 TCP/IP 或者 Infiniband 的跨站点融合，对两个站点间的带宽、衰减和稳定性有很高的要求。

另一种方式是采用存储双活技术来实现。图 1 所示的架构中，HIS 数据库和 EMR 数据库采用的是联想 DM 系统的 Metro Clsuter 双活存储技术，DM 系统的 Metro Clsuter 双活存储技术已通过 VMware、Microsoft、Oracle、

Symantec、IBM 和许多其他公司的领先服务器虚拟化、应用程序及主机集群技术测试和验证。前面也提到,当 Oracle RAC 的存储拉开至两个站点后,从底层存储的角度来看,这种方式较为理想——两个站点的 RAC 节点不需要关心存储是否共享,底层存储会做好数据层所有数据的同步工作,RAC 节点的 I/O 深度浅、路径短、带宽高。

根据 PACS 厂商提供的软件功能的不同,在存储使用层面采取的方式也不同。有些 PACS 厂商对存储协议的支持较为广泛,比如支持 SAN(FC/ISCSI)、NAS、S3(对象)等,但有些厂商只支持 SAN 或只支持 NAS。另外,有些厂商支持在线存储自动归档功能,有些厂商则不支持。本文的案例中,该医院采用的是联想 DM3000H 大容量存储,控制器内置 2 TB Flash Cache,可对大容量硬盘进行 I/O 加速,而且该存储系统是统一存储,同时支持 SAN(FC/ISCSI)、NAS、S3(对象)等存储协议,无论是哪种 PACS 软件都可以应对;同时支持 Raid TEC 技术,可以保证存储器中同时损坏三块硬盘而不丢失数据,可靠性极高。PACS 主机系统一般多采用 Windows 系统,所以防范勒索病毒尤为重要。PACS 中数据量庞大,一旦感染勒索病毒损失巨大。联想 DM 系统存储设备内置防勒索病毒模块,可以监测 I/O 写入的异常行为,而且可以根据平日的写入习惯进行机器学习,同时内置 3000 多种勒索病毒库并在线更新,从而为防范勒索病毒提供了有力的帮助。

在图 1 所示的架构中可以看到,PACS 存储在对端数据中心是有一份备份的。首先在图 1 中,门诊楼机房内放置了一台 DX1100U 存储整合网关,将医院原有的老旧存储整合为一个大的 PACS 备份存储池。PACS 存储通过 Snap Mirror 和 Snapvault 技术,可以将 PACS 数据备份到 DX1100U 整合后的存储池中,并且可以通过无损快照的方式生成计划任务的备份,保留长周期的还原点,如果遇到任何问题可按还原点进行恢复,同时也满足了评级中异地备份的要求。

再来看备份的问题。在前面整理的评级要求中,着重提到了备份的要求(要有本地备份和异地备份),对核心数据库有连续性数据保护的要求。所以要求备份方案统一化,这样便于运维和管理。在本文的案例中,该医院采用的是 Veeam 公司的 Backup & Replication 解决方案,Veeam 公司目前也是备份产品全球排名靠前的厂商,而且在 VMware 和 Nutanix 平台上都被认为是备份效果最好的产品,一套平台即可完成常规备份、CDP 备份、容灾复制和切换等所有要求。

在图 1 所示的架构中可以看到，在外网部署一套对外网超融合业务的备份；在内网的住院楼机房部署一套本地备份和对核心数据库的 CDP 备份；在门诊楼的机房中部署一套备份，将住院楼的本地备份复制一份到门诊楼中。Veeam 提供备份、复制和 CDP，从小时级、分钟级到秒级的 RPO 使业务连续性得到保护，避免了数据丢失，保证了业务可用；多种验证机制保证了数据的可恢复性，各种恢复手段保证了数据和应用的各种恢复粒度。借助 Veeam DataLabs SureBackup 和 SureReplica，在隔离的 Virtual Lab 上自动测试 VMware 虚拟机备份和复制副本，可以轻松确保可恢复性和安全性。

最后再来看看第三中心，也就是灾备中心的建设。灾备中心一般不在医院的主院区，如本案例中医院的灾备中心就位于分院的一个数据中心。由于分院功能少且业务单一，故信息化工作主要依赖主院区。灾备中心一般通过运营商专线与主数据中心互联，在本案例医院的信息化改造中，将原先腾退的服务器、存储设备、网络等进行了升级扩容，搬迁至分院区的灾备中心，搭建了一套虚拟化集群和两台单节点数据库。虚拟化集群为主院区生产超融合平台的容灾接管资源，采用 Veeam Repalication 技术将虚拟机异步复制到灾备中心的虚拟化集群内，如未来主院区系统发生故障可临时接管。通过 Oracle ADG 的复制技术，将主院区的核心数据库异步复制容灾到灾备中心的两台数据库主机。另外，在灾备中心还有一台离线磁带库，可将生产中心的备份数据离线备份到磁带库中进行长期保存。

服务器中勒索病毒的故障处理

即墨区人民医院　孙镭

某日,运维人员例行登录服务器巡检时,发现一台服务器异常,经排查分析,认为该服务器感染了勒索病毒。由于服务器横向均有防护措施,因此病毒未扩散。

发现问题后,运维人员立即启动应急预案,对该服务器进行了关机处理,避免病毒扩散。关闭该服务器后,运维人员启动了全网查杀功能,排查否定了还有其他服务器感染勒索病毒的情况。接下来,运维人员开始着手排查中毒原因和恢复服务器。

一、原因分析

在断开服务器网络的条件下登录服务器,提取服务器日志(见图1),发现攻击者于2022年5月19日21时41分49秒时,利用跳板机登录服务器并进行勒索病毒投放,服务器的密码为弱口令。继续分析跳板机的日志,发现可疑IP地址222.136.62.2登录,核实为远端服务供应商服务器,因此进一步排查远端服务供应商服务器日志,最终发现疑似攻击IP地址为80.66.88.15。

IPC暴破账号 top20

编号	主机账号	登录次数	参与暴破源IP	
1	administrator	194	172.28.1.35：	194次
共查询到 1 条记录				

IPC暴破源IP

编号	源IP	用户名列表		暴破时间	
1	172.28.1.35				
		administrator	194	2022-05-19 23:08:22	2022-05-19 23:08:25

图 1　提取的服务器日志

勒索病毒爆破顺序如表 1 所示。

表 1　勒索病毒爆破顺序

设备	爆破时间	次数
服务器	2022 年 5 月 19 日 23：08：25	194 次
远端服务器	2022 年 5 月 19 日 23：06：36	178 次
远端服务器 ［登录远程桌面服务（RDP）］	2022 年 5 月 19 日 23：06：46	RDP 远程桌面登录成功

综合上诉日志分析，本次服务器中毒事件的根本原因是远端服务器被植入后门程序，做成跳板机，通过 RDP 远程桌面进行密码爆破，并将勒索病毒传至本服务器，导致服务器服务中断。

二、解决方案

至此，中毒原因已经找到，排除了是内部原因导致的中毒（如使用带有病毒的 U 盘、硬盘等）。接下来就是恢复服务器的服务设置，对病毒进行全面查杀，关闭远程服务器的 RDP 权限，并告知服务供应商进行服务器查杀。

经过仔细筛查，发现此次感染的勒索病毒为后缀名为.Globeimposter-Beta865qqz 的 Globeimposter 变种勒索病毒，目前暂无公开解密手段，只能通过抹除服务器现有数据，再从备份库中调取该服务器的备份数据来恢复该服务。在恢复服务器之后,关闭无用端口,并关闭 RDP 响应权限,后期与服务供应商商榷采用其他运维服务方式,并告知服务供应商查杀远端服务器病毒。

三、总结建议

当确认服务器已经被勒索病毒感染后,应立即隔离被感染主机。隔离主要包括物理隔离和访问控制两种手段:物理隔离主要是断网或断电,访问控制主要是对访问网络资源的权限进行严格认证和控制。

(一)针对已感染的主机

针对已感染的主机,物理隔离常用的方法是断网和关机,断网的主要操作步骤包括拔掉网线、禁用网卡,如果是笔记本电脑还需要关闭无线网络。访问控制常用的方法是加策略和修改登录密码。

(1)加策略的主要操作为:①在网络侧使用安全设备进行进一步隔离,如防火墙或终端安全监测系统;②避免将远程桌面服务(RDP,默认端口为 3389)暴露在公网上(如为了远程运维方便确有必要开启时,则可通过 VPN 登录后才能访问),并关闭 445、139、135 等不必要的端口。

(2)修改登录密码的主要操作为:①立刻修改被感染服务器的登录密码;②修改同一局域网下的其他服务器密码;③修改最高级系统管理员账号的登录密码。修改后的密码应为高强度的复杂密码,一般要求采用大小写英文字母、数字、特殊符号混合组成,密码位数要足够长(15 位且两种组合以上)。

(二)针对未感染的主机

针对未感染的主机,可采取以下措施:

(1)在网络边界防火墙上全局关闭 3389 端口或让 3389 端口只对特定的 IP 开放。

(2)开启 Windows 防火墙,尽量关闭 3389、445、139、135 等不用的高危端口。

(3)每台服务器设置唯一口令,且要求采用大小写英文字母、数字、特殊符号混合的组合结构,密码位数足够长(15 位且两种组合以上)。

(4)安装最新杀毒软件或服务器加固版本,防止被入侵。

(5)对系统应用服务及时进行补丁更新,封堵病毒的传播途径。

(6)如用户处存在虚拟化环境,建议用户安装虚拟化安全管理系统,进一步提升防恶意软件、防暴力破解等安全防护能力。

医院某信息系统受攻击案例分析

青岛大学附属医院　　陈树生

2022 年 6 月 9 日早 8 时左右,青岛大学附属医院的安全工程师在巡检态势感知设备日志时发现,0 时 48 分存在一条 webshell 上传攻击,响应码为 200(上传成功),于是立即对该事件展开应急响应。

一、处理过程

安全工程师发现告警后,立即报告网络中心负责人,并建议关闭该信息系统的互联网连接。网络中心负责人根据建议启动应急预案,要求网络安全及系统责任人对事件展开溯源排查。安全工程师首先断开该系统的互联网连接,使用测试账号登录系统,对 webshell 上传的攻击日志进行复现,尝试进行 webshell 上传,发现上传点未对文件后缀进行过滤,但提示上传成功后无法获取文件存储位置。

分析告警日志的请求包,发现在 url 中存在 userId 参数,怀疑该参数可能对应固定的用户名,然后联系系统工程师登录数据库查找对应该 ID 的用户名和密码。数据库中存储密码的 md5 值,该密码可直接利用 md5 解码工具破解,且密码强度较弱,为六个 0。安全工程师与系统工程师沟通后得知,用户名初始密码为 000000,用户首次登录后需要修改密码,但由于该账户一直未登录使用,故未进行密码修改操作,导致账号被利用。同时还发现,数据库中存在大量用户名保存的是初始密码的情况。确认被攻击成功之后,和系统工程师反复沟通,提取系统日志,进一步对攻击过程进行分析还原。

二、还原攻击过程

从服务器导出网络访问日志(见图2)进行分析,发现在2022年6月8日22∶30开始,出现大量登录请求且返回值长度不同,确认大量未修改默认密码的用户名被爆破成功。继续观察更早时间的日志,由于登录页面存在登录验证,单个账号登录失败5次会将账号锁定半小时,结果可以看到,每半个小时就会出现5次连续的登录请求。6月8日21∶50左右,密码爆破停止,针对默认密码开始对用户名进行爆破。6月9日0∶15左右,用户名爆破停止,开始进行系统内界面的扫描爬取,以及尝试利用漏洞。

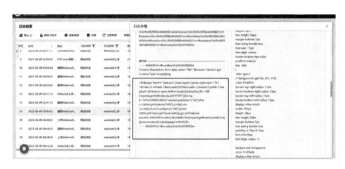

图2　网络访问日志

攻击方进行SQL注入等攻击,被WAF拦截;同时找到上传点,尝试上传Webshell文件,但未成功。攻击方未取得进一步的进展。通过流量回溯分析系统进行分析,发现主要的攻击源如图3所示。

时间段: 2022/06/08 22:00:00 - 23:00:00

端点1	端点1地理...	端点2	总字节数	每秒字节数	比特率	平均...	TCP同步包
218.58.	中国,山东,...	60.232.179.5	7.05 MB	2.01 KBps	16.44 ...	210.76 B	2170
218.58.	中国,山东,...	39.144.0.223	10.55 MB	3.00 KBps	24.59 ...	380.32 B	1403
218.58.	中国,山东,...	175.24.212.195	3.19 MB	929.00 Bps	7.43 Kbps	305.37 B	521
218.58.	中国,山东,...	81.69.101.193	2.73 MB	795.47 Bps	6.36 Kbps	303.68 B	448
218.58.	中国,山东,...	81.69.103.147	2.63 MB	765.61 Bps	6.12 Kbps	304.28 B	436
218.58.	中国,山东,...	175.24.214.222	2.60 MB	758.04 Bps	6.06 Kbps	305.63 B	429
218.58.	中国,山东,...	81.69.103.236	2.46 MB	715.55 Bps	5.72 Kbps	302.77 B	407
218.58.	中国,山东,...	175.24.214.150	2.40 MB	700.43 Bps	5.60 Kbps	306.24 B	399
218.58.	中国,山东,...	81.69.103.205	2.24 MB	653.25 Bps	5.23 Kbps	303.45 B	367
218.58.	中国,山东,...	175.24.212.185	2.17 MB	633.09 Bps	5.06 Kbps	306.95 B	360
218.58.	中国,山东,...	175.24.211.157	2.18 MB	633.93 Bps	5.07 Kbps	305.92 B	359
218.58.	中国,山东,...	81.69.103.129	2.03 MB	591.85 Bps	4.73 Kbps	304.25 B	333
218.58.	中国,山东,...	117.136.92.79	1.44 MB	419.05 Bps	3.35 Kbps	691.06 B	233
218.58.	中国,山东,...	117.136.92.91	2.42 MB	705.36 Bps	5.64 Kbps	465.84 B	208
218.58.	中国,山东,...	112.224.67.190	1.71 MB	498.45 Bps	3.99 Kbps	708.14 B	191
218.58.	中国,山东,...	117.136.92.70	827.64 KB	235.42 Bps	1.88 Kbps	596.00 B	156
218.58.	中国,山东,...	112.224.69.33	944.68 KB	268.71 Bps	2.15 Kbps	500.96 B	155
223.104	中国,山东,...	218.58.75.218	497.42 KB	141.49 Bps	1.13 Kbps	499.37 B	153
218.58.	中国,山东,...	112.224.154.231	2.13 MB	621.51 Bps	4.97 Kbps	606.18 B	142
218.58.	中国,山东,...	112.9.100.208	4.03 MB	1.15 KBps	9.38 Kbps	739.04 B	141
218.58.	中国,山东,...	112.224.70.56	975.54 KB	277.49 Bps	2.22 Kbps	716.61 B	137
218.58.	中国,山东,...	39.144.0.192	2.09 MB	609.05 Bps	4.87 Kbps	478.00 B	126

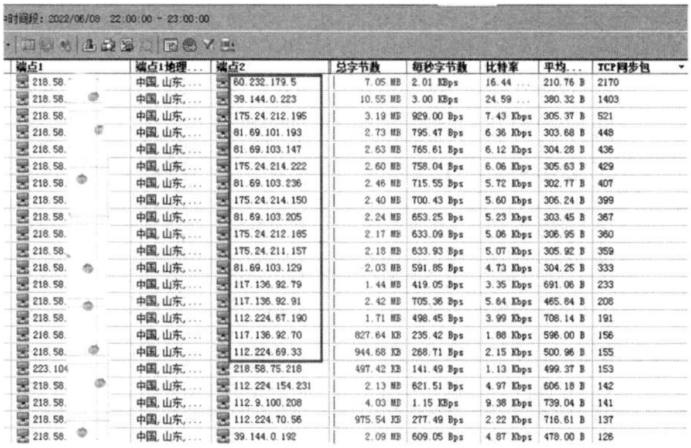

图3　主要的攻击源

三、攻击分析

分析认为,这次信息系统被获取账号的原因有两点:一是虽然该信息系统未在互联网上映射,但通过微信业务的服务器作为代理,实际映射在互联网上。该信息系统在 WAF 的保护之下,而微信业务的服务器在 WAF 之外,这导致在WAF 上看到攻击的源地址都来自微信业务服务器。为了避免微信业务服务器被 WAF 封禁,影响该信息系统的正常业务,在 WAF 上将微信业务服务器加了扫描白名单,这导致未能及时阻断对该信息系统的攻击尝试,这也造成在攻击溯源时难以快速定位攻击源头。二是该信息系统存在大量默认密码的账号,而且平台对登录尝试时用户名和密码错误的返回值不同,验证码也可以被绕过,这几个原因叠加,造成暴力破解用户名和密码较为容易。

四、系统加固建议

这次信息系统受到攻击,暴露出医院信息系统的日常安全管理以及安全运维存在一些问题,需要在以后的工作中进行加强。针对该信息系统,需要做好以下几点工作:

一是调整该信息系统的网络接入方式,避免使用通过代理接入互联网的做法,确保 WAF 对信息系统保护的有效性。

二是修改平台的默认口令,改为复杂口令,重置所有用户的口令。

三是修复安全问题,比如用户名和口令错误的返回值不一样的问题、验证码可以被绕过的问题、网站内文件类型过滤问题和 SQL 注入问题等。

医院数据库同步速度慢案例分析

青岛大学附属医院　　赵丽丽

2022年4月11日,青岛大学附属医院按《异地容灾备份项目实施计划》进行数据备份,192.168.*.18为新备份服务器,异地容灾备份网络拓扑如图1所示。

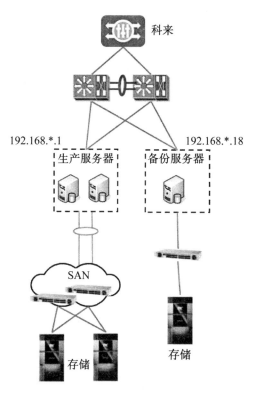

图1　异地容灾备份网络拓扑

备份时,首先需要将生产服务器的数据库日志同步到备份数据库的 journal 卷,备份服务器拿到数据库日志后,再将数据库同步至备份服务器的 data 卷。

一、故障描述

在日志同步到备份数据库的 journal 卷的过程中,速度异常缓慢,数据库工程师和服务器工程师经多次测试无果。为进一步测试备份服务器的硬件性能是否存在问题,管理员从生产服务器向备份服务器进行大文件复制传输,测试结果表明速度正常。至此,分析陷入死局,于是使用网络回溯分析系统,回溯故障时段的流量,对故障根本原因进行分析。

二、分析过程

找到故障会话流量,对该流量进行统计分析,发现平均速度为 82 Kbps,与故障现象相同,如图 2 所示。

流量统计	字节数	数据包数	利用率	平均利用率	每秒位数	平均每秒位数	每秒包数	平均每秒包数
总流量	6.60 MB	5,915	0.009%	0.008%	86.312 Kbps	82.441 Kbps	12	8.802
广播流量	0.00 B	0	0.000%	0.000%	0.000 bps	0.000 bps	0	0.000
组播流量	0.00 B	0	0.000%	0.000%	0.000 bps	0.000 bps	0	0.000
平均包长								1170.000 字节

图 2　故障会话传输比特率

进一步分析故障会话,发现备份服务器 192.168.*.18 发送了大量 TCP 窗口为 0 的数据包,在会话持续的 672 秒内出现了 247 次 TCP 零窗口通告,平均每 2.7 秒出现一次 TCP 零窗口,统计信息如图 3 所示。

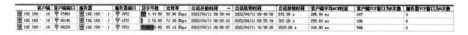

客户端	客户端端口	服务器	服务器端口	总字节数	比特率	会话开始时间	会话结束时间	会话持续时间	客户端平均ACK时延	客户端TCP窗口为0次数	服务器TCP窗口为0次数
192.168.*.18	37960	192.168.*.1	1972	6.49 MB	80.96 Kbps	2022/04/11 09:38:44	2022/04/11 09:49:56	672.00 s	286.94 ms	247	0
192.168.*.18	36146	192.168.*.1	1972	2.56 MB	71.30 Kbps	2022/04/11 09:50:33	2022/04/11 09:55:34	301.00 s	255.64 ms	106	0
192.168.*.18	38229	192.168.*.1	1972	20 MB	85.19 Kbps	2022/04/11 09:56:07	2022/04/11 10:30:00	2033.00 s	316.80 ms	568	0

图 3　TCP 零窗口次数

将异常会话的流量下载至本地,通过 TCP 交易时序图,发现从三次握手到开始发送小包交互正常,当会话进行至第 66 个数据包,整体会话的第 509 毫秒时,备份服务器通告自己的窗口大小为 616 字节,不足一个 MSS,业务服务器暂停发送数据。经过 391 毫秒后,客户端再次发送 ACK 包,通告自己的窗口更新为 65535,业务服务器继续发送数据。当会话进行至第 82 个数据包,整体会话的第 2354 毫秒时,备份服务器通告自己的窗口大小为 0 字节,业务服务器再次暂停发送数据,504 毫秒后,备份服务器发送窗口更新包,业务服务器继续发送数据。

　　如图 4 所示,从整体会话的短期窗口波动趋势(左)和长期窗口波动趋势(右)中能够看出,在交互中窗口多次触底,首次触底在会话第 0.5 秒左右出现,第二次触底在会话第 2 秒左右出现,第三次触底在会话第 3.5 秒左右出现;平均每 1~2 秒即出现一次 TCP 零窗口通告。

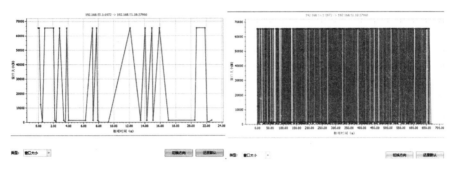

图 4　TCP 零窗口通告

　　TCP 零窗口包表示 192.168.*.18 无法处理发送过来的数据。一般情况下,TCP 零窗口的出现预示着硬件性能不足,结合实际网络环境分析,怀疑 journal 卷的硬件性能(IOPS)不足。

　　与存储工程师进行协商后,存储工程师表示备份服务器的 journal 卷为网络挂载存储,后端存储实际对应仅一块硬盘,单块硬盘可能存在 IOPS 不足的问题,而 data 卷对应多块硬盘,性能更好,故建议将 journal 卷的业务更换目录到 data 卷。通过测试,数据同步速度有所提升,零窗口出现频率降低。从回溯统计信息来看,在会话持续的 7291 秒中,仅出现了 165 次 TCP 零窗口通告,平均每 44 秒出现一次零窗口。观察 TCP 窗口趋势图,情况确实有所好转,如图 5 所示。

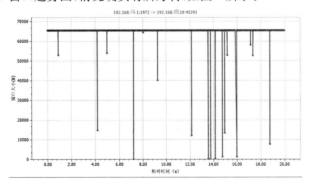

图 5　TCP 零窗口趋势图

三、分析结论与建议

由于 TCP 传输过程中出现了零窗口通告,因此可以判断导致此次备份速度慢故障的主要原因是存储 IOPS 性能不足。确定了故障方向后,经过 DBA 的深入排查,得知故障是由于备份服务器在挂载后端存储 journal 卷时,不恰当地使用了 cio(并发 I/O)选项造成的。由于 cio 选项挂载不使用缓存,数据直接落盘,因此传输效率受硬盘性能和数量的影响。在新备份系统上,网络传输文件到 journal 磁盘(有 cio)速度慢,但是传到 data 磁盘(无 cio)速度快。

另外,在分析过程中,我们还发现服务器之间的会话没有启用"TCP 窗口扩大选项",因此导致通信双方的 TCP 缓存大小存在 64 K 瓶颈。此外,还建议打开服务器和客户端的 TCP 窗口扩大选项功能,同时优化操作系统的 TCP Buffer 大小,以提高传输速度。

防范恶意软件的几点措施

青岛大学附属医院　王岳　刘超

工业和信息化部于 2023 年 2 月 27 日发布了《关于进一步提升移动互联网应用服务能力的通知》,其中提到向用户推荐下载 App 应遵循公开、透明的原则,不得通过"偷梁换柱""强制捆绑""静默下载"等方式欺骗、误导用户下载安装,这让多年来饱受恶意软件骚扰的用户看到了希望。然而,PC 端也同样面临着恶意软件的威胁,宽松的网络监管给了这些恶意软件得以滋生的空间,这必须引起我们的重视。

所谓"恶意软件",也就是我们常说的"流氓软件",是介于病毒和正规软件之间的软件。如果电脑中有恶意软件,可能会出现以下几种情况:用户使用电脑上网时,会有窗口不断跳出;电脑浏览器主页被莫名修改;当用户打开网页时,网页会变成不相干的页面等。这些恶意软件对系统的侵害方式也是花样百出。由于目前还没有一套有效的防范措施来杜绝恶意软件侵害的发生,所以大家在使用电脑时还是要格外小心谨慎。

下面笔者将列举防范和处理恶意软件的几点措施。

(1)完善终端权限管理。通过限制权限来限制用户对未知程序的安装与运行,可以在很大程度上避免恶意软件的泛滥。例如,可以通过回收 administrators 组权限、通过策略限制程序安装或注册表访问等,这些方法都可以起到很好的效果。但是,终端权限的控制也一定会给用户造成不便,增加运维工作量,因此需要根据实际与需求做出调整。

(2)指导用户规范软件下载来源。不正规的软件来源是导致恶意软件泛滥的主要原因。终端用户下载软件通常会使用搜索引擎搜索下载,而某些搜索引擎往往不会将软件的官方网站列在最明显的位置,而是会首先推送付费广告页面,这就导致用户优先浏览第三方的软件下载网站。然而,有非常多的软件下载网站所提供的下载内容并不是用户真正需要的软件,而是一些捆绑软件下载器,当用户运行这些恶意程序后,就会在未经用户同意的情况下自动安装很多不必要的软件,而且这些软件很多都具有隐蔽性,令普通用户难以察觉和中止安装进程。因此,当用户需要从网络下载一些软件的时候,应尽量指导他们从软件的官方网站下载,或者通过一些规范的下载途径,如金山毒霸、腾讯电脑管家等自带的软件资源库获取。

(3)从安装包大小判断下载内容是否合理。当有一些软件资源没有官方途径提供下载时,我们就只能通过一些第三方软件下载网站获取,而从这些非正规途径下载的文件就包含很多捆绑软件下载器,其本身并不包含程序安装包,当终端用户运行后,就会自动从网络上下载运行各种捆绑软件。通过这种方式推广软件的下载器往往非常小,只有一到几兆不等。因此,如果所下载的安装包远小于该软件的正常大小,即可判断此次下载是有风险的,需要谨慎对待。

(4)检查任务管理器中是否存在可疑任务。当我们发现系统已经被恶意软件骚扰时,有一部分被强制安装的程序可以通过程序面板或者软件自带的卸载程序进行清除,但是还有一些弹窗软件比较隐蔽,这种软件通常没有任务栏驻留图标,因此当遇到弹窗骚扰时,可以通过任务管理器逐一关闭可疑进程。如果在关掉某一进程时弹窗消失,则可以确定该进程为恶意软件的进程,当我们再次看到该进程时,可以在该进程上右击,打开文件所在位置,即可找到该进程所对应的安装文件夹。如果里面没有卸载功能,一般情况下我们可以结束该进程并手动清除,或者通过运行 msconfig,从启动项中禁止运行该程序。

(5)检查任务计划中是否存在潜在问题。有部分终端用户在使用电脑的过程中发现桌面主页面被篡改,改回后不久又会再次被篡改,这一般是被恶意软件植入了任务计划所致。我们可以在"控制面板"的"管理工具"中找到"任务计划"程序,排查是否有可疑的计划任务,一般可以通过任务所执行的文件所在位置判断该任务是否为正常的系统任务,如有可疑任务,将其禁用或删除即可。

除上述外,恶意软件的入侵方式还有很多种,如 hosts 文件劫持、篡改 DNS 等,在此就不一一列举,但追根溯源,恶意软件的泛滥除了网络环境因素外,最主要的原因还在于用户自身的使用习惯。作为运维人员,应当积极与前端用户沟通,指导其养成良好的使用习惯,尽量避免使用盗版软件、破解软件等,可在很大程度上避免发生此类问题,实现降本增效。

医院全光无线网络建设的应用

山东大学齐鲁医院（青岛）　赵振平

"十四五"期间，随着《国务院办公厅关于推动公立医院高质量发展的意见》《国家卫生健康委办公厅关于进一步完善预约诊疗制度加强智慧医院建设的通知》等文件的颁布，对推进电子病历、智慧服务、智慧管理"三位一体"的智慧医院建设和医院信息标准化建设也提出了新的要求，带来了新的挑战。

医院的信息化建设与智慧化管理需要以先进、安全、高效的网络底座为基础。《工业和信息化部关于印发"十四五"信息通信行业发展规划的通知》中提出，要完善产业园区、商务楼宇、学校、医疗卫生机构等重点场所的千兆光纤网络覆盖；《"十四五"全民健康信息化规划》中也提出，要依托国家电子政务外网、互联网、光纤宽带、虚拟专线和5G等网络建设，完善卫生健康行业网。由此可见，医院基础网络建设的"光进铜退"已成为当下主流的建设趋势，也是未来长时间内必然的发展方向。

一、智慧医院业务驱动下的全光无线网络建设

在智慧医院建设的背景下，医院的无线网络打破了有线网络信息点固定的局限性，医护人员可通过泛在的无线网络随时随地接入医院的医疗业务系统，开展移动医护工作，如实时查阅、录入患者信息，调取医疗影像、诊断报告及治疗方案等。同时，医院的无线网络可满足患者及其家属无线上网的需求。在医院智慧服务的建设体系中，需要入网的物联网等设备逐渐增多，因此对无线网络的质量和速度要求也在不断提升。

在智慧医院业务的驱动下,传统的铜缆链路由于传输速率存在瓶颈,导致其难以承载日益增长的医院网络带宽需求;同时,铜缆存在价格较贵、直径较粗、质量较重、传输距离较短等弊端,导致其在承载智慧医院服务时面临着巨大的困境与挑战。

相比传统的铜缆,光纤的传输速率不受限制,可满足不断增长的智慧医疗服务对网络带宽的要求。同时,光纤的价格低廉,且比铜缆更轻便,可更好地减轻弱电机房与桥架的布线压力。因此,以光纤为链路的全光网络已成为医疗行业网络构建的主流选择。全光网络的相关需求分析如表1所示。

表1　全光网络的相关需求分析

需求	需求描述
网络性能要求	要求无线网络以全光网络为基础底座,且为保障医院业务的高性能需求、无线业务快速上线需求、运维管理统一性需求等,要求房间独享带宽,采用以太网络架构
组网方式要求	为了在满足有线网络和无线网络并存的基础上,简化网络实施难度,减少故障点,提升部署简洁美观度,要求有线网络与无线网络能够集中在一台设备上接入
供电安全性要求	为了避免发生安全事故,要求医院内各区域的无线 AP 不采用本地供电或集中供电方案
运维管理要求	为了提升无线网络运维的管理效率,降低运维管理的难度与成本,要求具备更智能、更简便的运维管理平台

二、解决方案

(一)设计原则

医院无线网络升级主要是实现对医院病房区域、门诊区域、办公区域、公共区域、室外区域等的无线网络覆盖,需要建设的无线网络需要满足以下几方面的需求:

(1)无线网络覆盖及稳定性方面。无线网络覆盖区域较多且环境不同,为了保证无线网络的质量及无线网络的使用体验,需结合医院实际的环境规划部署方式,针对不同场景选择不同的产品进行针对性部署,提升用户对网络的使用体验及感受。同时,采用的无线设备质量需成熟稳定,且有成熟的医疗行业市场应用案例,保证设备的稳定运行。

(2)运维管理与网络优化方面。医院无线网络升级涉及的无线覆盖范围较大、点位数量较多,需要充分考虑无线网络大规模部署以及运维管理的便利性与高效性。在项目初期要求能够实现快速部署以及自动进行网络调优,缩短项目周期,提高效率;在后期运维管理阶段出现问题时,要求能够快速定位故障并通知网络管理人员,进而迅速解决问题。

(3)统一规划与兼容性方面。结合医院网络现状及未来发展规划,医院无线网络建设可采用"统一规划,分步实施"的思路开展工作,前期结合医院实际情况制订完整的无线网络方案规划,充分考虑现有网络设备及认证系统等软/硬件设备的兼容性,同时兼具未来网络扩容的便利性。

在满足以上几方面需求的基础上,方案需要满足以下几个设计原则:

(1)场景化的无线覆盖。无线信号会受到天气、周边环境及已经部署在医院场景的其他无线信号源的干扰,因此确保新建无线网络信号的稳定是首要问题。通过实际环境地勘、测试无线信号等方法,可以确定影响无线建设的各种因素并综合分析,针对医院的不同场景采用多种不同类型的产品进行针对性部署设计,如对病房、门诊、办公室进行信号入室覆盖,对公共区域采用高密度 AP覆盖,对室外不同场景采用全向 AP 与定向 AP 组合的方式覆盖等。通过这种场景化的无线部署方案,可以确保新建无线网络实现信号稳定、无盲区的覆盖。同时,针对产品的选择,均采用在医疗行业客户中有规模化部署及稳定运行的实际案例,经历了充分的市场验证,保证了设备的质量和稳定运行。

(2)从用户体验出发的智能化网络管理。针对运维管理方面,目前的医院无线网络除了包括设备运行状态、调试配置等基础网络管理功能外,还需细化到无线网络优化、用户体验分析、基于终端的故障分析告警等深层次需求。针对网络运维管理方面,方案设计可提供基础的网络设备监控、故障告警等功能,同时还要实现基于终端用户体验的可视化管理与分析,从用户终端的角度分析无线网络使用体验的好坏与问题,让医院无线网络体验完全可视化地呈现出来,并提供数据支撑。还要提供无线智能网优、一键体检等特色功能,帮助医院实现快速部署、简便运维。

(3)开放兼容的整体方案设计。方案从整体出发,包括病房区域、门诊区域、办公区域、公共区域、室外区域等需要统一规划与设计,同时方案充分考虑了医院现有的网络设备与认证系统,通过部署无线网关设备的方式,统一与医院现有的认证系统进行对接,实现多厂商设备统一认证的需求,满足医院后期网络扩容建设的开放性与灵活性要求。

（二）总体架构

无线网络方案整体采用点对点的光电混合缆供电方式，通过全新极光无线光主机、光电混合缆理线盒、光电混合缆适配场景化高性能光AP，可以满足无线全场景覆盖的要求。无线网络方案部署如图1所示。

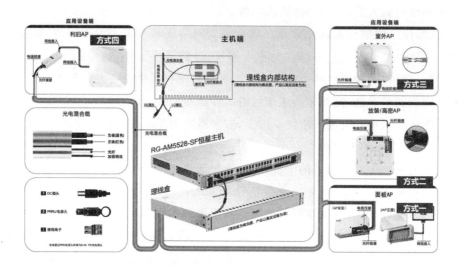

图1　无线网络方案部署

全光无线解决方案通过光电混合缆实现光通信远距离、高带宽部署，在方案部署施工中有如下变化：

（1）光主机和光电混合尾纤理线盒均安装在机架上。

（2）通过光电混合尾纤连接光主机和理线盒，理线盒内将尾纤铜缆与光电混合缆的铜缆压接，尾纤输出的光纤与光电混合缆的光纤做热熔，光电混合缆在光电混合尾纤理线盒梳理后输出。

（3）在设备应用端，通过以下四种方式对光微AP、带光口的AP、传统AP进行供电和数据传输。

方式一：通信通过光纤熔接尾纤连接，供电通过凤凰头插入DC口供电。

方式二：通信通过光纤熔接尾纤连接；供电通过电缆转PoE接头，插入RJ45口供电。

方式三：通信通过光纤熔接尾纤连接；供电通过电缆与网线铰接，接线处加防水防尘箱处理，网线另一端插入RJ45口供电。

方式四:光纤熔接尾纤连接光转电模块,电缆连接光转电模块,光转电模块输出 RJ45 口,通过网线 PoE 供电。

三、方案价值

本方案的价值主要体现在供电更优、拓展更广和运维更易三个方面。

(1)供电更优。供电更优表现在供电更安全、施工更整洁和传输距离更远。

①供电更安全:通过光电混合缆点对点进行供电,中间无其他节点,供电更安全。一路短路不会影响其他链路。对比本地供电,更是避免了强电改造、用电协商、频繁上下电减少设备使用寿命的问题。

②施工更整洁:光电混合缆更细、更轻,对桥架的压力更小,部署更整洁。

③传输距离更远:光电混合缆供电距离最远可以达到 1.65 千米,远超网线100 兆的限制,可以将无线主机集中部署在一个楼栋弱电间,方便运维。另外,室外 AP 也可以按照更优的点位进行部署。

(2)拓展更广。拓展更广表现在 Wi-Fi 6 性能释放、多端口的有线/无线一体化覆盖和全场景无线建设且支持利用旧 AP 三个方面。

①Wi-Fi 6 性能释放:传统 1 G 上联 Wi-Fi 6 AP,因为上联口 1 G 速率太小而影响了设备性能的发挥。本方案采用的恒星主机和行星 AP 支持 2.5 G 通信,可充分释放 Wi-Fi 6 的设备性能。

②多端口的有线/无线一体化覆盖:该方案对病房、门诊、办公等有线/无线一体化覆盖场景予了更深入的支持,行星 AP 支持下联 1 个千兆 LAN 口、4个千兆 LAN 口或 8 个千兆 LAN 口,可以按需选择,6~8 人的病房及大办公室也可以每人一个有线网口。

③全场景无线建设且支持利用旧 AP:该方案通过多种方式支持所有的场景 AP,以支撑医院全场景的无线覆盖。另外,该方案支持利用旧 AP,以保护前期投资。

(3)运维更易。运维更易表现在精准定位无线问题并可一键优化和远程可视化操作运维无忧两个方面。

①精准定位无线问题并可一键优化:通过 WIS 无线网优平台,能实时掌控医院整体无线网络的使用情况,可以快速定位无线问题,并进行网络优化。

②远程可视化操作运维无忧:通过相关无线组件,能可视化地掌握无线设备的运行状态、端口状态和链路状态。

医院 HIS 双活存储架构验证案例

山东合力共创信息科技有限公司　　沈登攀

HIS 的存储架构如图 1 所示。

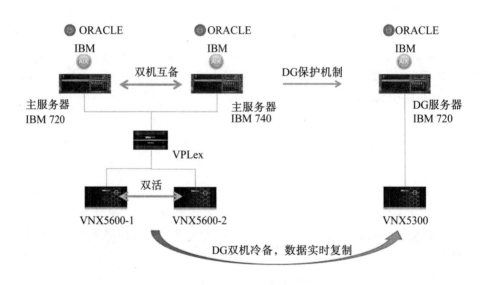

图 1　HIS 的存储架构

一、事件概述

某天,某医院运行 HIS 数据库的双活存储 VNX5600-2 在短时间内掉线三块硬盘,导致 VNX5600-2 存储的提供卷 LUN 空间的 pool 处于离线状态(offline)，VNX5600-2 整台存储离线。存储硬件状态如图 2 所示。

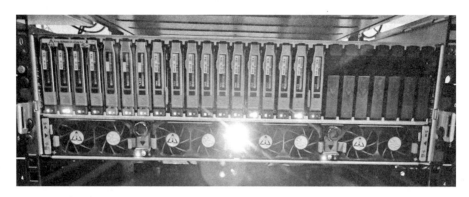

图 2　存储硬件状态

存储管理界面状态如图 3 所示。

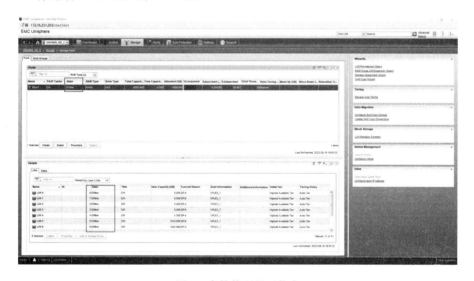

图 3　存储管理界面状态

由 VNX5600-2 存储上的 pool 来提供前端服务器所使用的存储磁盘空间，pool 的设置是 raid5 机制，搭配一块热备盘。在正常情况下，可以允许损坏两块硬盘。

在本次案例中，查询底层日志，发现是在 2023 年 3 月 25 日 12～13 点，短时间内掉线三块硬盘。由于时间间隔太短，导致热备盘未生效，致使 Raid5 组的机制被破坏（见图 4），最终 pool 的状态为 offline，相应的 LUN 也是 offline。

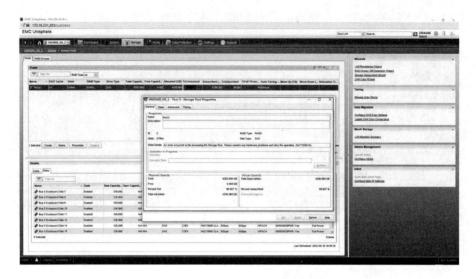

图 4　Raid5 组的机制被破坏

二、事件分析

回溯本次事件,2023 年 3 月 25 日中午,运维人员例行巡检机房,发现 VNX5600-2 同时有三块硬盘发生了故障,于是立即汇报机房存储管理人员,并通知存储工程师查看 HIS 的存储运行状态。同时,运维人员第一时间咨询了 HIS 软件工程师和业务部门,询问在 HIS 业务访问上是否有影响。最终确认 HIS 数据库仍然正常运行。

在此基础上,验证了两台存储设备,搭配存储虚拟化网关 VPlex,确实实现了这两台存储设备的双活功能,在其中一台存储设备的节点发生故障时,另外一台存储设备能实时提供业务访问,前端业务运行均正常。

本次事件中,HIS 数据库运行的存储双活架构是由 VPlex 网关来实现的。查看 VPlex 的管理界面,发现 VNX5600-2 报错,VNX5600-1 仍正常运行,两台存储设备之间的 LUN 是一对一的 Raid1 关系。在 VNX5600-2 离线后,VPlex 会控制数据往 VNX5600-1 上写入,所以未影响数据库的正常运行,同时也验证了 VPlex 的双活机制是有效的。

登录 HIS 数据库界面,发现能正常登录并编写数据库语句。此次运行 HIS 数据库的两台存储设备 VNX5600 在 2016 年购买之后,从未出现过硬件故障。因为低端存储设备的出厂设置寿命年限是 5 年,由于长时间运行且已经正常运行 7 年,导致小概率地发生了短时间内三块硬盘出故障的现象。磁盘的故障率本来就高,如果一台存储设备长时间没有出现磁盘故障,应该引起关注。

三、事件总结

本次事件真实验证了 VPlex 网关的双活机制和 Oracle 运行的保护机制,演练了双活存储架构的搭建效果和实际保护意义,知晓了可以允许存储节点存在的故障。同时,锻炼了应急响应队伍,提高了应急反应意识。对发现的问题总结如下:

(1)要清楚每台存储设备的运行年限,对超过 5 年以上的存储设备要格外注意,巡检时要重点巡检,加强巡检强度。

(2)对机房设备要加强巡检。有些特殊情况是软件巡检覆盖不到的,需要人工巡检结合软件巡检,共同确保设备的运行状态,并在每次巡检后做好记录,方便追溯和确认工作职责。

(3)一定要尊重和重视存储设备的双活或容灾架构,在意外情况下能给大家反应时间和故障处理时间,不至于短时间内让业务系统宕机。

(4)各科室要认真学习应急预案,加强科室间的协作能力。日后要多开展类似的应急演练,提高应急处理效率,提升应急处理能力。

某特定型号心电图机连接不上 Wi-Fi 的案例分享

青岛大学附属医院　姜中强　王晓丽

一、故障现象及原因分析

某日,青岛大学附属医院崂山院区计算机中心接到 1 号楼几个楼层同时出现心电图机无法上传资料的报修电话。接到通知后,工程师现场排查发现存在这样两种情况:①无法上传的心电图机都是 A 型号,且将此种型号的心电图机推到其他病区,发现有的病区可以正常上传,有的病区无法上传;②将其他病区可以正常上传的 B 型号心电图机推到无法上传的相应楼层,发现可以正常上传。

结合以上两种情况,仍然无法排除是心电图机本身故障还是网络故障导致的。工程师又将 A 型号心电图机在无法上传的楼层直接连接有线网络,发现上传正常。根据以上情况,可以初步判断 A 型号心电图机连接特定的无线 AP(C型号)上传失败。鉴于此,我们从 A 型号心电图机和 C 型号 AP 入手进行故障排查。

二、故障排查

连上 C 型号 AP 的 Wi-Fi 后,A 型号心电图机迅速掉线,如图 1 所示。

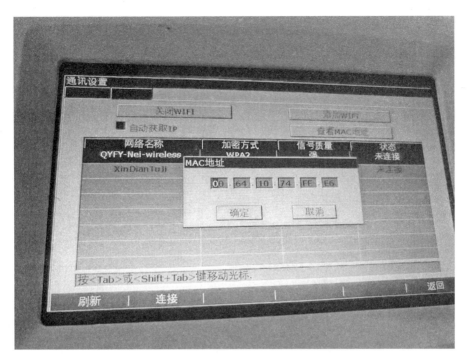

图 1　连上 C 型号 AP 的 Wi-Fi 后，A 型号心电图机迅速掉线

空口抓包显示，终端可以连接上 Wi-Fi，只是连接上之后快速自己掉线离开 Wi-Fi，如图 2 所示。

```
*Jan 10 18:25:34: %STAMG-6-STA_ADD: Client(00fb.cb88.95a2) notify: attach to AP.
*Jan 10 18:25:34: %WLAN-6-OUTPUT: STA(00fb.cb88.95a2) actives in BSSID(0674.9c24.0205): Assoc succeed.
*Jan 10 18:25:35: %WLAN-6-80211N: BSSID(0674.9c24.0205) receives deauth frame from STA(00fb.cb88.95a2): RSSI(30).
*Jan 10 18:25:35: %WLAN-6-80211N: STA(00fb.cb88.95a2) leaves BSSID(0674.9c24.0205): STA deauth, reason code(8).
*Jan 10 18:25:37: %STAMG-6-STA_DEL: Client(00fb.cb88.95a2) notify: leave AP(Caller: rsna, reason: Sta Offline).
*Jan 10 18:25:44: %WLAN-6-OUTPUT: STA(00fb.cb88.95a2) actives in BSSID(0674.9c24.0205): Auth succeed.
*Jan 10 18:25:44: %STAMG-6-STA_ADD: Client(00fb.cb88.95a2) notify: attach to AP.
*Jan 10 18:25:44: %WLAN-6-OUTPUT: STA(00fb.cb88.95a2) actives in BSSID(0674.9c24.0205): Assoc succeed.
*Jan 10 18:25:46: %WLAN-6-80211N: BSSID(0674.9c24.0205) receives deauth frame from STA(00fb.cb88.95a2): RSSI(30).
*Jan 10 18:25:46: %WLAN-6-80211N: STA(00fb.cb88.95a2) leaves BSSID(0674.9c24.0205): STA deauth, reason code(8).
*Jan 10 18:25:47: %STAMG-6-STA_DEL: Client(00fb.cb88.95a2) notify: leave AP(Caller: rsna, reason: Sta Offline).
*Jan 10 18:25:58: %WLAN-6-OUTPUT: STA(00fb.cb88.95a2) actives in BSSID(0674.9c24.0205): Auth succeed.
*Jan 10 18:25:58: %STAMG-6-STA_ADD: Client(00fb.cb88.95a2) notify: attach to AP.
*Jan 10 18:25:58: %WLAN-6-OUTPUT: STA(00fb.cb88.95a2) actives in BSSID(0674.9c24.0205): Assoc succeed.
*Jan 10 18:26:01: %WLAN-6-80211N: BSSID(0674.9c24.0205) receives deauth frame from STA(00fb.cb88.95a2): RSSI(32).
*Jan 10 18:26:01: %WLAN-6-80211N: STA(00fb.cb88.95a2) leaves BSSID(0674.9c24.0205): STA deauth, reason code(8).
*Jan 10 18:26:03: %STAMG-6-STA_DEL: Client(00fb.cb88.95a2) notify: leave AP(Caller: rsna, reason: Sta Offline).
*Jan 10 18:26:12: %WLAN-6-OUTPUT: STA(00fb.cb88.95a2) actives in BSSID(0674.9c24.0205): Auth succeed.
*Jan 10 18:26:12: %STAMG-6-STA_ADD: Client(00fb.cb88.95a2) notify: attach to AP.
```

图 2　终端连接上之后快速自己掉线离开 Wi-Fi

通过对比心电图机会掉线以及不掉线情况下的报文发现，当心电图机会掉线时，AP 发出的 Beacon 帧没有按照每 100 毫秒发送一个 Beacon 的形式发包，

283

如图 3 所示。

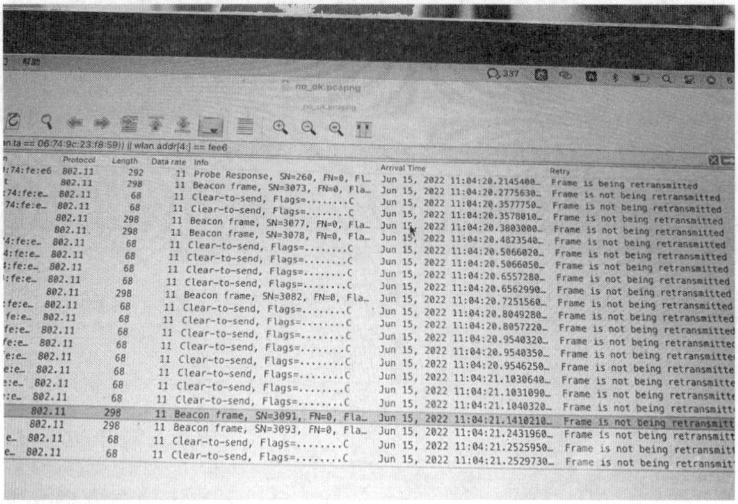

图 3　AP 发出的 Beacon 帧没有按照每 100 毫秒发送一个 beacon 的形式发包

通过在设备上查看相关日志(见图 4)发现,终端会掉线的 AP4220 存在扫描行为,这会导致设备的射频卡不断切换信道,导致 Beacon 帧漏发。A 型号心电图机比较敏感,检测到 Beacon 帧漏包后,心电图机认为网络不可靠,主动掉线。

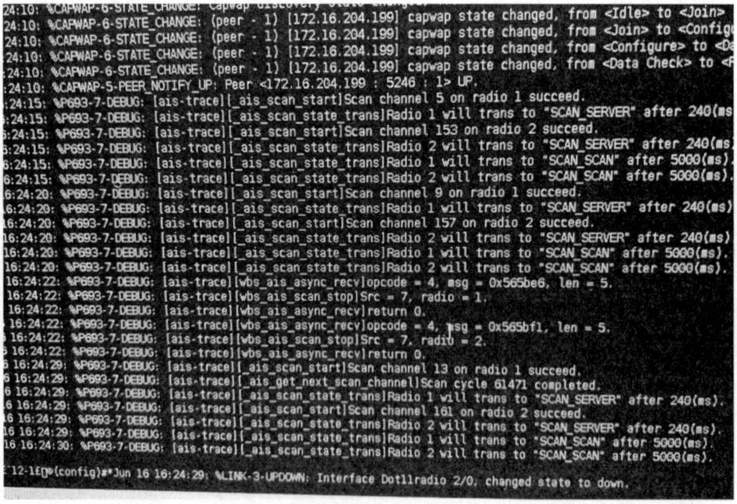

图 4　相关日志

查询历史记录(见图 5)发现,ac 上曾经有过 snmp 相关配置,这个操作触发了这个版本 AP 上的扫描 bug,只要 snc 服务器或者其他服务器通过 8001 端口与设备建立连接,就会导致 AP4220 自动开启扫描功能,导致心电图机异常。

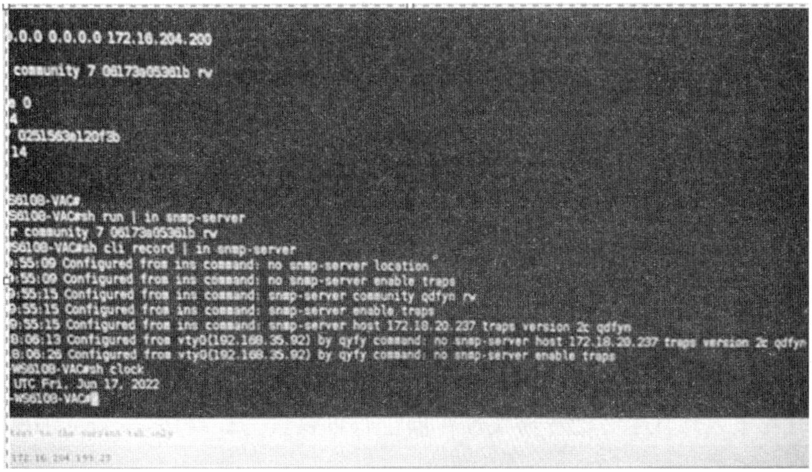

图 5　查询历史记录

三、解决方法及总结

通过升级软件版本解决了问题。可以提供具体的版本,通过 ac 上或者 Web 上直接载入的版本进行升级。预计每个 AP4220 升级时,断网时间为 5～10 分钟,断网影响区域为升级 AP4220 的那个楼层。另外通过评估认为,现场不需要用到 snc 维护,并且可以快速恢复。考虑到现网的稳定性,可以通过规避的方式解决问题,基本不会有影响。

问题最终得到解决是计算机中心、AP 厂家与心电图厂家通力合作的结果。我们在运维过程中,经常会遇到无法将故障原因归为哪一方设备问题的情况。由于计算机相关硬件型号繁多,且经常会升级更新,导致硬件与硬件之间的兼容性问题更加突出,厂家与厂家之间相互推诿的情况也会发生。当涉及多种型号的硬件设备相互连接又无法排查出具体故障原因时,计算机中心、厂家与厂家之间的相互协作便显得尤为重要。从严格意义上来讲,本例不能单独归结为 AP 的问题或者心电图机的问题,这就需要多方共同协作,找出一种最优的解决方案,以最高的效率和最低的成本将问题解决。

采集系统加密狗验证失败的处理

山东大学齐鲁医院(青岛)　杨春林

软件加密狗是一种插在计算机并行口上的软件/硬件结合的加密产品,一般都有几十或几百字节的非易失性存储空间可供读写。目前,较新的加密狗内部还包含了单片机。

加密狗的工作原理简介:假如一段程序中有这样一句:$A = Fx(3)$。程序要根据常量3来得到变量A的值。因此,我们可以把原程序改写为 $A = Fx(DogConvert(1)-12342)$,这样就不会出现常量3,而代之以 DogConvert(1)-12342。改写后,只有软件编写者才知道实际调用的常量是3,如果没有软件加密狗,DogConvert 函数就不能返回正确结果,结果算式 $A = Fx(DogConvert(1)-12342)$ 结果也肯定不会正确。这种使盗版用户得不到软件使用价值的加密方式,要比一发现非法使用就警告、中止的加密方式更温和、更隐蔽,也更令解密者难以琢磨。

此外,软件加密狗还有读写函数,可以用于对软件加密狗内部存储器的读写。这样一来,我们可以把上面算式中的12342也写到软件加密狗的存储器中,令A的值完全取决于 DogConvert() 和 DogRead() 函数的结果,令解密难上加难。不过,一般说来,软件加密狗单片机的算法难度要低于一些公开的加密算法(如 DES 等),因为解密者在触及软件加密狗的算法之前要面对许多难关。

某天,山东大学齐鲁医院(青岛)的运维人员接到科室反馈,称医院内手麻系统安装的数据采集软件无法工作,提示加密狗验证失败,如图1所示。

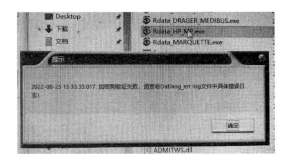

图 1　加密狗验证失败

　　运维人员怀疑与卡巴斯基杀毒软件有关,在现场也进行了初步测试,如升级更新卡巴斯基杀毒软件版本、关掉相关模块、关掉杀毒软件、添加信任程序等,结果均无效。卸载杀毒软件后发现加密狗可以正常使用。为了不妨碍医疗行为的正常秩序,运维人员临时将部分杀毒软件的病毒库进行了回退。

　　再次进行排查,发现只有旧版的加密狗会出现这个问题,新版加密狗更新驱动后并没有此问题。经过排查,找到了问题所在:新版卡巴斯基杀毒软件更新了部分驱动文件,其中 klupd klif arkmon.sys 文件更新(见图 2)后与加密狗的驱动产生了冲突。更新了此驱动后,加密狗就会出现错误,导致采集软件运行错误。

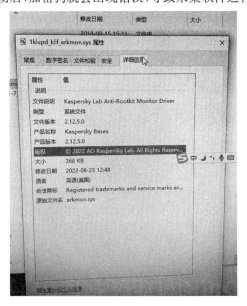

图 2　klupd klif arkmon.sys 文件更新

经过与厂商沟通,对出现的问题需要进行抓包,提取日志发送到厂商进行分析,需要的时间可能较长,所以将安装了旧加密狗的计算机单独进行分组,对这个组的计算机暂缓更新,等待厂商的分析和解决方案。之后,厂商回复已经修复驱动文件,更新了病毒库,从而彻底解决了问题。

VMware 日常工作中的故障处理案例

山东大学齐鲁医院(青岛) 杨春林

一、ESXi 主机紫屏(dlmalloc.c:4908-Corruption in dlmalloc)

分析故障原因,认为网卡的驱动不是最新版本或版本不匹配。解决方法是找到匹配硬件的驱动,安装更新驱动即可。通过 WINSCP 工具将下载到本地的驱动上传到 ESXI 主机里面的 TMP 目录,本案例为将本地的 I40E-1.3.45-1331820-3165430.ZIP 上传到 ESXI 主机里面的 TMP 目录(一般都是建议上传到 TMP 目录,主要是因为 TMP 目录有执行安装的权限)。接着,通过 PUTTY 等工具连接到 ESXI 主机中,确认 TMP 目录存在该驱动文件。

首先将这个 ZIP 压缩文件通过 UNZIP 解压缩。查看解压缩后的文件,然后通过设置 LEVEL:

ESXCLI SOFTWARE ACCEPTANCE SET--LEVEL= COMMUNITYSUPPORTED
安装驱动:ESXCLISOFTWAREVIBINSTALL-V/TMP/NET-I40E-1.3.45-IOEM.550.0.0.131820.X86_64.VIB

将驱动中的 VIB 安装,并查看安装结果,最后重启 ESXI 才能让这个驱动生效。注意,重启 ESXI 前,先把虚机迁移出去,进入维护模式,再重启。重启后可通过 ESXCLI SOFTWARE VIB LIST 命令查看该驱动是否被正确识别。

二、VCSA 访问 Web 报错(503 Service Unavailable)

本案例中,运行好好的 VCSA 突然无法访问,Web 页面报错如下:

503 Service Unavailable（Failed to connect to endpoint:
[[N7Vmacore4Http16LocalServiceSpecE: 0x00005649e04415e0] _ server-
Namespace = /_ isRedirect = false _ pipeName = /var/run/vmware/vpxd-
webserver-pipe）

查看服务状态，发现 vpxd 及其他某些服务是停止运行的。分析原因，认为有以下可能：

（1）时间同步问题，即 vcenter 时间不同步。

（2）vCenter Server Appliance(VCSA)高虚拟磁盘空间。

（3）VCSA 的 vsphere-vxpd 服务异常，未正常运行，这属于外置数据库的 PSC 服务器出现问题。

（4）vCenter 上的证书过期。

（5）VCSA 的 postgres 数据库中的表存在问题。

明确了故障原因之后，解决方案如下：

（1）时间同步：输入 https://IP:5480＋用户名 root，登录后修改时间同步。

（2）磁盘使用率太高。对于磁盘使用率太高的问题，可以删除大文件或扩容磁盘。

①删除大文件。以 root 用户身份通过 SSH 或通过 vCenter 虚拟机控制台登录到 vCenter Server Appliance，找出哪些分区已满，然后运行以下命令，可找出已满 85％或更高的分区：

df-h|awk'0+ $ 5> = 85{print}'

查找日志大文件，确定没用就删除，注意＊.tgz 文件是已存档的日志包文件，可以移除，命令为：

find/storage/log-type f-size+ 100M

②扩容磁盘时，需要对某个使用率过高的磁盘进行扩容操作。对虚机的编辑设置（改完大小）重启即可。视情况，有可能需要关机操作。也可以配置成自动扩展磁盘空间，命令如下：

df
df-HT
lvdisplay|less
vpxd_servicecfg storage lvm autogrow   # 配置成自动扩展磁盘空间

（3）外置数据库的 PSC 服务器出现问题,导致 vpxd 失败。因为以前我们部署 VCSA 都是"vCenter Server with an embedded Platform Services Controller",然后发生过一次 503 错误,VCSA 的空间使用率、vsphere-client 服务等都很正常,但 vsphere-vxpd 无法提供服务。仔细查看,发现 VCSA 架构是"vCenter Server with an external Platform Services Controller",意思还有一台单独的 Platform Services Controller 虚拟机,怀疑是 PSC 出问题,但是不知道 root 密码,只能强制重启。由于是非正常关机,因此开机后进入紧急救援模式,提示以下命令:

Failed to start system check on/dev/disk/by-partuuid/***

输入以下命令:

fsck/dev/disk/by-partuuid/***

再重启,可以正常开机,回到 VCSA。重启以下所有服务:

service-control--stop--all

service-control--start--all

至此,VCSA 终于正常访问了。

（4）vCenter 证书过期。对于 vCenter 证书过期的问题,可查看 vCenter 证书及到期修复的问题。

（5）VCSA 的 postgres 数据库中的表存在问题。对受影响的表应重新编制索引。查看 vpxd.log 文件里的日志会看到类似以下内容的条目:

T16:28:26.192Z error vpxd[7FBF0A4A3700] [Originator@ 6876 sub= De-fault opID= lro-4-2a039441-01-621c8039] [VdbStatement]Execute result code:-1

T16:28:26.192Z error vpxd[7FBF0A4A3700] [Originator@ 6876 sub= De-fault opID= lro-4-2a039441-01-621c8039][VdbStatement]SQL execution failed: INSERT INTO VPX_VM_FLE_SNAP_DISK_UNIT（SNAPSHOT_DISK_ID, ARRAY_ID, VM_ID, UPDATE_KEY)VALUES(?,?,?,?)

--> Error while executing the query

在 postgres.log 文件中,会看到类似以下内容的条目:

16:07:42.794 UTC 591c7546.84c2 1192886 VCDB vc ERROR:index "pk_fle_ snap_disk_unit"contains unexpected zero page at block 3

出现此问题的原因是 vCenter Server Appliance postgres 数据库中的表存在问题。

重新编制索引时,通过 SSH 或控制台会话以 root 身份登录 vCenter Server Appliance,运行以下命令以启用 shell:

shell.set--enabled true

通过运行以下命令访问 postgres 数据库:

/opt/vmware/vpostgres/current/bin/psql-U postgres-d VCDB

通过运行以下命令,针对受影响的表重新编制索引。注意,根据 postgres 日志错误,选择要重新编制索引的表:

reindex pk_fle_snap_disk_unit
reindex vpx_vm_fle_snap_disk_unit_m1

启动 vpxd 服务,命令为:

service-control--start vmware-vpxd

如果依然报错,就重启 VCSA 虚拟机。

三、ESXi 主机重启报错,重启失败

分析故障原因为机柜掉电,重启服务器后,系统文件损坏导致不能启动。解决方案:从存储设备上查看这台 ESXi 主机所有的虚拟机是否正常,正常的话注册到其他 ESXi 主机上,然后拔掉这台 ESXi 的线缆,重装 ESXi 操作系统。

四、ESXi 主机丢失 ISCSI 路径

分析故障原因为掉线,重新连接并上线,待业务访问正常后更换网线。

五、vSphere Client 无法连接 ESXi 虚拟主机

在本案例中,发现 VMware vSphere Client 莫名其妙地连接不到 ESXi 虚拟主机,原因可能是主机的服务有问题。解决方法如下:

(1)SSH 登录 ESXi 主机。

(2)执行命令 cd/sbin,会看到 service.sh。一般情况下重启 services.sh 就

可以解决（或在图形界面下执行 restart management agent 操作），命令为：

services.sh restart

（3）若重启 services.sh 报错且仍然无法连接，表现为：

watchdog-hostd: PID file/var/run/vmware/watchdog-hostd.PID not foundwatchdog-hostd: Unable to terminate watchdog: Can't find process/etc/init.d/hostd:kill:48:（84046924）-No such process

这个报错是由于启动/关闭 hostd 服务器引起的，说明 hostd 进程未 kill 到，具体原因运行一下/etc/init.d/hostd start or stop 就知道。执行命令 ps|grep hostd，看到：

123456233 789789789 hostd456123358 789789789 hostd123 789789789 hostd123458985 789789789 hostd

说明有 hostd 进程在运行。执行命令：

/etc/init.d/hostd stop

再次查看进程，看到：

123456233 789789789 hostd456123358 789789789 hostd123 789789789 hostd123458985 789789789 hostd……

如果还存在，说明 hostd 根本没有 kill 到，于是手动 kill，选择任意一个子进程 ID kill 就可以，如 kill-9 123458985；然后再执行 ps|grep hostd 命令，发现已经没有输入，说明 hostd 已经 kill 掉。最后启动 hostd 进程即可，命令为：

/etc/init.d/hostd start

HIS 业务基础运行架构升级迁移案例

山东第一医科大学附属青岛眼科医院　范鲁鹏

HIS 是医院的核心医疗业务系统,为医院各部门提供患者诊疗信息和行政管理信息的收集、存储、处理、提取和数据交换功能。山东第一医科大学附属青岛眼科医院原有 HIS 使用的是两台物理服务器和一台存储设备,基于微软的集群冗余技术组成 HIS 基础运行架构。随着 HIS 版本的升级和与集成平台同步数据量的不断增加,原有基础运行架构和硬件的性能已经无法满足业务发展需求。为此,山东第一医科大学附属青岛眼科医院根据实际业务情况,采用虚拟化平台方案,搭建 HIS 业务系统的底层虚拟化硬件计算环境,将 HIS 业务系统从物理主机迁移部署到虚拟化平台环境中,提高 HIS 业务系统基础运行平台架构的冗余性和高可用性,满足 HIS 业务系统资源的弹性增长需要以及未来业务的高性能需要。

一、原有 HIS 业务基础运行架构

山东第一医科大学附属青岛眼科医院原有 HIS 的基础架构(见图 1)采用的是两台物理服务器,以实现业务系统的冗余,借助光纤存储网络共同访问一台存储系统,基于微软的集群冗余技术组成 HIS 基础运行架构。两台物理服务器通过连接到同一台存储设备、共同访问同一份存储数据的方式来保持主服务器和备份服务器的数据状态同步。当主服务器出现故障时,备份服务器进行业务接管,可以保证 RTO 不超过 5 秒。

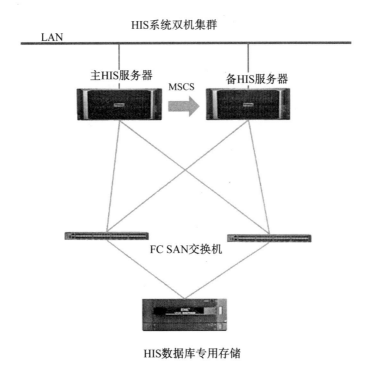

图 1　医院原有 HIS 业务系统基础架构

随着医院业务的不断发展,HIS 功能不断增多,与集成平台的同步数据量不断加大,原有的存储性能已经无法满足医院业务需求,会出现因性能不足导致的系统响应慢,且原有架构主服务器和备份服务器的切换时间长,一台存储设备有单点故障风险,需要对基础运行架构进行升级完善。

二、对 HIS 业务基础运行架构进行升级迁移部署

本次系统升级迁移部署采用成熟稳定的 VMware 虚拟化方案(见图 2),增加一台物理服务器,与原有的两台物理服务器组成虚拟化高可用集群运行平台,实现基础平台物理服务器的冗余和高可用;同时,在存储设备上采用虚拟化存储技术,使用存储网关加两台存储设备的存储双活解决方案,替换原有的一台存储设备。通过光纤网络交换机将 VMware 虚拟化平台与双活存储连通,实现计算资源、内存资源、存储资源的集中管理分配。

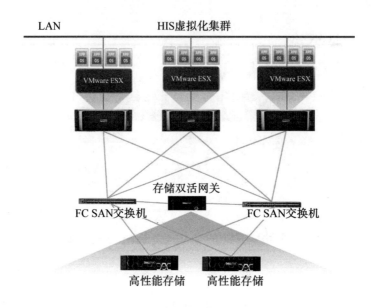

图 2　HIS 业务系统虚拟化基础架构

虚拟化高可用集群运行平台具有以下特点：

（1）底层计算环境高可用。虚拟化平台底层采用三台物理服务器，以集群的形式为 HIS 业务系统提供底层的物理计算资源。HIS 业务系统部署在整个虚拟化平台集群里，不需要特意指定物理服务器来运行，任何一个虚拟化平台的物理服务器出现故障时，都可以实现在线迁移，虚拟化平台集群中的正常物理服务器能够立即接管，保证业务系统不中断，实现秒级的业务系统迁移。

（2）存储环境高可用。存储网关的双活存储功能可以实现两台存储设备双活同步运行，配合存储虚拟化技术，将存储设备整合成一套虚拟化存储资源池。在虚拟化平台服务器上，只需要连接虚拟化存储资源池就可以实现存储的双活，单台存储设备发生故障后，仍然能保证存储设备的正常使用，前端 HIS 无感知。

（3）资源弹性分配。服务器虚拟化平台可以为 HIS 业务系统的后期扩容弹性分配资源，在线完成 HIS 的 CPU、内存和硬盘资源扩容；物理服务器的硬件扩容不需要业务停机，前端业务系统在无感知的情况下即可实现硬件资源扩容。存储资源虚拟化平台可以通过增加存储设备来扩充存储资源，存储设备不需要进行关机等操作，即可实现在线的存储资源扩容。

本次 HIS 业务系统迁移利用 VMware 虚拟化资源分配灵活、配置扩展性高的特点,首先将新增的物理服务器与双活存储连通,搭建部署虚拟化基础运行平台。在虚拟化平台上搭建 HIS 业务系统测试运行环境,进行存储性能、模拟故障、数据库恢复验证等方面的测试。测试完成后,对正式业务数据库进行全量备份,并拷贝至虚拟化平台进行恢复验证,做好业务切换准备。切换当日业务停机,将增量数据进行备份拷贝至虚拟化平台并进行恢复验证,HIS 业务正式切换至虚拟化平台运行。

三、HIS 业务虚拟化基础架构运行情况

HIS 业务系统迁移至虚拟化平台数月后,运行总体平稳。虚拟化平台可根据业务发展需求对 CPU、内存、磁盘空间灵活升配扩容,在不重启的情况下完成资源扩容;业务系统在虚拟化平台上运行时,可在不停机的情况下对底层物理服务器实现关机维护。搭配存储网关,实现了存储双读、双写真双活功能,在提升存储性能的同时也提高了存储设备的冗余性,一台物理服务器和一台物理存储同时发生故障时,可无感知自动切换,实现物理硬件层面的冗余,保障硬件继续运行。

不过,在实际使用过程中也发现了一些问题,如业务系统在物理服务器间漂移时无法同步应用层会话,导致数据库会话断开重新连接,因此业务高峰期应避免导致服务器漂移的相关操作;同时,虚拟化平台自身运行会消耗物理服务器硬件资源,但未对虚拟化平台的整体性能产生影响。

本虚拟化平台方案在医疗行业中广泛部署、技术成熟,应用效果良好,具有硬件资源升配扩容便利、运维管理便利等优势,可以更好地支持业务发展,保障业务的连续性和可用性。

搭建本地 Yum 仓库

青岛市中医医院　杜丕林

目前,基于业务模式和安全考虑,医院中大部分 Linux 服务器基本放置在内网中,但在系统安装和后期使用中,需要连接外网,获取 Linux 操作系统和应用软件的升级更新。解决方案是搭建一台独立的 Yum 服务器,定时从网络获取相应软件的 RPM 安装包,提供给内网的其他服务器。

Yum 全称为"Yellow dog Updater, Modified",是一种在 Fedora 和 Red Hat 以及 CentOs 中的 Shell 前端软件包管理器,能够从指定的服务器自动下载 RPM 安装包并安装,还可以自动处理 RPM 安装包之间的依赖性关系,一次性安装所有依赖的软件包,不需要人工下载安装。

在本案例中,搭建独立的 Yum 服务器需要 CentOs 8 操作系统,Yum 服务器 IP 为 192.168.1.107,客户端 IP 为 192.168.1.108。Yum 所需的 repo 文件默认存放在/etc/yum.repos.d/目录下,默认的 repo 文件指向 CentOs 官方网站。如网络速度尚可,可不用更换;如网络速度较慢,建议更换为国内阿里云或者清华大学的 Yum 网址。

首先需要创建 Yum 仓库存放位置。使用 yum repolist 命令,列出可用的 yum 仓库,即 repo 文件中 enabled=1 的 yum 源(使用命令"yum repolist all"列出所有的源)。建立相应的存储目录(mkdir/data)。使用以下命令安装相关软件:

```
yum install-y wget make cmake gcc gcc-c+ +  pcre-devel zlib-devel
openssl openssl-devel createrepo yum-utils
```

另外,yum-utils:reposync 命令用于同步 yum 库工具;createrepo 命令用于编辑 yum 库工具;plugin-priorities 命令用于控制 yum 源更新优先级工具,这个工具可以用来控制进行 yum 源检索的先后顺序,建议可以用在 client 端。

完成上述操作后,依次使用如下命令,将远端 yum 源的 RPM 安装包同步到本地。不用担心没有创建相关目录,因为系统会自动创建相关目录。整个更新的数据量大约为 30 G:

```
reposync-n--repoid= baseos-p/data/baseos
reposync-n--repoid= appstream-p/data/appstream
reposync-n--repoid= extras-p/data/extras
reposync-n--repoid= extras-common-p/data/extras-common
```

完成安装后,需要创建及更新索引。使用以下命令创建索引:

```
createrepo-po/data/baseos/data/baseos
```

创建索引完成后,会在指定的目录下生成 repodata 目录,存放生成的索引文件。定期使用 reposync 同步数据,然后使用以下命令更新索引:

```
createrepo-update/data/baseos
```

完成创建及更新索引后,需要使用 httpd 分发。使用以下命令安装 httpd 服务:

```
yum-y install httpd*
```

进入/etc/httpd/conf 目录下,编辑 httpd.conf 文件,将文件中的内容修改为:

```
ServerName 192. 168. 1. 107:80
DocumentRoot "/data"
< Directory "/data">
```

使用 systemctl stop firewalld 和 systemctl disable firewalld 关闭防防火墙,编辑/etc/seLinux/config,修改 SELINUX=disabled,赋予 apache 账户目录读写权限,命令为:

```
chown apache:apache/data-R
chmod-R 755 /data
```

去掉默认页面,命令为:

```
cd/etc/httpd/conf.d/welcome.conf
mv welcome.conf welcome.conf.bak
```

重新启动 httpd 服务,命令为:

```
systemctl restart httpd
systemctl enable httpd
```

用浏览器打开 192.168.107,分发配置完成。还需进行客户端设置。在客户端进入/etc/yum.repo.d/,将所有的 * .repo 移动至其他位置,在当前目录下执行 touch local.repo 命令,建立新的 repo 文件,内容如图 1 所示。

```
[baseos]
name=local-baseos
baseurl=http://192.168.1.107/baseos
gpgcheck=0
enable=1

[appstream]
name=local-appstream
baseurl=http://192.168.1.107/appstream
gpgcheck=0
enable=1

[extras]
name=local-extras
baseurl=http://192.168.1.107/extras
gpgcheck=0
enable=1

[extras-common]
name=local-extras-common
baseurl=http://192.168.1.107/extras-common
gpgcheck=0
enable=1

[powertools]
name=local-powertools
baseurl=http://192.168.1.107/powertools
gpgcheck=0
enable=1
```

图 1　建立新的 repo 文件显示的内容

自助设备日常运维工作技巧

青岛市市立医院　董玉华

随着信息化建设的进一步发展，群众的就医需求也在不断发生变化，数字化、智能化需求进一步提高。目前，大多数医院都配置了自助设备，由患者及其家属自行操作，节省了患者的就医等待时间，减轻了医院窗口工作压力。

医院配置自助设备后，就需要进行日常运维。自助设备提供的服务大多是自助挂号缴费、自助打印病历、自助打印报告、自助打印影像片子。不同自助设备的功能不同，日常运维工作的需求也不同。

(1)病房自助机的运维工作技巧。病房自助机的主要功能包括两种：查询功能与缴费功能。病房自助机的日常运维工作相对简单，故障相对较少。为避免发生长时间不重启造成的系统故障与各种重启能够解决的小故障，一般情况下，病房自助机应每天定点重启一次，日常远程运维巡视即可。

(2)多功能一体机的运维工作技巧。顾名思义，所谓"多功能一体机"就是功能比较齐全的设备，能够挂号、缴费、预约、自助打印报告等。这种自助机一般应用较多且功能齐全，也正因为其功能多，所以相对来说故障率也较高。

多功能一体机一般除定时开关机以外，还需要做好日志备份以备查；还要做好定点清理工作，同时需要日常人工巡视，以防患于未然。人工巡视除远程巡检以外，还要每天现场查看各项设备参数，包括对纸张、发卡槽、硒鼓等的检查。每天至少巡视两次。

(3)影像片子自助打印机。影像片子自助打印机一般属于专用设备，功能单一，故障发生率相对最低。影像片子自助打印机的功能是通过扫码或者读卡来自助打印影像片子，运维人员只需日常做好定点重启工作，及时联系厂家定期进行专业巡检即可。

在日常工作中,要提高对自助机的巡检力度,做好日常清洁维护工作,保持自助设备的干燥通风,对于一些常见的故障点要编辑成册,以备日常能够及时查询故障点的处置方法;同时,要保障核心业务的不间断运行,以满足日常工作顺利进行的需求。

医院信息化建设过程中的安全管理

青岛市市立医院　董玉华

在信息化建设的过程中,安全始终贯穿其中。近年来,每年各级医院处理的大大小小的安全案例不在少数,造成社会影响的安全案例也层出不穷。据统计,在所有的安全问题中,只有20％的攻击是从外部主动发起的,有80％的攻击是从内部发起的。在这些攻击中,有很大一部分就是因为安全意识缺乏和管理不当造成的。

目前,各医院逐渐开始重视信息安全工作,并开始大量购置安全设备,如防火墙、日志审计、网闸、堡垒机、探针、态势感知设备等。但是,信息安全管理并不是简单的设备叠加,其中管理起着最大的作用。

首先,安全管理要确定安全目标。安全目标即数据不泄露、业务不停机。数据不泄露方面,除安全设备要正确设置,保障不被从外部攻破以外,在内部也要做好管理。各个厂商在运维过程中,要严格网络审批制度,做好身份认证;工作人员也要严格进行身份认证管理,签订相关保密协议;主业务系统网络不允许外接任何移动设备。

随着医院信息化建设的进一步深入,目前一个完整的三级医院信息系统包含200多个子系统,涉及医院的各个环节,涉及的厂商也有大小几十家。医院应跟各厂商签订相关保密协议,并且跟驻场运维人员签订相关保密协议,人员认证要做到尽可能详细。

其次,建立安全组织,设置安全岗位。医院应成立信息安全领导小组,下设办公室,由专业人员负责,定期查看信息安全日志;建立健全安全管理制度,遵循"谁使用谁负责"的原则;建立应急预案,并定期进行安全演练;对院内各岗位人员定期进行网络安全培训。

只有制度并不能保障组织安全,还需要有相关的措施保障制度能够发挥作用。一般来说,应秉承"谁使用谁负责"的原则,绑定终端的 mac 和 IP 地址,发现故障后第一时间进行排查,以免安全事件发生扩散。

最后,制定相关安全策略。对于安全事件要实现"可发现、可阻断、可追溯、可感知、可恢复"。利用相关技术手段,对安全事件做到"可发现",安全专员的手机与安全系统一定要联网,出现异常情况时手机报警;当有安全事件发生时,安全专员要及时处理,处理的第一反应就是将来源切断,并且在后期进行相应的追溯。同时,目前很多系统都是能够实现"可感知"的,即对相关攻击类型进行分析预测,无论是黑客攻击还是病毒攻击都可预判,并及时处理。在安全事件处理完成后,还要做到数据可恢复。目前大多数数据都在云端备份,做好异地备份能使数据"可恢复"。

安全无小事,医院信息化建设的整个过程就是建立安全管理的过程,而信息安全是伴随整个医院的运行周期进行的。采取必要的措施,做好安全管理和安全宣教,才能保障医院的信息安全。

HIS 核心业务表被删除处理恢复案例

青岛市胶州中心医院　高勇

一、问题描述

相关人员在进行 HIS 数据库后台操作时，建立了临时表♯ZY_BRJSK，在结束时本想删除临时表♯ZY_BRJSK，却不小心写上了 drop table ZY_BRJSK，导致住院患者结算表 ZY_BRJSK 丢失。

二、参与数据恢复的人员和科室

参与数据恢复的人员为 HIS 工程师和系统集成人员，参与数据恢复的科室为信息科网络室。

三、处理方案

医院 HIS 数据库有每日完全备份和差异备份，且找到了前一天完全备份和半小时前差异备份的文件，沟通后确定处理方案如下：

(1)停止 HIS 的入院登记、出院结算、病区计费等业务。

(2)还原最近的数据库到服务器上。

(3)回插数据，恢复业务。

四、处理步骤

医院停止办理相关业务，采用手工流程办理。

(1)信息科网络室通知受影响的各科室停止相关操作，停止办理入院登记、出院结算、病区记账、住院药房发药、确费系统、医技收费系统、医技补记账、静配中心等的业务;走手工流程,待业务恢复后补录系统。

(2)数据库管理员还原最近差异备份的数据库,新建 ZY_BRJSK 表,从还原的库中拉取表 ZY_BRJSK 创建脚本,在正式库中执行建表脚本如下:

```
create  table  ZY_BRJSK  (
                ……
                ……
constraint  PK_ZY_BRJSK  primary  key  nonclustered  (xh)
                )
```

此处注意,创建表 ZY_BRJSK 时,要拉取备份库的 create table 脚本进行执行创建,不要使用语句 select … into ZY_BRJSK from   xxx.dbo.ZY_BRJSK (nolock)where 1=2 生成表,因为数据类型会发生变化。

(3)回插备份数据库表中的数据到生产库,命令如下:

```
--identity 开关打开
SET  IDENTITY_INSERT  ZY_BRJSK  on
--从还原的备份库插入到正式库
insert  into  ZY_BRJSK  (……)
select  ……
from  xxx  dbo.ZY_BRJSK
SET  IDENTITY_INSERT  ZY_BRJSK  off
```

注意,插入的列中不要有时间戳字段 timetemp。

(4)索引重建和触发器重建。拉取还原的备份库中的索引和触发脚本,在生产库中执行。

(5)扩展种子,相关命令如下:

```
declare  @ xh  ut_xh12  --结算序号
select  @ xh= IDENT_CURRENT('ZY_BRJSK')
select  @ xh= @ xh+ 1000
select  @ xh--当前增加后的 xh
select  IDENT_CURRENT('ZY_BRJSK')  --输出扩展前的最大 xh
DBCC  CHECKIDENT('ZY_BRJSK',  RESEED,  @ xh)
select  IDENT_CURRENT('ZY_BRJSK')  --输出扩展后的最大 xh
```

（6）业务流程测试，恢复业务。现场工程师和网络信息科对住院业务进行了程序测试，无误后通知入院处和病区重新使用系统。

（7）检查 ZY_BRFYYHZ 中存在、ZY_BRJSK 中不存在的内容，并回插到 ZY_BRJSK 中。分析 ZY_BRJSK 数据时，可从 ZY_BRXXK、ZY_BRSYK、ZY_BRFYYHZ、ZYB_BRYJK、ZY_BRJSMXK 等表中找回数据，如图 1 所示。

```
--插入所有费用明细表
select distinct syxh, jsxh, sum(zje) zje, sum(yhje) yhje , sum(rfje) zfje    into #fymxk from ZY_BRFYMXK (nolock) group by syxh, jsxh
--插入病人月汇总表
select distinct syxh, jsxh, sum(byfyhj) byfyhj, sum(byyh) byyh, jlzt into #brfyyhz from ZY_BRFYYHZ (nolock)   group by syxh, jsxh, jlzt
--回插ZY_BRJSK表，当然回插前请检验证下select 脚本是否正确
SET IDENTITY_INSERT ZY_BRJSK on
insert into ZY_BRJSK(xh, syxh, fph, fpjxh, hzxm, patid, blh, djrq, djczyh, jarq, jsczyh, zyts, ybdm, sfzh, dwbm,
  brlx, pzh, cardno, cardtype, deje, zje, zfyje, yhje, rfje, srje, qfbz, qfje, jszt, ybjszt, jlzt,
  hcxh, zhbz, zddm, dnzhye, lnzhye, zxlsh, jslsh, memo, ylksqxh, ylkzxlsh, ylcardno, flzfje, ksrq,
  jzrq, zyjslb, isztjz, tsyhje, spzlx, gbbz, gbje, gbtsbz, gbfwwje, shbz, kzbz, shczyh, shrq, fhczy,
  fhrq, ksdm, bqdm, bqdm2, yzje, lcyhje, ffpfs, tsyhje2, syldyhbz, syldyhje,
  gxrq, zph, ysbs, jsfs, zpje, ybzyts)
select distinct
  yhz. jsxh xh, b. syxh syxh, 0 fph, 0 fpjxh, b. hzxm hzxm, b. patid patid, b. blh blh, b. lrrq djrq, b. czyh djczyh,
  (case isnull(yjk. czlb, -1) when 8 then yjk. jsrq else null end) jsrq, (case isnull (yjk. czlb, -1) when 8 then yjk. czyh else null end) jsczyh,
  (case when b. brzt in(2, 3, 4) then DATEDIFF(DAY, left(b. rqrq, 8), left(b. cqrq, 8))  else DATEDIFF(DAY, left(b. rqrq, 8), convert(varchar(8), getdate(), 112)) end) zyts,
  b. ybdm ybdm, b. sfzh sfzh, a. dwbm dwbm, b. brlx brlx, b. pzh, b. cardno, b. cardtype, b. deje, isnull(b. zje, 0) zje, isnull(c. zfje, 0) zfyje, isnull(yhz. byyh, 0) yhje,
  (case isnull(yjk. czlb, -1) when 8 then yjk. jje else isnull(c. zje, 0) end) rfje, 0 srje, (case when isnull(qfk. sxh, -1) > 0 then 1 else 0 end) qfbz,
  (case when isnull(qfk. jsxh, -1) 0 then qfk. qfje else 0 end) qfje, (case isnull(yjk. czlb, -1) when 8 then 1 else 0 end) jszt,
  (case isnull(yjk. czlb, -1) when 8 2 else 0 end) ybjszt, (case isnull(yhz. jlzt, -1) when 3 then 2 when 2 then 1 else 0 end) jlzt,
  , null hcxh, 0 zhbz, '' zddm, 0 dnzhye, 0 lnzhye, '' zxlsh, '' jslsh, '回插20210131' memo, '' ylksqxh, ylkzxlsh, ylcardno, 0 flzfje, '' ksrq
  , '' jzrq, 0 zyjslb, 0 isztjz, 0 tsyhje, '' spzlx, 0 gbbz, 0 gbje, 0 gbtsbz, 0 gbfwwje, 0 shbz, 0 kzbz, '' shczyh, '' shrq,
  , '' fhczy, '' fhrq, '' ksdm, '' bqdm, '' pzh2, 0 yzje, 0 lcyhje, 0 ffpfs, 0 tsyhje2, 0 syldyhbz, 0 syldyhje
  , convart (varchar(8), getdate(), 112) gxrq, yjk. zph zph, 0 ysbs, 0jsfs, 0zpje, 0 ybzyts)
from ZY_BRXXK a(nolock)
join ZY_BRSYK b(nolock)  on a. patid=b. patid
join #brfyyhz yhz(nolock) on yhz. syxh=b. syxh
left join #fymxk c on b. syxh=c. syxh and yhz. syxh=c. syxh and c. jsxh=yhz. jsxh
left join ZYB_BRYJK yjk(nolock) on yhz. syxh=yjk. syxh and yhz. jsxh=yjk. jsxh and yjk. czlb=8
left join ZYB_QFBRJLK qfk(nolock) on yhz. syxh=qfk. syxh and yhz. jsxh=qfk. jsxh
where not exists ( select 1 from ZY_BRJSK jsk(nolock) where jsk. xh=yhz. jsxh and jsk. syxh=yhz. syxh )
and b. brzt in(0, 1, 2, 3, 4, 5, 6, 7) and b. rqrq>'20200101'
SET IDENTITY_INSERT ZY_BRJSK off
drop table #fymxk
drop table #brfyyhz
```

图 1　找回的数据

（8）检查 ZY_BRJSK.zje 与 ZY_BRJSMXK.xmje 合计不等及医保患者 zfje 数据并修改，校验 zje、ybjszt、jlzt 数据，可从 ZY_BRJSMXK、ZYB_BRYJK 中进行判断并修改，如图 2 所示。

```
|--插入结算库数据
|select a.syxh,a.xh,a.zje,b.brzt into #brjsk from ZY_BRJSK a(nolock)
|join ZY_BRSYK b(nolock) on a.syxh=b.syxh --where b.rqrq='20200101'
|--插入结算明细库数据
|select jsxh,sum(xmje) xmje into #brjsmxk from ZY_BRJSMXK (nolock) where jsxh in (select xh from #brjsk) group by jsxh
|--比较差异费用的病人
|select a.syxh,a.xh,b.xmje,a.brzt
|into #ycs1
|from #brjsk a
|join #brjsmxk  b on a.xh=b.jsxh and a.syxh>0 and a.xh>0
|where a.brzt in (0,1,2,3,4,5,6,7) and a.zje<>b.xmje
|--修改ZY_BRJSK中的数据,当然修改前需要检查下语句正确性
|update e set e.zje=d.xmje,e.zfje=(case isnull(a.czlb,-1) when -1 then d.xmje else a.jje-a.dje end)
|,e.ybjszt=(case isnull(a.czlb,-1) when -1 then 0 else 2 end)
|,e.jlzt=(case isnull(a.czlb,-1) when 8 then 2 when 9 then 1 else 0 end)
|from ZY_BRJSK e(nolock)
|join #ycs1 d on e.syxh=d.syxh and e.xh=d.xh
|left join ZYB_BRYJK a(nolock) on a.syxh=e.syxh and e.xh=a.jsxh and czlb in(8,9)
|--将医保结算状态不一致的更新,并更新zfje
|update e set e.zfje=a.jje-a.dje
|,e.ybjszt=(case isnull(a.czlb,-1) when -1 then 0 else 2 end)
|,e.jlzt=(case isnull(a.czlb,-1) when 8 then 2 when 9 then 1 else 0 end)
|from ZY_BRJSK e(nolock)
|join ZY_BRSYK b(nolock) on e.syxh=b.syxh and b.brzt=3
|join ZYB_BRYJK b(nolock) on a.syxh=e.syxh and e.xh=a.jsxh and czlb in(8,9)
|where e.ybjszt in (0,1)
|
|drop table #brjsk
|drop table #ycs1
|drop table #brjsmxk
```

图 2   找回的校验数据,进行判断并修改

(9)检查发现,数据全部恢复。于是医院信息部门通知全院数据全部恢复,并观察使用情况,个别数据有未修正的需要后续进行有效修改。

五、处理结果

通过新建表结构、回插数据,将大多数患者的数据补回来,使医院业务能够快速恢复,入院登记、出院结算及病区能够正常办理业务。然后,丢失的数据通过关联其他表,将数据回写到 ZY_BRJSK 并检查数据的正确性。医保的一些数据可能丢失,需要通过医保中间表来逐条修改。

六、经验教训

在本案例中,得到的经验教训有以下方面:

(1)回收所有核心生产环境数据库的权限,仅给运维人员等少数人员开放相关数据库的查询权限,限制后台直接进行数据操作。

(2)在创建临时表时,命名和 HIS 业务表进行区分,不要将表名称的大小名称全部设置成一致,可以写入 ♯ brjsk 或 ♯ zy_brjsk,防止因复制错误而导致不必要的损失。

(3)在执行数据库 insert、update 等更改数据语句时,必须加强风险意识,前

后加上回滚语句。

（4）完善客户数据库备份机制，建立最基本的完整备份加差异备份/日志备份机制，有条件的情况下建立实时备份机制。

（5）对所有的信息管理人员加强数据安全培训，提高他们的数据风险安全意识。

医院 IT 服务驻场运维实践案例

山东合力共创信息科技有限公司　刘江

一、IT 服务背景

随着医院业务的发展,业务系统领域的应用系统数量变得越来越多,支撑的业务种类越来越广泛,业务功能越来越复杂和关键,用户对系统的依赖程度和要求也在不断提高。因此,相应的信息化管理与维护工作的难度与压力也与日俱增。

目前,某三甲级别医院的业务系统主要由 HIS、RIS/LIS、PACS、CIS 等及其他办公系统构成,支撑这些系统正常运行的均为医院信息科日常维护的设备,包括 90 余台网络和安全设备、80 余台物理服务器、200 余台虚拟化服务器、50 多个数据库系统、23 台 EMC 及其他重要的存储设备等。然而,该医院中负责维护这些重要设备正常运行的信息科人员仅有 1 名工程师,外加 3 名负责维护终端设备(PC、打印机等)的人员。从人力部署上看,若要维护信息科机房重要设备的正常运行,不影响业务系统的使用,仅靠 1 名工程师存在很大的难度,无法实时观察和保障每台设备的正常运行。

因此,为切实加强医院信息化基础平台的运维保障工作,保证医院信息化系统的稳定可靠运行,并减轻信息科工作人员的工作强度,该医院决定对 HIS 的机房设施、服务器、虚拟化服务器、存储设备、安全设备等 IT 设施提供运维保障服务,并提供现场人员支持。根据信息科和运维工作的实际情况,医院要求建立标准、高效、安全的运维管理服务体系,提高信息化设备和业务系统的运行维护保障水平,提高机房的软/硬件运行维护效率,切实保障医院信息网络及业务系统服务的高响应度和高可靠性,确保 IT 设施和业务系统的正常运行。

二、IT 服务驻场要求

为确保医院各类重要业务应用系统和设备的安全稳定运行,为医院信息化系统提供有力的保障,IT 服务公司提供了专业驻场运维技术人员,为医院信息系统提供技术保障和运维服务,共包含以下几个子部分:机房基础运行环境系统、服务器及存储系统、虚拟化平台、系统安全运维等。服务内容则包含两部分内容:一是信息系统中设备硬件的维修保养服务,二是提供 2 名符合要求的技术人员驻场,开展技术保障和运行维护等服务工作。

(一)设备硬件的维修保养服务

对已出质保期的硬件设备,因非不可抗力导致的意外损坏和正常使用损耗导致的硬件损坏,IT 服务公司在经院方信息科认可后,在规定的时间内使用全新的配件进行免费更换,以保证系统的正常运行。替换下的损坏备件按照要求交由医院处理。需要提供至少 1 台与清单内楼层接入交换机性能相当的设备,放置在医院机房内,以便随时更换;此外,还要提供 1 台与清单内服务器性能相当的设备,放置于医院机房内,以便随时更换。对于其他设备,如不能在 48 小时内提供备品备件,可提供临时代替产品。对于部分已停产设备,在征得医院的同意后,IT 服务公司购置全新配件进行维修和替换。

(二)人员驻场技术服务

IT 服务公司提供符合要求的 2 名驻场技术人员,为医院提供运维技术服务,并根据所要求的运维工作内容制订完善的技术运维工作计划、与技术运维工作计划相对应的各种规范、工作记录、表单等文档,还要按照技术运维工作计划的要求完成各个信息子系统的技术运维工作。除了这些规定的任务外,还包括医院信息系统中新建项目的全程技术支持工作、重大活动及节假日的技术值守工作,同时完成医院信息系统管理部门安排的其他工作。

三、机房基础运行环境系统运维

该医院机房有一间中心机房(面积 120 平方米)和一间备用机房,机房设备包括精密空调、UPS 电源、消防控制、环境监控、新风系统等。驻场技术人员应针对基本的机房环境设施,结合机房 B 级建设要求开展运维服务,并填写机房巡检记录。

(一)机房监控设备运维

驻场技术人员应定期检查机房环境监控系统的短信平台,确保该平台能够正常发送机房环境监控报警信息。

（二）机房空调及新风设备运维

驻场技术人员应定时更换空调室内机过滤网、漏水盒等易耗设备，对系统运行过程中出现的软/硬件故障指派专业技术人员进行排除，对损坏的零部件进行免费保修，对维修涉及的辅材等材料进行免费更换。

（三）UPS及电池运维内容

驻场技术人员应每天测试及记录UPS主机的运行参数，测试低压配电柜的输入/输出频率、电流电压等；按月对后备用蓄电池组逐个测量，进行充放电维护，调整充电电流，确保电池能正常工作。

（四）消防设备运维

按照医院的要求，驻场技术人员应配合安保人员定期检查火灾报警探测器、手动报警按钮、报警控制器、联动控制设备的试验报警功能；有条件的应进行气体灭火控制设备的试验模拟自动启动。

（五）机房电路与照明线路及其他运维

（1）驻场技术人员应每日检查机房内的镇流器，更换损坏的灯管，校正灯盘，并更换损坏的开关。

（2）驻场技术人员应及时清理墙面污迹，修补裂缝；定期清洗机房玻璃，修整玻璃胶，校正地弹簧，加固拉手螺丝；定期对静电地板进行清洗清洁、地面除尘、缝隙调整，及时更换损坏的地板。

（3）驻场技术人员应定期对机房的布线系统线路进行测试。对机房内的线路连接模块、光纤配线检查标签等进行检查；及时整理凌乱的线缆，对机房内的机柜进行除尘、清洁。

四、服务器系统运维

该医院的IT系统内，所有应用系统的服务器已经实现了集中管理，所有的服务器都部署在中心机房内。

（一）服务器

驻场技术人员应建立应用系统中每台使用服务器的设备的档案，记录每台设备的名称、物理位置、服务器地址、硬件配置信息及所承担的应用功能。每日应检查关键应用服务器设备的运行状态，检查方式是通过一体化监控平台（见图1），再结合现有的网络登录这些服务器的远程桌面，对服务器的日志信息进行检查，对有报警信息的服务器应及时处理并记录。

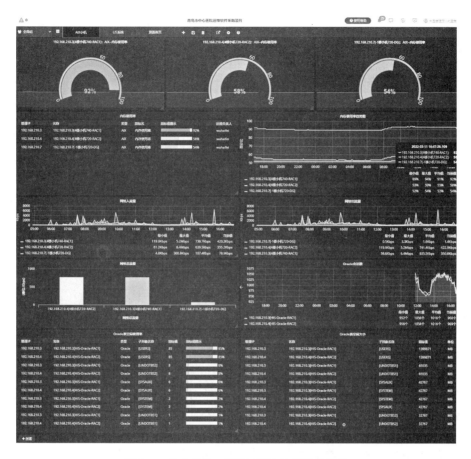

图 1　一体化监控:对服务器及数据库的监控

　　针对服务器日常使用者提出的服务器故障(包括软件故障和硬件故障)应及时响应,并进行故障排除工作;经现场排错,确认无法及时排除的故障,应积极联系其他有关人员协助解决,并全程跟踪。对每次遇到的故障内容及解决方法都应记录在案,对即将超出维保期的设备应提前提出维保申请,对出现硬件故障的设备应及时进行更换。

　　(二)虚拟化平台

　　对虚拟化平台的健康检查包含以下内容:

　　(1)硬件检测、虚拟化平台配置检测和服务器利用率检测。在具体实践中,应检查硬件运行情况,检测虚拟化平台的相关配置,备份 vCenter 数据库和管理服务器,确保 vCenter 服务器和 ESXi 服务器功能正常、运行可靠。还应检测虚拟化平台服务器的 CPU 和内存利用率并详细记录。

（2）对虚拟化平台日志的收集及分析。每月一次巡检，查看虚拟化报警日志，确定故障原因，并找出相应的解决办法；对于无法判断的故障，可导出系统日志，协调厂家进行分析处理。

（3）虚拟化安全隐患排查。应定期更新虚拟化风险漏洞补丁；检查存储情况，评估存储超配风险；检查快照情况，提出清理建议。

五、存储系统（含数据）运维

（一）存储系统概述

在医院内网中，利用 VPLEX 和 6 台光纤通道交换机构成了一个典型的存储区域网络。所有这些存储设备都集中部署在中心机房内，另有一套 HIS 数据备份存储器部署在备用机房。

（二）存储系统（数据）运维内容

（1）建立存储的设备档案，详细记录每台设备的名称、物理位置、管理地址、硬盘及缓存配置信息，还要记录这些设备所承担的数据存储内容。

（2）每天检查存储设备的运行状态，关键的存储设备包括 HIS、LIS、PACS、EMR 系统及虚拟化平台所使用的存储设备。检查方式主要是通过一体化监测平台，结合现有的网络登录存储设备的管理界面，查看设备日志信息，对存储设备的日志信息进行检查，对有报警信息的服务器及时处理并记录在案（见图 2）。

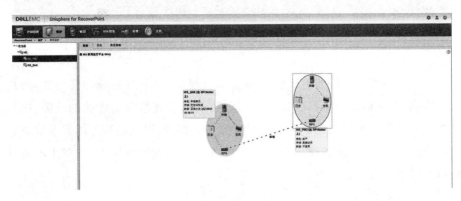

图 2　存储设备（CDP）巡检

六、系统安全运维

在日常运维服务中,需要做到以下几个方面:

(1)建立安全设备档案,详细记录安全设备的名称、管理地址、硬件配置信息及功能。

(2)每日检查内/外网中关键安全设备的运行状态。内/外网中的关键安全设备包括内/外网防火墙设备、外网上网行为管理 AC 设备、外网 SSL VPN 设备、内/外网 IPS 设备、堡垒机设备、态势感知设备(见图 3)、防毒墙。检查方式主要是通过现有的网络登录安全设备的管理界面,对关键安全设备的信息进行检查,对有报警信息的设备应及时处理并记录在案。

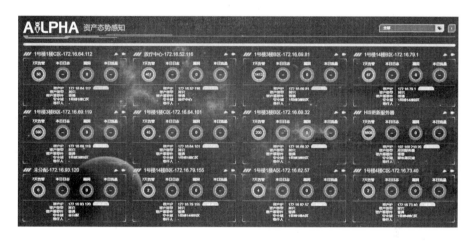

图 3　安全态势感知平台

(3)对于新连接到网络的安全设备,应提供网络连接服务,主要是为安全设备提供网络连接所需的线缆,并进行现场网络连接。

(4)针对网络用户的需要,可对现有安全设备的安全策略进行调整,以保证网络系统的可用性和安全性。

通过分布式存储管理 PACS 及病理
海量非结构化数据

新华三技术有限公司　　陈润芝

伴随着医院数字化进程的不断加深,各类医疗系统每天都会产生海量的数据,并且在合规性的限制下,这些数据正在为医院的存储系统带来持续、长期的压力。

以医院的影像数据为例,医院最普遍的影像系统是 PACS,承载着各种 X 光、CT、核磁共振等医疗影像数据的存储与管理调用功能。普通 X 光片的单张大小约为 30 MB;CT 扫描的图片数量则会暴增至数百乃至数千张,更高级的PET-CT 设备扫描能生成 2000～5000 张图片,图片包的体积能达到 2.5 GB。

一般而言,一家大型三甲医院每年产生的影像文件通常有数十太字节,而根据政策法规,门(急)诊电子病历由医疗机构保管的,保存时间自患者最后一次就诊之日起不少于 15 年;住院电子病历保存时间为自患者最后一次出院之日起不少于 30 年,因此需要庞大的容量空间来存储这些影像文件。此外,很多医院开始采用数字病理系统,虽然该系统提供了病理全科数字化解决方案,但这部分病理数据文件进一步带来了更庞大的数据需求。一般来说,病理系统单个文件大小在数百兆字节至数吉字节,一家大型医院每年会产生 1～3 PB 的数据量。

PACS 和病理系统虽然都有影像文件数据的存储需求,但在存储需求上各有不同的侧重。医院数据中,80％都来自 PACS。与病理系统相比,PACS 与诊疗系统直接挂钩,存储的等待意味着患者的等待;同时,PACS 更侧重海量小文件的存储,从而对存储系统的整体读写性能提出了严峻的挑战。相反,病理系统通常是数百兆字节乃至数吉字节级别的大文件存储,要求系统有足够的吞吐带宽。而且,PACS作为医院重要的核心诊疗系统之一,对系统稳定性也提出了严格的要求。

同样是对海量文件的存储需求,却有不同的应用模式和需求挑战。为此,紫光股份旗下的新华三集团通过 H3C UniStor X10000 系列分布式融合存储,实现了医院海量数据的统一存储。

X10000是新华三集团自研的分布式存储系统,借助分布式存储的横向扩展架构以及诸多针对医院 PACS 和病理系统的定向优化和功能而开发,能够为医院医疗影像和病理系统提供高效、完善的解决方案。

一、H3C X10000 医疗影像解决方案

在医疗影像解决方案(见图1)中,H3C X10000 系统可以充分利用自身对 NVMe SSD 介质的支持和冷/热数据自动分层功能,将访问频繁的元数据保存在 NVMe SSD 介质上,通过闪存盘和机械盘构建不同层级的冷/热影像数据池。PACS核心数据库以及医院的重要应用可以部署在 X10000 闪存节点的 NVMe 高性能闪存盘上,为影像数据检索和医院核心业务系统提供高输入/输出、低时延的访问。同时,SSD 资源池可用于存放用户较"热"的近期影像数据,HDD 资源池则可用于存放近线和离线数据。

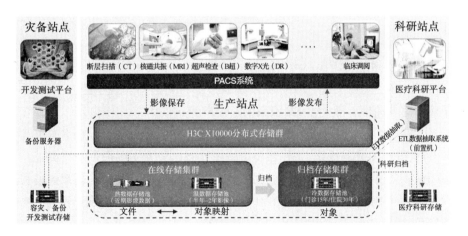

图1　H3C X10000 医疗影像解决方案

二、H3C X10000 病理系统解决方案

在病理系统解决方案(见图2)中,新华三集团选择了存储空间更大的容量型节点,在 25 GB 以太网卡或 Infiniband 网卡的加持下,整体系统可提供单节点最高 2.6 GB/s 的传输带宽,集群聚合带宽更是达到了 TB 级别。另外,H3C X10000 内置的负载均衡系统也能平衡不同节点之间的文件读写负载,让集群整体的读写性能更加稳定均衡。

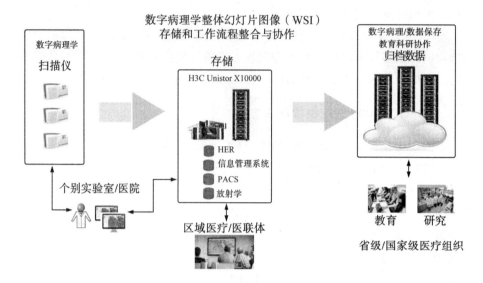

图 2　H3C X10000 病理系统解决方案

H3C X10000 系统具有强大的扩展性,可以应对 PACS 和病理存储。PACS 和病理系统作为医院海量影像文件的数字化管理系统,要求存储系统具备强大的扩展能力。H3C X10000 系统通过分布式架构实现了最大 8192 个节点的横向扩展能力,可提供 EB 级别的存储空间。

此外,H3C X10000 系统具备超大集群的成熟部署能力,在全国各地部署了多个超大规模的集群系统,系统部署与管理能力已经在实际应用中得到了广泛的验证;在全国各地的医院系统中也已经实现了大量 PACS 和病理系统的成功部署,如广东中山肿瘤医院(16 节点、裸容量 6.9 PB)、吉林白求恩医院(24 节点)和天津第一中心医院(9 节点)等。

医院核心数据库 sa 密码收回工作实施案例

青岛市胶州中心医院　高勇

青岛市胶州中心医院的信息化建设在经过漫长的时间后,多个系统之前的接口对接已不能满足现行的网络信息安全体系要求。根据《信息系统安全等级保护测评2.0》的要求,为了方便统一管理,加强医院现有核心设备的服务器账号密码及数据库账号密码安全,满足系统及数据库密码的保密性要求,需收回最高权限账号密码,以有效加强医院的网络信息安全体系。

一、系统升级涉及的主要工作内容

系统升级涉及的影响范围包括:HIS、LIS、CIS、RIS/PACS 等相关业务数据库按照保密安全需求进行更改,开放给第三方的 webservice 接口,开放给第三方的视图接口,各业务系统客户端配置的数据库连接,链接服务器。

系统升级的步骤如下:

(1)分别在各业务系统数据库服务器上建立相关数据库账号,如 hissa、lissa、cissa、rissa 等,用于替换现有的 sa 账号。设置用户权限时,映射可以操作数据库,数据库角色增加 db_owner 权限。如果一台服务器上有多个业务数据库,需要给新增的用户映射每个数据库并授权。

(2)数据库管理员将相关数据库的账号和密码分配给各个业务系统的工程师,相关工程师修改相关软件客户端和接口的数据库账号密码。

(3)数据库管理员修改各个数据库服务器上链接服务器的数据库账号密码,并保证通过连接测试。

(4)数据库管理员确认开放给第三方查询视图的数据库账号之后规定查询

权限;如果之前开放的是 sa 用户,需要新增账号(只开放查询权限)。

(5)各个业务系统及三方接口将数据库账号改成新分配的账号后,数据库管理员修改 sa 密码。

(6)数据库管理员修改 sa 密码后,各个业务系统及相关三方分别确认业务是否正常运行,若系统运行正常,则数据库 sa 用户回收完成。

二、系统升级任务及时间安排方案

进行数据库 sa 密码回收前,需要确认范围和影响程度,制订实施计划并提前与第三方厂商沟通,同时制订应急方案,避免长时间影响系统运行(见表1)。

表 1　系统升级任务及时间安排方案举例

计划日期	任务项	任务内容描述	人员配合
7 月 10～11 日	收集现有服务器、链接服务器、三方接口服务器相关信息	检查现有服务器数据库、链接服务器、三方接口服务信息,生成文档;整理网络拓扑信息,生成拓扑文档;初步讨论方案	—
7 月 14 日	设置数据库登录账号	按三级等保的账号要求	
7 月 15 日	实施方案确认	进一步确认实施方案,针对需要更改的事项进行沟通等	院方共同参与
7 月 16 日	修改链接服务器信息	分批分步修改原来链接服务器的链接账号: HIS 使用 hislink 密码 LIS 使用 lislink 密码 CIS 使用 cislink 密码 BI 使用 bilink 密码 CDR 使用 cdrlink 密码	院方负责,软件实施人员共同参与
7 月 16 日	修改 HIS、LIS、CIS、BI、CDR 各数据库 sa 密码,HIS 前台切换	HIS、LIS、CIS、BI、CDR 各数据库 sa 密码 HIS 前台切换	院方共同参与

计划日期	任务项	任务内容描述	人员配合
7月16日	修改三方接口配置的数据库账号密码	修改webservice接口配置的账号密码,第三方厂商修改视图接口访问的数据库账号密码	软件实施人员(含第三方厂商)
7月16~17日	修改系统运行观察	对软件各功能模块进行运行测试	共同参与
7月17日	收回sa密码	业务运行一天后,修改sa密码,再次观察是否有遗漏未修改的系统	院方负责

三、涉及的业务数据库

涉及的业务数据库如表2所示。

表2 涉及的业务数据库

服务器名字	物理IP地址	数据库IP\实例名	链接账号	应用服务
R910A R910B	192.168.202.21 192.168.202.22	192.168.202.30\默认实例 192.168.202.31\LIS	sa	HIS/LIS应用程序
R910C R910D	192.168.202.23 192.168.202.24	192.168.202.32\默认实例	sa	CIS应用程序
BISVR	192.168.202.25	192.168.202.25\JX	sa	JX程序
CDRSVR	192.168.202.28	192.168.202.28\CDR	sa	CDR程序

四、后续的系统运维及数据安全处理方案

后续的系统运维及数据安全处理方案如下:

(1)更改后的服务器及数据库账号密码实行高度保密措施,信息科保留改

密码权限,通过人为管理的方式限制密码的非必要性公开。

(2)经过核心业务相关权限密码分批分布切换后,如有问题,第一时间更新数据库登录账号及密码,保证各个业务系统的正常运行。

(3)在日常工作中,任何人员所有针对生产数据库的直接操作必须得到数据库管理员授权,不得擅自操作生产数据库,所有操作必须严格按照变更管理的流程执行。

(4)所有业务系统必须建立对应的测试库,以方便日常维护与测试。测试库不允许建立在生产服务器上,应单独建立在测试服务器上,同时所有的测试库在命名时需要与生产库的名称加以明显区分。

(5)所有生产数据库建立落实完善的数据备份机制,同时确保所有生产数据库的数据备份任务处于正常运行状态。

微信收款失败故障解决

莱西市人民医院　张仁波

莱西市人民医院收款处在某一阶段,每隔几天(不定时间段)总是反映出现微信支付失败的问题。运维人员第一时间梳理 HIS 软件方支付平台服务器支付流程,微信扫码支付后先经过 HIS,然后调用支付平台的支付接口,支付平台调 api.mch.weixin.qq.com 腾讯支付接口完成支付。数据流向先经过收款室客户端进内网核心,内网核心再走网闸,网闸经外网核心到上网行为管理,上网行为管理上行设备是外网防火墙再到互联网。

一、原因分析

收款室发现微信支付失败的同时,登录支付平台 curl 对端是没有回应数据的。检查网闸的映射策略正常,外网防火墙也没有拦截记录。在进行网闸和外网防火墙抓包分析时,看到支付平台服务器与微信支付接口 IP 通信又恢复正常。因为支付失败出现的次数不是很多,从而给整个排错过程带来了不少麻烦。

由于前段时间出现过支付平台服务器数据丢失的问题,因此首先考虑的是软件方在重新部署平台时是否有遗漏的地方。联系软件方项目经理抓紧时间安排相关人员前来,让其再从头检查一下是否有平台软件安装部署过程中的错误。经过软件方工程师检查,没有发现服务器本身的问题。既然服务器本身没有问题,那问题还是出在安全设备上面。

为了更准确地确定问题出在哪一台设备上面,结合科室反映出问题的时间段,在这些时间段抽时间在网络设备上不断抓包分析,终于在外网防火墙上抓到了微信支付接口 IP182.254.50.109,发现其在返回医院支付平台的 ACK 包中出现了多次重传。也就是说,支付平台在接收用户提交的支付数据后,根本没有得到 IP182.254.50.109 的确认数据,所以这笔支付业务就会失败,即防火墙丢弃了这个数据包,或者是微信支付接口没有回复。

我们首先排除了微信支付接口没有回复数据包的情况,因为如果是微信支付接口出了问题,那么官方肯定会出整顿声明。在假设是医院防火墙丢包的前提下,再继续关注支付微信群里的反馈情况,一旦又一次出现支付失败的情况,我们立刻检查该时间段的下行带宽流量占用情况。在经过多次观察后,确认每次支付失败的时候外网防火墙的下行流量带宽几乎都会占用 98%(见图1),因为医院的上、下行带宽流量都是 100 Mbps,这就基本可以确定是由于下行带宽占满的原因导致防火墙不得不丢弃一些数据包。

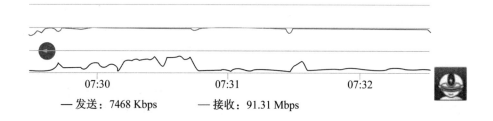

图 1　下行带宽占用情况

二、解决方案

找到问题的根源后,我们首先考虑能否把这个支付平台的上、下行流量通道在上网行为管理中单独增大。上网行为管理的流量管理-通道配置中,可以根据创建单个服务器保证一级通道,将支付平台服务器的上、下行流量保证在 20 Mbps,应该会解决这个问题。但在创建过程中我们发现,由于上网行为管理是部署在外网环境,支付平台是在内网环境,要想将内网的 IP 地址不经改变地在行为管理中做流量限制,必须在网闸上面做内到外的策略,而且这个策略必须保证源地址不会改变。

进入网闸后发现,原来支付平台服务器内到外的策略都被转换成了网闸外网侧的 IP 地址,立刻将策略改变,让数据包出去的时候保持源地址不变。网闸部署完成后,进入上网行为管理,再次创建支付平台单独保障流量通道,上、下行保障流量为 20 Mbps;同时,为了减少其他 IP 的一些高带宽消耗应用,再次创建针对高带宽应用的限制通道,这样就保证了整体下行流量不会被占用殆尽。

调整完上网行为管理后,最后进入外网防火墙,更改应用控制策略和 NAT策略(见图 2),以保证支付平台的支付数据能够转发出去。至此,所有数据流经的安全设备相关策略都已经配置完毕,经过半个月的测试,收款处再也没有反馈过支付失败的问题。另外,His 工程师登录数据库也没有发现有支付失败的报错信息,问题由此得以解决。

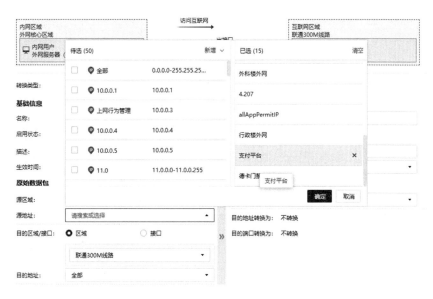

图 2　编辑 NAT

三、总结建议

除了医院其他科室使用的外网访问需求之外,随着医院内网业务的逐渐增多,诸如内网服务器向外网上传图像信息、科室邮件收发、公众号访问、开展支付业务等也会占用很大的外网带宽。虽然上网行为管理和外网防火墙会将一些流媒体、游戏等占用带宽很大的流量予以限制,但如果出口带宽太小的话,那么防火墙肯定会丢弃一定的数据,这样就会导致业务断开或者时断时连的情况发生。建议在上网行为管理上实时监测带宽总流量占用的比例,根据需要联系运营商增加网络入口带宽。

下一代防火墙扩展医疗物联网安全

青岛市市立医院　刘大龙

随着物联网在医疗领域的应用越来越广泛,保护医疗物联网网络的安全正变得越来越重要。下一代防火墙将在医疗物联网中发挥重要作用,具体表现在以下应用场景中:

(1)数据安全保护:医疗物联网设备产生的数据非常重要,可能包含患者的医疗记录、诊断结果、处方信息等敏感信息。下一代防火墙可以对这些数据进行加密和保护,防止未经授权的访问和数据泄露。

(2)网络隔离:医疗设备和网络的隔离非常重要,可以防止病毒和恶意软件通过医疗设备进入网络。下一代防火墙可以通过网络隔离来防范此类威胁。

(3)流量控制:下一代防火墙可以对医疗物联网的流量进行控制,包括限制设备的访问范围、限制特定应用程序的流量,以及检测并阻止网络攻击等。

(4)可视化监控:下一代防火墙可以提供可视化的监控界面,用于实时监控医疗物联网的网络流量、设备状态和安全事件,这可以帮助管理员及时发现和解决网络安全问题。

总的来说,下一代防火墙在医疗物联网中的作用非常重要,可以帮助保护患者隐私,防范网络攻击和数据泄露等安全问题。

一、医疗行业物联网现状

纵观国内外医疗行业物联网信息安全现状,在采访了包含中国在内的全球多个国家、多种不同行业的 IT 决策者之后,结果显示,我国有高达 98% 的 IT 决策者认为物联网信息安全方法需要改进,主要需求表现在威胁防护(62%)、风险评估(61％)、提供给资产安全团队更完整的联网资料(51％)等方面。调查数据中还提到,只有13％的企业实施了微分段(micro-segmentation)限缩物联网应用场域遭入侵的风险,这意味着产业对于物联网安全的防护仍有待加强。

IoT Security 解决方案可将机器学习与专利的 App ID 技术相互结合,为 IoT 与 OT 装置提供可视性,以有效建立正常行为模式的基准线,让 IT/OT 维运人员由此主动检测异常,监控设备风险,并参考方案提供的建议实施管控。

2022 年,多家大型医疗机构感染勒索病毒,其影响震撼了整个医疗界。据观察,当时的困境是医疗器械无法实时更新修补漏洞,Windows 操作系统亦无法升级到最新版,因此多数使用者为了避免被入侵,主要的应对方式是在重要营运机台前端增设下一代防火墙,采用虚拟补丁机制来保护。

自 2021 年起,开始有医疗单位直接在设备上采取端点防护方案,尤其是曾经爆发勒索病毒感染事故的医院。以往在机台上部署的是防毒软件,基于已知特征码数据库侦测恶意程序,事实证明,这些软件无法辨识、拦阻最新变种的病毒入侵。

医疗器械使用年限较长,初期部署的防毒软件版本往往较低且未升级,早期设计的机台多数搭载嵌入式系统,周边的键盘、鼠标等装置因故障换新,便需要额外安装驱动程序才可运行,反而会因此遭勒索病毒趁机感染。以往医院在遭遇医疗设备信息系统感染勒索病毒的情况时,只要不影响机台正常运作,可能会选择延宕,待年度大修时再执行系统回复。

二、国内下一代防火墙应用情况

医疗器械作为保障医疗单位正常业务运作的重要硬件部分,为确保运转顺畅,尽可能避免安装额外的程序,在信息安全防护初期,建置通常是从网络层着手,以拦截恶意程序。以往的解决方案主要是采用下一代防火墙与 Threat Prevention 授权,从传输流量中解析连接埠与通信协定,扫描应用程序、使用者、递送内容,增进网络抵御进阶威胁。不过,近年来开始出现导入部署下一代防火墙的客户,经过实际验证,发现搭配 XDR 侦测与回应方案不至于影响业务营运,便全数用其取代了既有的防毒软件。

过去,各大医院不愿意轻易为医疗设备安装额外的软件,以免影响运作效能,直到遭遇勒索病毒大规模感染,才愿意开放让厂商部署验证可行性。前述提到的 XDR 侦测与回应方案的导入案例在笔者看来,IT/OT 管理者的思维已不再局限于传统防毒软件的范畴,而更愿意接受 XDR 搭配 Wild Fire 恶意软件分析引擎,以云端式沙箱分析来自动侦测及防御未知的恶意软件。此机制可在不影响医疗器械机台运行效能的前提下,达到保护档案安全的目的。

当前的工业控制系统(ICS)架构主要是国际自动化学会参考普渡模型制定的,各层级风险环节可辅助运用"零信任"原则来加以管控。实际上,在国际范围内,在普遍采用"零信任"控管模式初期就已这样做,积累实际经验后已推进到"零信任 2.0",防护性能较前一代更强大。下一代防火墙具备的 App-ID、User-ID、Content-ID 等成熟技术可扩展到更多应用场景,尤其是在工控领域,如落实加/解密 SSL 封包、持续验证确认、授予最小存取权限以及机密资料内容过滤与侦测等。

此外,用以限缩攻击威胁影响程度的微分段机制,基于下一代防火墙亦可应用。在信任管控模式中实行微分段,必须先具备可视性才有能力执行控制,前提是网络流量要经过防火墙。不一定采用 In-line 方式部署,只要交换器设定 Policy Route,让网络流量导向安全设备即可。经检测确认无夹带恶意程序代码后再放行,万一设备出问题亦可顺畅运行。

针对物联网(IoT)应用安全,连网装置可能难以安装代理程序并建立保护措施,下一代防火墙整合了 Zingbox 技术提供的 IoT Security 解决方案,可依据配置文件、类别、供应商、型号等属性清单定义 Device-ID,基于装置属性强制实施管控政策规则,并持续监测存取行为模式,防范连网装置遭到渗透入侵。

IoT Security 解决方案主要是由掌握网络流量,经过拆解封包取得 Metadata 来识别装置类别,若为未知型装置,可以把封包递送到云端平台的资料湖(Data Lake),运用机器学习解析辅助判断装置类型和韧体版本,同时基于 IoT 漏洞清单检查风险性,并提出建议可立即执行回应的动作;若为严重漏洞又无法实施更新时,可以在控制点设定政策措施,一旦监测发现装置漏洞尚未修补,应立即予以隔离,或是拦截针对该漏洞的渗透程序。

三、未来使用模式展望

下一代防火墙技术可协助落实"零信任"原则。IT/OT 维运人员通过 IoT Security 方案建立的装置拓扑图,可以一目了然地看出应用场域抽象的连线关系,并依据普渡模型分层标准,区分装置所属的层级。得以通过图形化方式清楚呈现的关键在于,IoT Security 方案可解析 Metadata 中的 200 多种参数,如 DHCP、HTTPS、用户 ID、通信协议表头等,让机器学习模型建立正常的行为基准,当网络上出现新装置产生的网络流量时,便可由此比对,以加快识别与分类。

除了用机器学习模型辅助判读网络流量并撷取各种属性，以识别装置与检测异常行为、管控高风险事件，防止发生资产安全事故，IoT Security 还可基于机器学习模型来检查夹带于 HTTP URL 中的 SQL 参数，以免遭到 SQL Injection 手法的入侵。

医院系统异常等待导致数据库性能
异常故障排除案例

青岛莱西市中医医院　于晓明

青岛莱西市中医医院的电子病历系统已经运行多年,为了更好地提供护理文书服务,院方决定对数据库系统进行升级。在升级前期,院方考虑了多种预案和出现问题的解决方法,下面就是一例医院系统异常等待导致数据库性能异常的故障排除案例。

一、现象说明

某日 20 点,医院进行护理文书 adg 切换时,业务挂在新配置的数据库服务器以后,业务侧反馈数据库运行慢,数据库侧发现产生了大量 latch free 等待事件。之前也出现过类似情况,重启主机后仍然存在上述现象,业务侧反馈未见好转,之后马上将业务切回老服务器,等待事件消失,故障解除。

二、报错分析

根据保存的会话快照信息,发现所有 latch free 的 p1、p2、p3 值均相同。通过 P2 =559 查询视图发现,该 latch free 具体为 result cache latch 争用,如图 1 所示。

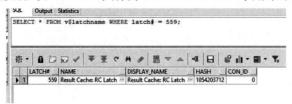

图 1　通过 P2＝559 查询视图发现,该 latch free 具体为 result cache latch 争用

通过 mos 查找到了一样的问题现象（见图 2）：

High "Latch Free" Waits with Contention on´ Result Cache：RC Latch´ when RESULT＿CACHE＿MODE ＝ MANUAL on Oracle 12c（Doc ID 2002089.1）

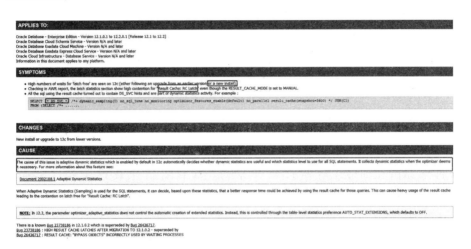

图 2　通过 P2＝559 查询视图发现，该 latch free 具体为 result cache latch 争用

文档中说明，从低版本升级到高版本或者新装的数据库都可能会触发此问题，这是由于 12c 默认的自适应动态统计机制使用 result cache 的原因导致 latch 争用。本案例中，护理文书 adg 为新装数据库，触发了此问题，并且 sql 中包含文档中提到的 DS＿SVC hints 使用。此时，查询数据库隐含参数"＿optimizer_ads_use_result_cache"的结果为 TRUE。至此，可以发现故障现象与此完全吻合。

三、规避方式

Mos 中提供了两种规避方式：一种是禁用自适应动态统计机制，另一种是应用一次性 patch 26436717（见图 3）。

331

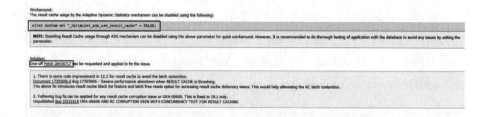

图 3　Mos 中提供的两种规避方式

禁用自适应动态统计机制的代码为：

```
alter system set "_optimizer_ads_use_result_cache" = FALSE;
```

应用一次性 patch 26436717 时,因为应用一次性补丁可能会与当前或者将来的补丁产生冲突,后期打新补丁时,如果强制卸载这个补丁(patch 26436717),问题有可能会复现,所以建议使用第一种方法,即禁用自适应动态统计机制。

通过这次系统升级,我们深刻体会到系统升级或切换前需要做好充分的准备,信息科工程师、软件工程师和系统工程师多方需要齐心协力地配合,这样才能保证系统稳定地运行。

网络安全之应急响应

青岛市中心血站　王鹏

进入 21 世纪以来,网络已经成为人们日常生活中不可或缺的一部分。随着网络的爆炸性发展,网络环境也日益复杂和开放,恶意威胁和攻击日益增多,安全事件与日俱增。在这种环境下,医疗单位自身人员的能力以及数量的缺失,导致网络安全风险,尤其是网络安全等级保护合规风险成了当下首要的关注问题。网络运营者只有制订网络安全应急响应预案,才能更好地应对安全风险。

笔者认为,我们面对的网络安全挑战主要集中在以下三个方面:

(1)安全事件多发。无论是发生的规模还是发生的频率,各行业的网络安全事件都呈不断多发的趋势。只要这些网络安全事件存在,那么任何一个机构都无法置身事外。所以,既然网络安全事件无法避免,那就应该将应对计划提上日程。

(2)合规要求。监管合规要求的增加也对组织的合规性提出了更多的挑战。根据《网络安全法》的相关要求,网络运营者应制订网络安全事件应急预案,及时处置并响应面临的安全事件。因此,现在比以往任何时候都更需要建立应急响应计划,并确保其合规性和有效性。

(3)内部专业人士缺失。虽然大多数医疗单位对于其他业务和安全领域的关注度日益增加,但用于维护和管理应对紧急突发网络安全事件的内部资源却难以获得。因此,我们需要提前做好网络安全服务采购计划,以应对应急响应计划中无人可用或者人员并不专精的情况。

针对以上三个方面的网络安全挑战,笔者认为,我们可以采取以下具体措施：

（1）依据应急响应服务方法论，提前做好适合自身的应急预案，明确人员分工以及配合机制，用于应对由于人为原因、软/硬件缺陷或故障、自然灾害等对网络和业务系统以及其中的数据造成的危害，进而出现对社会造成负面影响的突发事件。

（2）定期组织人员，依据法律法规的要求以及安全动向对应急预案进行调整优化，并通过组织相关人员开展应急演练，对应急预案进行验证，根据演练结果对应急预案进行调整优化，以确保应急预案的合规性和有效性。

（3）目前大多数单位都面临以下困境：恶意黑客事件不断增加、安全防护产品频繁更新换代、安全漏洞不断被发现，这也导致对医院网络安全技能的要求越来越高。所以，未雨绸缪，提前做好规划，组建或外采专业的安全服务团队作为应急响应能力的有效补充，对于发现的问题及时响应处理，并且在发生突发网络安全事件时做好应急响应，可以将安全风险造成的损失降到最低。

利用旧服务器进行超融合建设案例分享

青岛市黄岛区第二中医医院　　魏玉友

2022 年 6 月，青岛市黄岛区第二中医医院的系统集成工程师利用部分旧的 Dell PowerEdge 系列 2U 服务器进行了容灾备份超融合集群建设，取得了较好的应用效果，现将案例建设过程中的经验总结分享如下。

一、建设背景

对照《电子病历系统应用水平分级评价标准》中，对电子病历五级评测中系统灾难恢复体系的要求，青岛市黄岛区第二中医医院提出了以下建设目标：

（1）对于重点系统具备完整的灾难恢复保障体系，每年至少完成一次应急演练。

（2）每季度至少进行一次数据恢复验证，保障备份数据的可用性。

（3）对于重点系统数据与系统，恢复时间不大于 2 小时，数据丢失时间不超过 1 天。

（4）医院需要设置容灾备份机房，建立健全容灾备份系统机制。

2021 年下半年，凭借医院门诊楼整体提升工程建设之际，信息中心在门诊楼三层进行了门诊应急机房建设。2022 年年初，因医院开展了大数据平台等项目建设，生产数据中心的设备增加及虚拟化集群扩容，导致原本单独使用的部分物理服务器进行 P2V 迁移，部分机架式服务器从生产机房拆机腾空机柜空间。为充分利用闲置资源，系统工程师提出，可以对部分服务器进行升级改造，以建设容灾备份虚拟化集群。

二、基础调研

2022 年年初拆下的设备中,共有十几台各式服务器。经过综合评估,选定了 5 台 2U 系列的 Dell PowerEdge 服务器,其中有 3 台 R730 服务器和 2 台 R740 服务器,购置使用年限为 5~7 年。每台服务器均配置 2 颗 CPU,内存为 32 GB 或 64 GB 不等。服务器硬盘的配置比较杂乱,结合建设目标,决定保留 6 块 4 TB 的 SAS 盘。网卡、raid 卡配置不同。另外,医院在其他项目中已采购 5 台 H3C 交换机。

门诊应急机房有单独的 UPS 供电设备、空调和消防等设备,门诊机房没有 SAN 交换机和独立存储设备,网络与生产机房有光纤直连通信。实施改造前医院的网络拓扑如图 1 所示,具备实施容灾备份的基础条件。

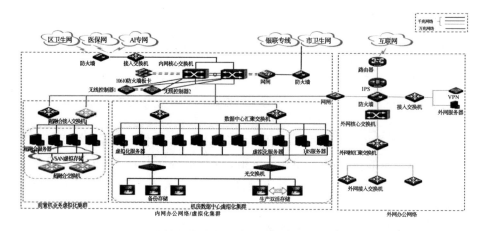

图 1　实施改造前医院的网络拓扑

三、建设目标

根据基础调研情况,对比 SAN 架构的成本支出和技术特点,结合容灾备份及测试业务的需求,决定基于 Dell PowerEdge 服务器搭建五节点的超融合集群。建设完成后,可获得 140 核 CPU、1280 GB 内存、80 TB 存储的资源。建设完成后的架构设计如图 2 所示。

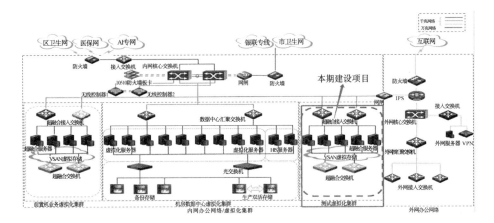

图 2　建设完成后的架构设计

在建设中,医院坚持以业务需求为导向,充分考虑系统的重要程度、安全要求、业务连续性等,并且把提高资源利用率作为本次建设的一项重要任务。选择超融合架构意味着选择了一个动态、灵活、具有弹性的 IT 基础架构,在使用过程中也可进行灵活的资源动态调整,体现了计算资源和存储资源同时扩展的建设理念。

四、实施过程

项目建设内容包括 5 台 DELL PowerEdge 服务器、2 台 H3C 6520 万兆交换机、3 台 H3C S5130 千兆交换机和 VMware 虚拟化系统安装调试。项目实施前,系统集成工程师首先制订了涉及该项目的详细实施文档,主要包括服务器虚拟化结构描述、设备软/硬件配置信息、系统配置信息等。对照每个超融合节点,列出配件采购清单(见表 1),并备注配件的功能使用说明。此外,还相应地采购了光纤跳线、六类跳线及一批辅材。

表1　门诊超融合集群服务器配件采购清单

序号	使用设备	品名	规格型号	采购数量	使用说明
1	DELL PowerEdge 服务器	RAID卡	HBA 330半高附带两条链接RAID卡到磁盘框数据线	5	VSAN需增加服务器RAID卡,RAID卡支持RAID直通模式
2		SSD磁盘(2.5英寸)使用－3.5托架	1.92 TB SSD	8	4台服务器VSAN缓存盘,超融合服务器中SSD固态硬盘总容量要保持为HDD机械盘总容量的10%～20%,至少2块,以满足安全性以及提升性能
3		SSD磁盘(2.5英寸)使用－2.5托架	1.92 TB SSD	2	1台服务器VSAN缓存盘
4		SAS磁盘(3.5英寸)使用－3.5托架	4 TB	18	3台服务器VSAN容量盘
5		SAS磁盘(2.5英寸)使用－2.5托架	2.4 TB	6	1台服务器VSAN容量盘
6		USB盘	32 G	5	服务器ESXI系统安装在USB盘
7		万兆双口光网卡	Broadcom	5	承载VSAN的业务流量
8		内存	32 G	32	服务器内存每台增加至256 GB

　　项目施工地点在门诊三楼的应急机房,机房本身面积只有十几平方米,施工空间受限,因此现场实施工程师只有2名。结合工作量制订了施工计划,预计14天完成,主要工作包括配件组装、通电试机、服务器上架、网络拓扑规划、交换机上架、设备连线、单机系统安装、网络配置测试、Vcenter安装、压力测试、机柜理线等。

　　项目建设开始后,一项重要工作就是根据项目实施目标及后期管理的需求对设备统一命名,并进行 IP 地址规划(见表2)。需要分别对设备管理、ESXI 虚拟化管理、业务应用进行相应的 VLAN 规划,并配置核心交换机。

表 2　虚拟化集群设备管理 IP 地址信息

设备描述	设备名称	管理IP	登录方式	用户名	密码
虚拟化服务器01	CSVSAN01	—	—	—	—
虚拟化服务器02	CSVSAN02	—	—	—	—
虚拟化服务器03	CSVSAN03	—	—	—	—
虚拟化服务器04	CSVSAN04	—	—	—	—
虚拟化服务器05	CSVSAN05	—	—	—	—

完成 IP 地址规划后,需要规划设备接口的对应关系,并制作超融合网络拓扑,继而进行交换机、网络设备的相关配置。根据不同的应用场景,分别采用堆叠、聚合等策略,并单独配备设备带外管理交换机。超融合集群 ESXI 服务器 Vswitch 和端口组信息表如表 3 所示。

表 3　超融合集群 ESXI 服务器 Vswitch 和端口组信息表

CSVSAN01 192.1**.**.**					
Vswitch 0(VSS)		Vsan-switch(VSS)		app-switch(VSS)	
manage-vm		VSAN/Vmtion		app-network	
千兆0口	千兆1口	万兆1口	万兆2口	千兆兆2口	千兆兆3口
H3C管理交换机01	H3C管理交换机02	H3C VSAN交换机01	H3C VSAN交换机02	H3C管理交换机02	H3C管理交换机02

五、项目验收及成果

从 2022 年 6 月 24 日医院开始调研做配件准备开始,因为与医院的其他工作时间冲突,所以门诊超融合集群最终于 7 月 20 日完成搭建,进入上线测试(见图3)。在上线测试阶段,首先进行了硬件安装、网络布放及理线、标签标记等相关检查;完成初步检查后,对全部硬件进行加电测试,观察各个设备的状态指示灯,查看各个设备的运行日志;然后进行设备完整性测试,查看硬件设备和初期的设计要求是否相符合,并登录 iDrac 查看 CPU、内存、硬盘等的数量、状态等相关参数;最后进行 VMware 虚拟化环境测试,登录 VC 管理平台,测试新建虚拟机迁移、数据迁移等是否正常,同时对相应的网络设备及策略配置、通信状态进行检查测试。

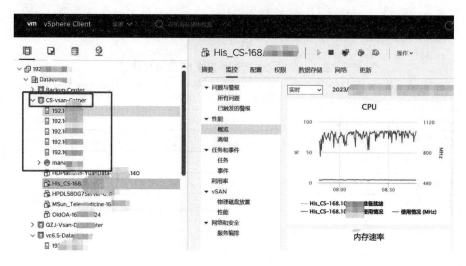

图 3　测试界面

最终,经过测试,发现门诊超融合项目达到了建设目标,为医院提供了一个非生产中心的测试集群,并完成了 HIS 核心业务的异地备份,为医院信息系统提供了进一步的安全保证,并初步发挥了门诊应急业务的验证接管机制。

六、经验总结

本次超融合集群项目得以顺利完成,一方面得益于医院信息中心在多年系统集成建设和运维中积累了丰富的经验和较强的技术实力,另一方面得益于医院领导和部分业务合作伙伴的大力支持。

通过这几次信息系统应急演练,也发现了一些存在的问题:一是门诊超融合集群总体资源性能不足,并且门诊机房没有单独的对外服务网络,网络出口依赖生产机房,不能很好地接管 HIS 生产业务;二是医院生产环境中数据库服务器采用小型机,而门诊机房没有配备小型机测试机,在进行备份系统验证接管时,需要进行较复杂的操作,并造成了一定的生产环境安全风险。针对这些问题,在未来的容灾演练中需要进行优化改进。

浅谈新建医院数据中心资源设计

青岛市黄岛区第二中医医院　魏玉友

开展新医院或新院区建设,带来了新建医院数据中心的建设需求。信息系统稳定可靠地运行需要严格的环境条件保障和高性能的计算存储资源等,因此,建设一个安全、可靠、节能、易拓展、易管理的数据中心就成为新建医院的一项重要工作。某项目数据中心的基础设施包含模块化机房的环境相关系统,已在土建工程中规划设计,下面着重谈一下数据中心计算存储资源的相关设计。

一、医院信息系统的应用分析

医院信息化系统通常包含基础业务系统和平台信息系统两大类。按照网络安全及等级保护的要求,通常会区分内网和互联网的不同应用集群。青岛市黄岛区第二中医医院是按照三级甲等中医医院设置标准和信息化建设规范进行建设的,为此,首先要明确医院信息化系统与各个业务科室的基本对应关系,然后根据业务驱动需求的原则,对运行在医院数据中心的各个系统进行分类,大体分类如图1所示。

然后,需要针对与医疗业务强相关的 HIS、EMR、CIS 等各个类别的相关业务对标三级甲等中医医院的建设标准,分析各个系统需要的资源,然后确认数据中心计算存储资源的建设目标。

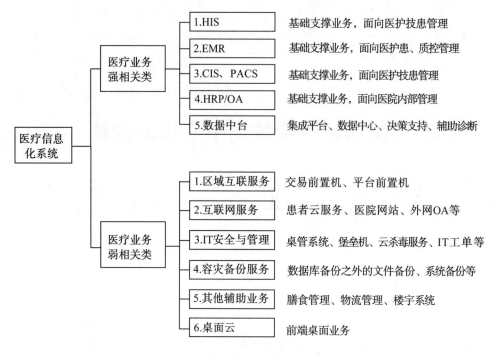

图 1　运行在医院数据中心各个系统的大体分类

二、确立医院数据中心建设目标

医院数据中心的建设需要考虑各个层次对于业务的支撑要求,需遵循统一的标准体系和顶层架构,实现整体规划、分步实施。需要进行统一的网络建设,保障系统安全,实现业务协同和数据统一。此外,还需要规划云计算数据中心建设,提高资源利用率,有效利用数据资源。

基于医院的信息化建设规划,结合本项目整体建设标准,确认本项目为中高端配置,满足 5 年业务增长的需求,并满足 10 年的备份需要。

三、数据中心 IT 资源分项分析

HIS 和 EMR 系统以医疗收费和服务患者为双主线,以医嘱计费为核心,将门/急诊的排队、挂号、收费、配药、治疗、检查和住院患者的医嘱、配药、记账,以及医院的人、财、物等工作用信息技术统一进行管理,并结合物联网、云计算、大数据等新技术,从各信息点采集的信息供管理人员查询、管理和决策支持。对此,相关计算存储资源主要从两个层面进行设计:生产数据库类和业务应用类。在 HIS 中,数据库居于核心位置,因此数据库的安全、稳定运行至关重要。通常情况下,独立考虑数据库系统建设是目前各个医院数据中心建设和运维的首选方式。

(一)HIS 数据库类型及资源配置

HIS 数据库类型及资源配置如表 1 所示。

表 1　HIS 数据库类型及资源配置

业务用途	类别定义	CPU	内存	存储
生产库节点	双机物理节点 1	4 颗 32 核	1024 GB	3 TB 的 SSD（含数据临时存放）
生产库节点	双机物理节点 2	4 颗 32 核	1024 GB	
Mirror 节点	单机物理节点	4 颗 20 核（虚）	512 GB	3 TB 的 SSD
查询、报表、测试等	DG 只读库虚拟机	2 颗 16 核（虚）	64 GB	3 TB 的 SSD
定时灾备	RMAN 数据备份虚拟机	1 颗 16 核（虚）	16 GB	6 TB 的 SAS

从表 1 可以看出,HIS 数据库业务所需要的总资源量为:CPU 颗数及核数、内存数量、存储空间要求。

(二)业务应用类

按照新建医院 1000 张床位的规划,结合医院设置标准和信息化建设规范,遵从行业建设经验,保证三级甲等中医医院正常运行业务应用类系统约需要 50 台服务器(虚拟机),以及相关的存储、网络、管理等资源。所以,参照当前三级甲等中医医院的数据中心实际情况,对业务应用类的每台虚拟机的资源配置进行需求估计,平均每台虚拟机的资源配置如表 2 所示。

表 2　平均每台虚拟机的资源配置

业务用途	类别定义	CPU	内存	存储
预约、挂号、收费、药房、医保、医嘱、病历、管理、统计、质控等	提供业务服务的虚拟机	8 核	16 GB	0.5 TB 的 SAS

从表 2 可以看出,50 台虚拟机需要的总资源量为 CPU 核数(虚)、内存、存

储空间等。

（三）其他业务

针对 CIS、HRP 等其他业务，参照 HIS、EMR 等资源设计格式，结合三级甲等医院业务系统的需求，进行相应的资源配置（见表3）。其中，需单独考虑 PACS 的存储配置，PACS 业务对支撑系统提出了以下要求：存储量大、扩展性强、数据快速存储、具有数据容灾能力、高带宽。要结合新建院区大型影像设备的数量及检查人次预测情况来估算存储。

表3 其他业务的资源配置

业务用途	类别	CPU	内存	存储
PACS 数据库	PACS 数据库服务虚机	32 核	64 GB	1.8 TB 的 SSD
HTTP01 应用	PACS 应用虚机	16 核	32 GB	1.0 TB 的 SAS
HTTP02 应用	PACS03-HttpServer01	16 核	32 GB	4.5 TB 的 SAS
HTTP03 应用	PACS-dicomserver01	8 核	16 GB	0.6 TB 的 SAS
HTTP04 应用	PACS-dicomserver02	8 核	16 GB	0.6 TB 的 SAS
HTTP05 应用	PACS-web01	8 核	16 GB	0.6 TB 的 SAS
HTTP06 应用	PACS-web02	8 核	16 GB	0.6 TB 的 SAS
HTTP07 应用	PACS-web03	8 核	16 GB	0.6 TB 的 SAS
HTTP08 应用	PACS-ORA	8 核	16 GB	0.6 TB 的 SAS
PACS 数据归档	PACS 历史影像数据	16 核	32 GB	90 TB 的 NL-SAS

（四）CDR、MDR 数据中心及其他文件服务器的资源估算

在医疗信息化快速发展、信息互联互通要求不断增强的情况下，数据中心建设必将成为医院信息系统的重要组成部分。数据中心的建设目标要求，把所有的检查、用药、手术、医护文书等临床数据集中存储与管理。其他文件服务器的资源估算要考虑医院科研、教学、知识学习、内部通信等相关应用，进行科学细致的资源估算。

（五）医疗业务弱相关类别的资源估算

对与医疗业务弱相关的类别，需要对标三级甲等中医医院的建设标准，来分析各个系统需要的资源。从当前的实践经验来看，医保、公卫上报、安全运维、数据备份等服务大多数使用虚拟机即可满足应用需要；但对于各个关键服务器系统、关键数据文件系统、关键用户数据等进行备份，需要结合等级保护要

求及业务可靠性要求,确定备份的频次间隔及保留的份数。

四、资源统计汇总

针对以上所有分项资源估算设计指标,综合考虑资源的交叉互用等因素,统计汇总即可,如表 4 所示。

表 4 统计汇总表

序号	类别	CPU/核		内存/GB	存储/TB			虚拟机数目/台
		物理	虚拟		SSD	SAS	NL-SAS	
医疗业务强相关类								
1	HIS 类							
5	CDR 系统类							
医疗业务强相关类								
1	平台互联服务							
5	其他辅助业务							
	总计							

根据以上业务系统需要的物理服务器和虚拟服务器资源,接下来将从计算、存储、其他规划三个方面规划三级甲等中医医院的数据中心硬件资源。

五、资源规划

(一)计算资源规划

在对医院数据中心的计算资源进行整体规划时,首先要根据各系统软件建议的需要汇总统计整个数据中心 CPU、GPU 或 DPU 的颗数或核数,然后根据不同的业务集群确认每个集群的建设规模,同时按照业务内网、互联网以及 DMZ 的网络安全要求,最后结合当前主流服务器硬件配置,确认所需要的 CPU 等物理颗数。

在规划过程中需要注意以下原则:一是要确认软性运行是在物理机还是虚拟化;二是考虑双机运行的 HA 需要;三是在进行虚拟化规划时,要避免使用全部主机的 CPU 和内存资源;四是配置 VMware VI Agent 等属性组,收集虚拟化监控数据,提高计算资源的利用率;五是要科学把握物理 CPU 与虚拟 CPU 之间的换算比例。

（二）存储资源规划

在做存储资源规划时，要先了解业务数据的构成，估算结构化和非结构化业务数据的容量占比，尽量要求存储集成架构适应业务系统的运行需要；然后结合当前主流存储的技术特点，选择使用集中式或分布式存储。同样，核心业务系统要有存储双活和备份的规划。在考虑业务可靠性和数据安全的前提下，还要注意经济可行性，要把握控制概算、提升性能、保证安全性，合理规划应用数据相对应的存储层。

对存储资源空间进行规划时，要注意 RAID 组划分、LUN 配置、Pool 配置等技术特点，避免创建 POOL 选择对应的 LDEV 来自不同的 RAID 组不同盘，导致 POOL 的性能下降。要结合存储的不同形式做好相应的配套规划，比如 VSAN 软件系统、SAN 交换机、全光网络交换机等。

（三）其他规划

根据业务需求的原则，在做好计算和存储规划的需求统计的同时，应结合业务负载、网络安全等因素，做好网络资源的规划、机房/机柜的容量规划、空调制冷的规划、UPS 规划、消防规划等相关规划设计。

六、小结

设计数据中心资源是医院信息系统规划中非常重要的组成部分，是信息系统实践中的核心问题。尤其是数据中心计算和存储规划，属于数据中心建设的核心工作，要保证业务系统运行的安全可靠，技术上要求部署简单、可视化运维、易于扩容等，同时要考虑系统整体的经济可行性。

医疗影像系统存储规划设计

青岛市口腔医院　　孙园林

目前医院的医疗 PACS 数据普遍采用传统阵列存储（FC SAN），这种 PACS 存储架构普遍面临一些问题，比如性能容量扩展难度高等。结合了解到的其他资料可知，PACS 影像的典型特征是大部分为 50～300 K 的小文件。

对比同等容量的单文件，海量小文件的存储更为麻烦，因为海量小文件不光要考虑"存"的问题，还要考虑"取"的问题，存好存，只要有硬盘就行，但是取的时候就要考虑性能问题了，因为海量数据的存储都是使用大容量、低性能的存储器，这样虽然可以安全稳定地保存数据，但是在读取数据时，首先大容量机械硬盘是多个盘片，寻址时间较长；其次在定位数据时也需要一定的 CPU 算力，所以在几十太字节的情况下时延可能并不会很明显，但如果一家三甲医院已拥有上百太字节的 PACS 小文件，那么调取数据通常需要十几秒甚至更长的时间，如果多个科室同时调取成片则耗时更长，所以数据量越大问题越明显。

随着青岛市口腔医院数字化转型的深入，海量数据对存储提出了新的要求。传统存储虽然有技术成熟、性能良好、可用性高等优点，但面对海量数据，其缺点也越来越明显，如扩展性差、成本高等。

目前，青岛市口腔医院的患者所拍的医疗影像数据均储存在一台运行了 10 年左右的日立存储服务器中，该服务器早已过保修期并停产，原厂不再提供技术支持，按照服务器的生命周期计算也早已到了退役的年龄。所以目前青岛市口腔医院的医疗影像数据存放在此存储器中，不但满足不了医疗机构指导建议的保留时间 15 年的年限，而且面临着数据丢失的安全风险。

一、需求分析

面对海量的数据，对存储架构、存储能力的合理选择提出了进一步的要求。作为一家教学科研单位，在临床教学工作中对原有病例资料的查阅相当频繁，相对同一地区的患者到医院复诊的概率也很高。影像资料的查询调研等待时间要尽可能缩短，以减少患者的等待时间，提升医生工作教学的效率。

根据青岛市口腔医院目前的状况和面临的问题，信息科集中讨论，开会研究了医疗影像数据的存储设计，认为合理设计存储的结构尤为重要，需满足以下几点：

(1)要求影像资料的一级在线存储时间一定程度上延长。

(2)原厂维保必须在 5 年以上，且当地有服务商提供 7×24 小时的技术支持。

(3)存储服务器需要具有高扩展性，至少是 PB 级存储。

(4)存储系统需要具有快照、报表分析、性能分析、数据可视化等高级存储功能。

(5)存储需要高可用架构，一台宕机在几分钟内可恢复，不影响业务的正常运行。

(6)支持兼容目前的 CT 应用系统。

二、整体架构设计

(一)存储调用逻辑架构业务流程

此次设计推荐使用两台高端存储器，两台存储器使用 High Availability 技术，利用两台存储器来最大限度地提高服务器正常运行的时间。在集群设计中，活动服务器负责运行所有的服务，并将数据同步到无源服务器，后者会待机，并在活动服务器不可用时接管服务，如图 1 所示。

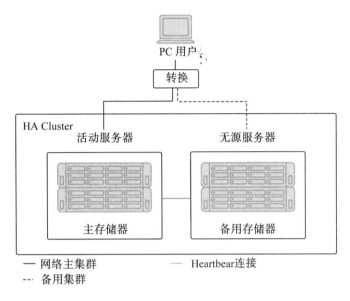

图 1　高可用架构图

经过测试,存储器可以接管旧 CT 业务系统,并且稳定运行 1 个月,医生站可以通过原来的 CT 查询系统查询存储设备中的 CT 数据,如图 2 所示。

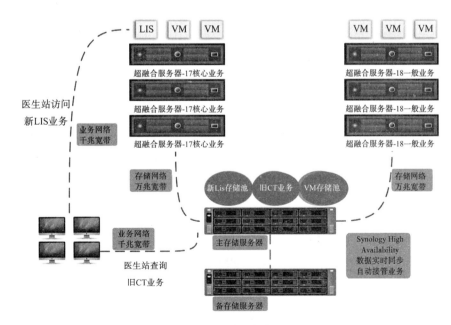

图 2　业务流程拓扑图

存储器拥有 VMware、微软、citrix、openstack 等多种虚拟化技术的认证,支持硬件加速,在与深信服超融合的外接存储连接测试中,通过了深信服超融合对于第三方存储必须有硬件加速的功能要求,如图 3 所示。

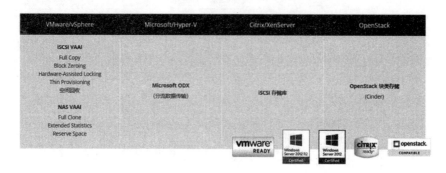

图 3 虚拟化技术认证

通过 Snapshot 套件,可以制订最短 5 分钟的快照计划,在遇到勒索病毒时,可以手动还原。供应商还能提供无限期使用的存储杀毒软件(见图 4),并额外提供限时免费两年的 Mcafee 杀毒软件(见图 5),为医院的数据安全保驾护航。

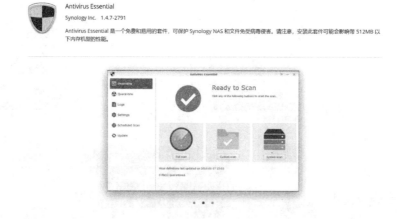

图 4 免费杀毒软件

Antivirus by McAfee
Synology Inc. 1.4.7-2790

Antivirus by McAfee 是由业内功能最全面的引擎之一所提供，能保护 Synology NAS 上的重要数据和系统分区。您可手动或根据计划执行病毒扫描，而自动更新功能可以确保数据受到最新的病毒定义保护。

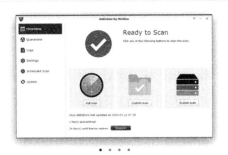

图 5　限时免费杀毒软件

三、存储内部架构设计

目前选用两台高端存储器组建高可用集群，每台设备使用两条万兆网线级联作为心跳线，下联两台存储交换机，分别对接超融合及虚拟机；上联业务交换机，对外提供 PACS、CT 的存储业务。医生站扫描的影像数据可直接从电脑传送至存储器中，实现最短距离传输，如图 6 所示。

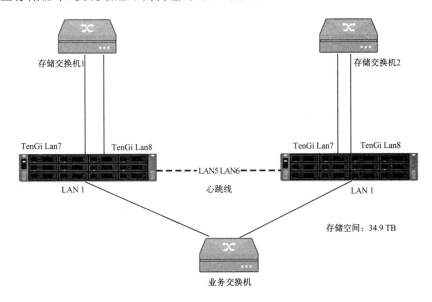

图 6　存储网络架构

该存储架构将助力青岛市口腔医院的信息化建设,并且将在数据中心扮演如图 7 所示的角色。

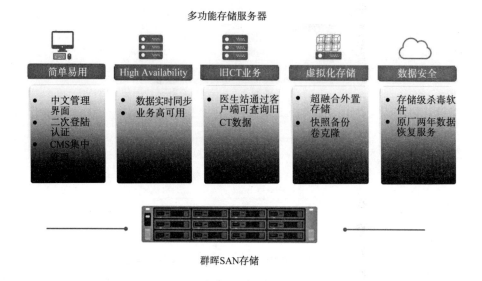

多功能存储服务器

简单易用	High Availability	旧CT业务	虚拟化存储	数据安全
• 中文管理界面 • 二次登陆认证 • CMS集中管理	• 数据实时同步 • 业务高可用	• 医生站通过客户端可查询旧CT数据	• 超融合外置存储 • 快照备份卷克隆	• 存储级杀毒软件 • 原厂两年数据恢复服务

群晖SAN存储

图 7   在数据中心扮演的角色

四、数据迁移

如何将旧数据迁移至新存储器中,成了此项目的难点。经讨论,认为需要分三步走:第一步先进行数据迁移风险分析,第二步做好迁移前的准备,第三步采取回滚措施,从而最大限度地有效保障迁移过程中的数据安全性。

数据中心迁移是一项涉及存储设备、操作系统、应用系统、数据库、非结构化文件等不同类型文件和设备的较为复杂的工作,需要灵活应对不同的数据迁移需求,根据不同的迁移对象制订高效、可靠的迁移方案。

对于存储系统硬件的替换,需要遵循满足兼容性、技术路线稳定、满足未来业务发展的性能要求、具备优秀的安全稳定性,以及对业务影响最小、停机窗口最少的原则进行决策。

(一)数据迁移技术选择

选择什么样的技术取决于要迁移的数据的关键性、可用的资源以及其他业务约束和需求。不同的技术有不同的风险,需要选择能够提供高迁移效率和对系统、用户低影响的技术。通常,数据迁移的技术手段主要包括基于主机的迁移、基于存储复制技术的迁移和基于应用的迁移,如表1所示。

表 1　数据迁移技术

类型	代表性技术手段	关键优势	主要限制
基于主机的迁移	LVM for UNIX or Linux	• 操作简单 • 可在线进行数据复制 • 支持不同类型的存储	• 主机需同构平台 • 切割可能需停止应用 • 在线可能会影响 I/O
基于存储复制技术的迁移	Storage Copy Services	• 支持大量系统批量/统一的高效数据迁移 • 可在线进行数据复制 • 对主机性能影响小	• 主机需同构平台 • 通常需相同品牌的存储器(虚拟化可异构) • 切割可能需停止应用
基于应用的迁移	基于数据库或备份软件、其他操作系统工具/脚本	• 可选择跨平台技术手段 • 可在线进行数据复制 • 更灵活 & 更细的颗粒度	• 需考虑各技术的前提 • 切割可能需停止应用 • 大量系统迁移较烦琐

(二)迁移前的准备

迁移前的准备有以下方面:

(1)操作系统定时任务:需要确认操作系统层面 root、grid、oracle 用户下的自动作业任务,如有,可在准备阶段完成自动作业任务,并在目标环境下禁用自动作业。

(2)数据库定时任务:需要确认数据库中业务用户的定时任务,并与业务人员确认迁移自动定时任务和迁移时间。

(3)数据备份:将源数据提前备份,在迁移当日进行增量备份。

(4)数据验证:在当日进行增量备份后,验证数据是否完整,若完整则进行数据迁移。

(三)回滚措施

若在迁移过程中出现断电、误删除、误操作等情况,则应采取回滚措施,具体如下:

(1)进行回滚,将旧存储数据及时映射到原来的前置机中,查看数据有无损失。

(2)若数据丢失,则将提前备份好的数据进行映射,将其数据挂载到前置机中,恢复数据。

353

四、存储基本功能验证

（一）集群状态

集群状态如图 8 所示。

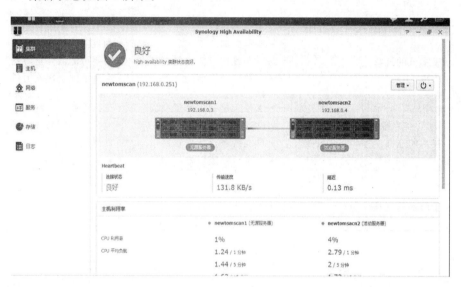

图 8　集群状态

（二）数据同步状态

数据同步状态如图 9 所示。

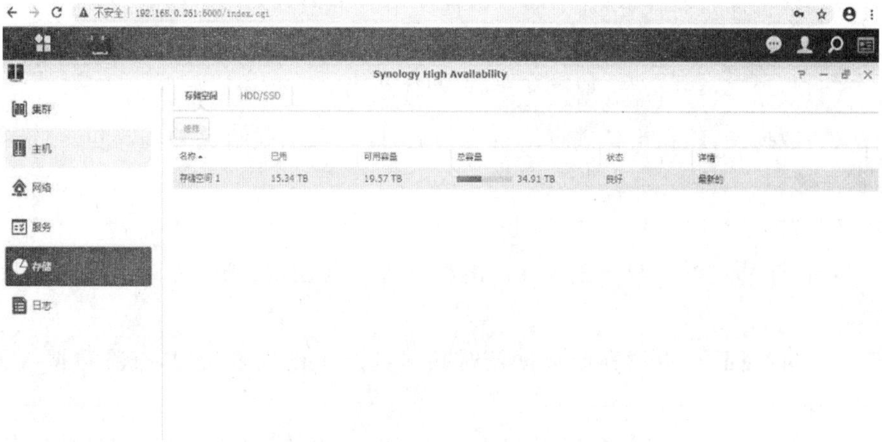

图 9　数据同步状态

（三）网络配置

本方案总共分为三个网络，如图 10 所示。

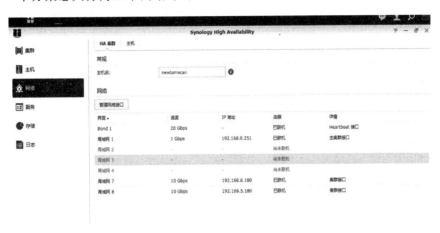

图 10 网络配置

在这三个网络中，Bond1 为心跳线，用于两台存储器之间的数据通信；局域网 1 作为连接内网的业务端口，用于医院内网业务通信；局域网 7 和局域网 8 作为超融合集群的存储网络，用于连接超融合集群的实体机。

（四）CT 数据状态

nntdata 目录作为医院的 CT 数据存储目录，以下是使用的情况，均在存储级别建立，逻辑清晰可见，如图 11 所示。

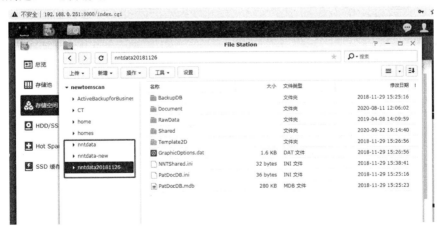

图 11 nntdata 目录

进一步发现,总共占用的存储空间为 15.3 TB,如图 12 所示。

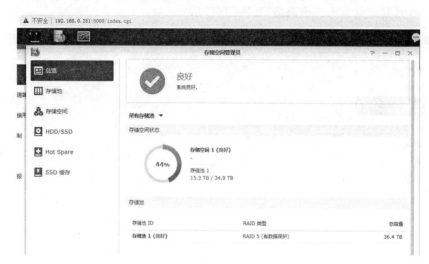

图 12　总共占用的存储空间为 15.3 TB

(五)CT 影像服务高可用测试

访问 CT 共享,发现可以正常访问,如图 13 所示。

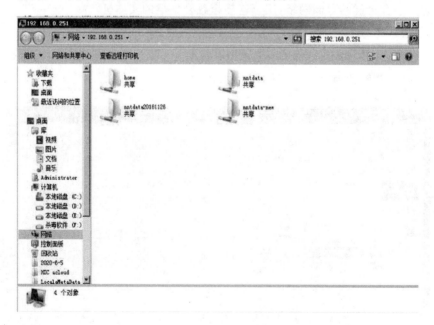

图 13　访问 CT 数据

模拟存储故障,进行 HA 切换,在切换期间业务无法访问,大约在丢失 11 个数据包后业务恢复。停机时间控制在 5 分钟以内,如图 14 和图 15 所示。

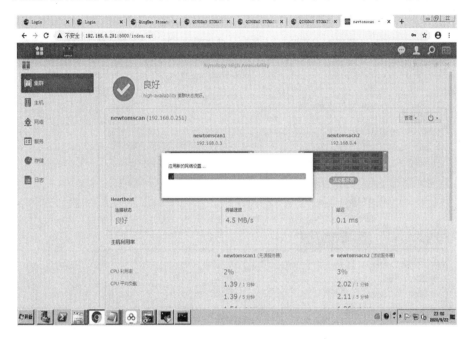

图 14　切换集群

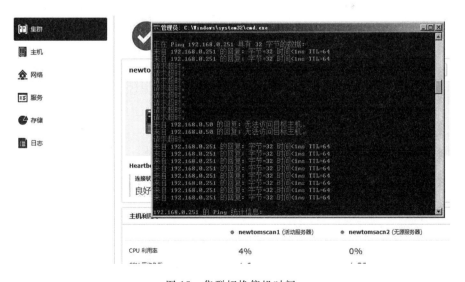

图 15　集群切换停机时间

（六）存储服务高可用测试

在超融合中建立测试虚拟机，存储名称暂为 datatest。datatest 就是存储集群挂载的存储卷，如图 16 所示。

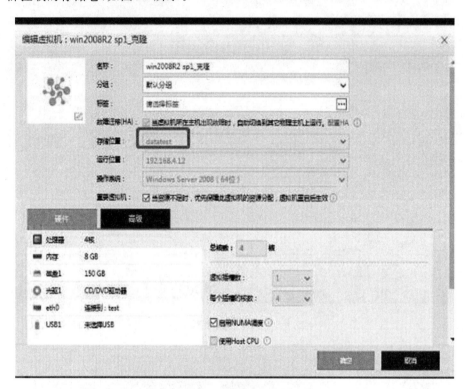

图 16　建立虚拟机

虚拟机在正常运行中，模拟存储器断电进行切换测试。此时，正在运行的虚拟机会出现异常挂起情况，大约在切换完成后的 3 分钟内，虚拟机才能恢复至原先运行的状态，如图 17 至图 20 所示。

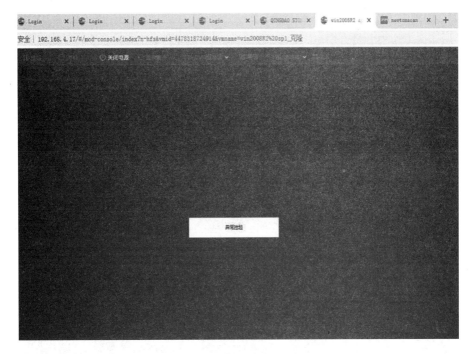

图 17　建立虚拟机

图 18　虚拟机丢包时间

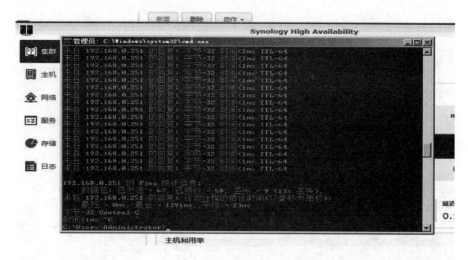

图 19　虚拟机正常状态

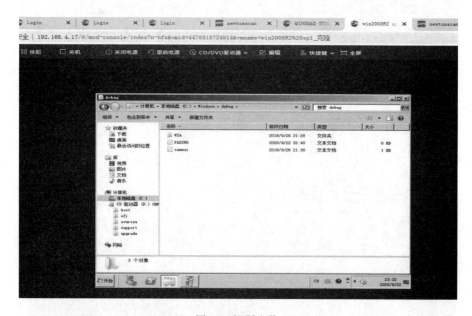

图 20　问题查找

（七）超融合挂载存储速率测试

核心业务集群挂载影像存储,最大输入/输出写速率为 1010.15 MB/s,最大输入/输出读速率为 445.85 MB/s,如图 21 所示。

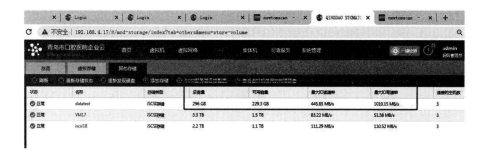

图 21 超融合挂载存储速率测试

（八）存储在线扩容

执行此操作时，需要提前关闭运行在此存储卷中的虚拟机，具体步骤如下。

（1）需登录存储，打开 iSCSI 管理器（见图 22），找到 LUN 选项卡。

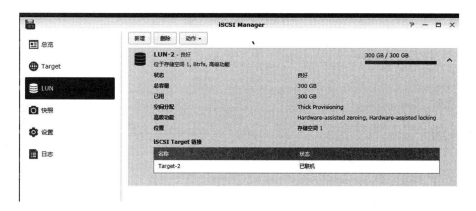

图 22 iSCSI 管理器

（2）单击"动作"，然后单击"编辑"，将总容量修改为希望扩容的大小。注意，此处只能扩展，不能缩小，如图 23 所示。

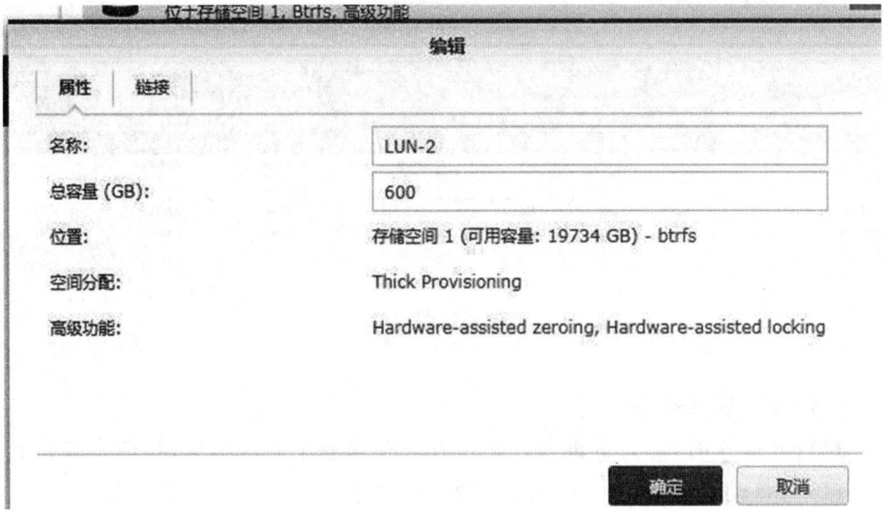

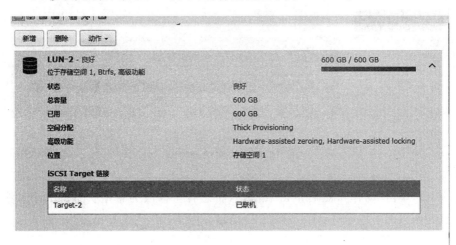

图 23 扩展存储容量

(3)修改完成后,如图 24 所示,总容量会显示为 600 GB。

图 24 存储扩展后的状态

(4)登录超融合,相继单击"存储""其他存储",在下面的列表中单击"重新发现硬盘",会提示需扩容的影像存储的存储容量发生了变化,如图 25 所示。

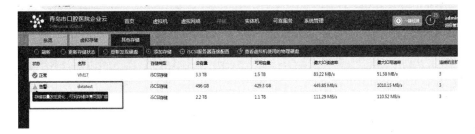

图 25　平台重新识别存储卷

（5）单击此存储的"详情状态"，如图 26 所示。

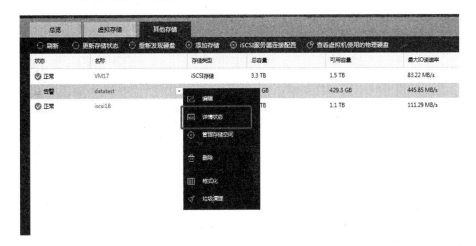

图 26　详情状态

（6）在存储信息中，会有扩容按钮，单击该按钮进行扩容，如图 27 所示。

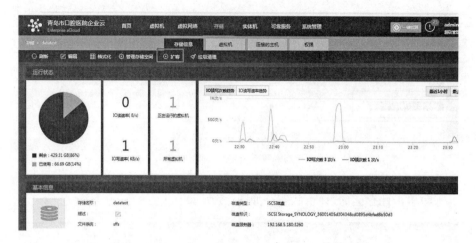

图 27　平台存储扩容

（7）单击"确认"进行存储卷扩容，如图 28 所示。

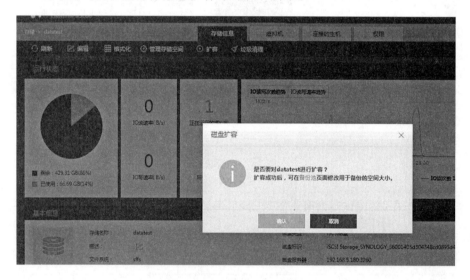

图 28　"磁盘扩容"对话框

（8）扩容完成后，在运行状态中会发现容量已经扩充成功，如图 29 所示。

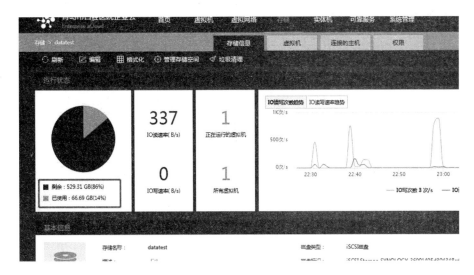

图 29　容量扩充成功

(九)CT 数据快照

因客户端使用 SMB 共享方式访问 CT 数据,考虑到勒索病毒入侵事件频发,因此针对共享文件夹使用快照技术可以在保护数据被加密的同时,也能迅速找回数据。在此使用 snapshot 组件,针对 nntdata、nntdata-new 执行一次性快照(见图 30),因此文件夹数据不会变化。

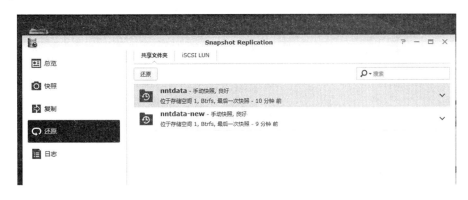

图 30　快照保护计划

针对变化的数据,20181126 共享文件夹执行定时快照计划任务,即每 30 分钟执行一次快照,如图 31 所示。

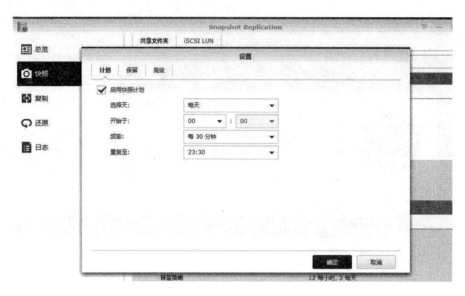

图 31　每 30 分钟执行一次快照

快照每小时保留一张,每天保留最新的三张快照,如图 32 所示。

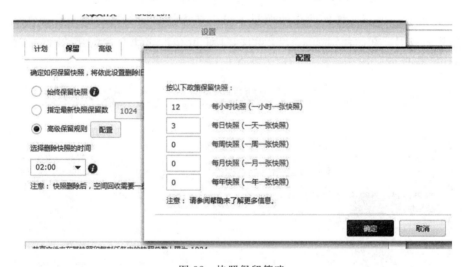

图 32　快照保留策略

五、总结

利用 VAAI 硬件存储的加速特性,可与主流平台无缝集成,易于管理,扩展性高,不需要支付额外成本即可享受进阶数据保护服务。IP SAN 的解决方案可以满足大多数业务系统的需求。在性能方面,用万兆网络的话,性能上比一般的 8 GB FC 速度可以快 1.25 倍。IP SAN 经济实惠,不管在那种业务系统场景中,发挥的作用基本上都是海量存储,PACS 影像系统会产生大量图片,将来再扩展也比较经济划算。另外,IP SAN 在数据管理方面也较为容易,其采用简易的桌面式管理,不存在管理门槛。在本方案中,提供了两台 IP SAN 互为备份,能更有效地保障数据的安全性。

参考文献

[1]樊庆福.国内外 PACS 现状及发展趋势[J].上海生物医学工程,2004,25(3):44-46.

[2]钟金宏,李兴国,马溪骏,等.医学影像建档与通信传输系统综述[J].计算机工程与应用,2003,39(14):22-24.

[3]刘仲明,王放,郑小林,等.医院影像归档与存储系统中影像数据长期存储问题的研究[J].第三军医大学学报,2005,27(11):1123-1126.